pele

DO NASCIMENTO
À MATURIDADE

Dados Internacionais de Catalogação na Publicação (CIP)
(Jeane Passos de Souza – CRB 8ª/6189)

Harris, Maria Inês Nogueira de Camargo
 Pele: do nascimento à maturidade / Maria Inês Nogueira de Camargo Harris. São Paulo: Editora Senac São Paulo, 2016.

 Bibliografia.
 ISBN 978-85-396-0899-7

 1. Cosmetologia   2. Pele (cuidados e higiene)   3. Pele: Envelhecimento   I. Título.

15-344s   CDD-646.726
                                     BISAC HEA039130
                                         MED085030

Índice para catálogo sistemático:
 1. Pele (cuidados e higiene): Cosmetologia   646.726

HARRIS

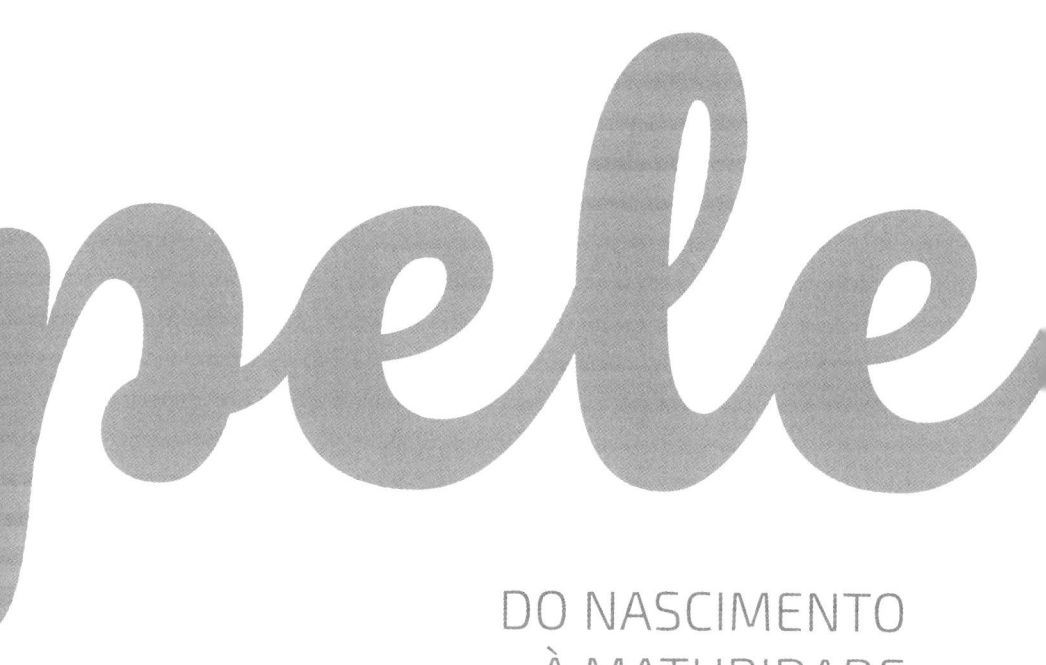

pele

DO NASCIMENTO
À MATURIDADE

Editora Senac São Paulo – São Paulo – 2016

Administração Regional do Senac no Estado de São Paulo
Presidente do Conselho Regional: Abram Szajman
Diretor do Departamento Regional: Luiz Francisco de A. Salgado
Superintendente Universitário e de Desenvolvimento: Luiz Carlos Dourado

Editora Senac São Paulo
Conselho Editorial: Luiz Francisco de A. Salgado
Luiz Carlos Dourado
Darcio Sayad Maia
Lucila Mara Sbrana Sciotti
Luís Américo Tousi Botelho

Gerente/Publisher: Luís Américo Tousi Botelho
Coordenação Editorial: Verônica Pirani de Oliveira
Prospecção: Andreza Fernandes dos Passos de Paula, Dolores Crisci Manzano, Paloma Marques Santos
Administrativo: Marina P. Alves
Comercial: Aldair Novais Pereira
Comunicação e Eventos: Tania Mayumi Doyama Natal

Edição e Preparação de Texto: Ivone P. B. Groenitz
Coordenação de Revisão de Texto: Marcelo Nardeli
Revisão de Texto: Heloisa Hernandez, Bianca Rocha
Coordenação de Arte: Antonio Carlos De Angelis
Projeto Gráfico, Editoração Eletrônica e Capa: Manuela Ribeiro
Imagem da Capa: ©IS_ImageSource
Impressão e Acabamento: Maistype

Todos os direitos desta edição reservados à
Editora Senac São Paulo
Av. Engenheiro Eusébio Stevaux, 823 – Prédio Editora
Jurubatuba – CEP 04696-000 – São Paulo – SP
Tel. (11) 2187-4450
editora@sp.senac.br
https://www.editorasenacsp.com.br

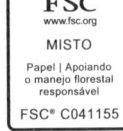

© Editora Senac São Paulo, 2016

SUMÁRIO

NOTA DO EDITOR / 7

AGRADECIMENTOS / 11

APRESENTAÇÃO / 13

INTRODUÇÃO / 15

EPIDERME / 19
　Camada basal ou estrato germinativo / 21
　Estrato espinhoso / 22
　Estrato granuloso / 23
　Estrato lúcido / 25
　Estrato córneo / 25

MEMBRANA BASAL / 31

DERME / 33
　Derme papilar / 33
　Derme reticular / 34
　Substância de cimentação (matriz extracelular) / 37
　Suprimento sanguíneo / 38
　Músculos / 38
　Anexos epidérmicos / 38
　Unhas / 39

GLÂNDULAS SEBÁCEAS / 41
　Composição do sebo / 43

AXILAS, GLÂNDULAS SUDORÍPARAS E TRANSPIRAÇÃO / 47
　A pele das axilas / 49
　Glândulas sudoríparas écrinas / 50
　Glândulas sudoríparas apócrinas / 51
　Glândulas sudoríparas apoécrinas / 52

MELANÓCITOS E PIGMENTAÇÃO CUTÂNEA / 53
　Melanossomas / 53
　Melaninas / 55
　Regulação da melanogênese / 58
　Discromias, nevos e melanomas / 64
　Fototipos / 71

CABELOS E FOLÍCULOS / 73
　O folículo capilar / 76
　Bainha dermal / 79
　O fio de cabelo (haste) / 80
　Renovação capilar / 86

HIPODERME / 93
　Celulite / 97

PERCEPÇÃO SENSORIAL / 103

A HOMEOSTASE DO ESTRATO CÓRNEO / 109
　Lipídios no estrato córneo / 110
　Bioquímica do estrato córneo / 113
　Eletrólitos do estrato córneo / 114
　Controle da barreira / 115
　Descamação / 124

A LUZ SOLAR E A PELE / 129
- Reações fotodinâmicas / 129
- Efeitos biológicos da radiação solar / 135
- Índice UV e resistência à radiação solar / 136
- Produção de vitamina D / 140
- A pandemia de hipovitaminose D / 144

O CONTROLE CRONOBIOLÓGICO DA PELE / 147
- A pele e os hormônios / 151

A INFÂNCIA / 157

A ADOLESCÊNCIA / 163
- A acne / 165
- Manifestações acneiformes / 170

A GESTAÇÃO / 173
- Melanina / 173
- Nevos / 174
- Produção de sebo / 174
- Barreira cutânea / 174
- Crescimento e queda dos cabelos / 175

A PELE E O ESTRESSE / 177

A MATURIDADE / 179
- Os hormônios esteroides sexuais / 180
- O envelhecimento cutâneo / 183
- As modificações histológicas no envelhecimento cutâneo / 188
- Produção de sebo / 194

A MICROBIOTA DA PELE HUMANA / 195
- Mecanismos de defesa cutânea / 196
- Fatores relacionados ao hospedeiro e ao meio externo / 200
- Microbiota bacteriana da pele humana / 204
- Microbiota fúngica da pele humana / 208

SISTEMA IMUNOLÓGICO DA PELE / 211
- Dermatites de contato / 218

PROPRIEDADES BIOMECÂNICAS DA PELE / 229
- Avaliação das propriedades de barreira / 233
- Avaliação das propriedades mecânicas e estruturais / 248
- Avaliação das propriedades espectroscópicas / 261

ABREVIAÇÕES / 269

BIBLIOGRAFIA / 271

ÍNDICE GERAL / 299

NOTA DO EDITOR

É fato que a pele – órgão que chega a atingir 25.000 cm^2 em um homem adulto e constitui importante defesa do corpo humano – está sujeita ao envelhecimento e aos efeitos nocivos do meio externo. Fato é também que os avanços das ciências da saúde nos últimos anos conseguiram retardar o processo de degenerescência do organismo, causado por diversos fatores – desde ambientais até genéticos –, propiciando aumento da expectativa de vida.

Conhecer as causas e as manifestações das alterações fisiológicas decorrentes do avanço da idade é imprescindível para que se possam definir intervenções estratégicas que visem ao restabelecimento do equilíbrio do organismo durante a senescência, fase caracterizada por crescentes perdas funcionais.

O livro apresenta ainda uma visão geral dos últimos desenvolvimentos e das descobertas sobre microrganismos encontrados na pele, que pode orientar novos desenvolvimentos e cuidados com a pele.

Trata-se de mais uma iniciativa do Senac São Paulo, que se preocupa em difundir conhecimentos, bem como facultar o aprimoramento profissional.

*A Deborah, Marília e Alexandre,
esperando que cheguem aos 100 anos com uma pele maravilhosa!*

AGRADECIMENTOS

Sou uma dessas pessoas privilegiadas que, em cada momento difícil da vida, sempre pode contar com a ajuda, a compreensão e o carinho não só da família, como também de tantos amigos queridos.

Minha linda Carolina e meu genro João são sem dúvida grandes companheiros, sempre trocando ideias, pensando junto e me ajudando a rir muito, mesmo quando as coisas são complicadas. Além deles, meus pais, William e Maria Lúcia, minhas tias Audrey e Anna Maria, meu tio Luiz e minhas irmãs, Bel, Cissa e Ana, sempre estiveram presentes me apoiando espiritual, emocional e fisicamente. Com certeza, nada teria feito na vida sem todo esse apoio.

Um agradecimento especial à minha tia Maria Helena Peixoto Camargo, que, em tantas conversas na sua cozinha recheada de guloseimas, tem me ajudado a entender muito mais da vida, do carinho e do amor.

Agradeço também a Carla Porto, uma profissional com quem adorei trabalhar no passado e que escreveu o capítulo sobre microbiologia da pele, consolidando por muito, muito tempo, essa amizade tão gostosa.

Mas tem alguns amigos especiais, cada um com um dom compartilhado, a quem quero agradecer por simplesmente estarem por perto, em tantas situações que vivemos ao longo dos anos, trazendo sempre coragem e incentivo: Padre Jorge Pierozan Rocha, que é incansável e obstinado no seu ofício; Diana de Azevedo Queiroz, que, além de ser uma profissional admirável, é uma cuidadora incansável; Zelinda Ruel, sempre dedicada às suas nobres pastorais; Sonia e Edson Yoshinaga e também Maria Luiza Fante da Silva, que enfrentam exemplarmente quaisquer adversidades; Mercedes Alves de Moraes, que sempre se antecipa às necessidades de todos; Nancy Cristina Masson, uma grande educadora e idealista; Marlene e Paulo Sousa, um lindo exemplo de família e parceria; Eneida Bonetti Yoshida, com sua oriental paciência e delicadeza; Veronika Rezzani, que com o seu jeito agitado me ajudou a observar meus próprios ritmos; Estera Finkelfarb, que me ensinou a compartilhar pensamentos e emoções; Maria do Carmo Hespanhol, um exemplo de coragem e lucidez, e a tantos outros que, embora não citados, são sempre lembrados.

A todos vocês, espero que tenham certeza de que um pouco deste trabalho também é seu.

APRESENTAÇÃO

Este livro surge como uma evolução do livro *Pele: estrutura, propriedades e envelhecimento*, que teve sua primeira edição em 2003. Após dez anos e três edições, entendemos ser necessário incorporar outra abordagem, englobando também as particularidades da pele em diferentes momentos de sua maturação e do ciclo da vida. Características peculiares por causa das diferenças de gênero e etnias também são abordadas, buscando-se proporcionar ao leitor uma visão integrada dos processos, mas, ao mesmo tempo, segmentada de acordo com suas particularidades.

Nos primeiros capítulos, apresentamos a estrutura geral da pele e a integração de seus processos, entendendo que o conhecimento deles permite que se compreendam as características específicas a serem estudadas posteriormente.

A seguir, discutimos as principais modificações observadas na pele, as fragilidades de cada estágio e a diferença da necessidade de cuidados nos vários estágios da vida. Nesse momento, discutimos as principais diferenças relacionadas às diferenças de gênero e etnias.

A pesquisadora doutora Carla Porto nos brinda com seus conhecimentos no capítulo "A microbiota da pele humana", apresentando uma visão geral das últimas descobertas sobre microrganismos encontrados na pele, que podem orientar novos progressos e cuidados com a pele.

Também são discutidos os aspectos imunológicos da pele, como ela reage e os tipos de reações mais comuns observadas diante da exposição a diferentes agentes agressores.

Para auxiliar o leitor a compreender os dados discutidos ao longo do texto, no capítulo "Propriedades biomecânicas da pele" apresentamos brevemente os principais métodos instrumentais utilizados nos ensaios clínicos para a avaliação das propriedades da pele e também para a avaliação da eficácia de produtos cosméticos.

Desejamos a todos uma boa leitura!

INTRODUÇÃO

A pele, sendo um sistema epitelial, tem como uma de suas principais funções delimitar, isolando estruturas internas do ambiente externo.

A principal diferença entre a pele e os demais sistemas epiteliais é o fato de a pele estar exposta a um ambiente externo extremamente agressivo, enquanto os demais sistemas epiteliais estão protegidos, por exemplo, da radiação solar e das intempéries. Dessa forma, a pele pode ser encarada como uma fronteira mediadora entre o organismo e o ambiente.

Graças à sua estrutura complexa, a pele pode exercer diferentes funções (Vivier, 1997, pp. 201-212):

- manutenção da sua própria integridade e da integridade do organismo;
- proteção contra agressões e agentes externos;
- absorção e secreção de líquidos;
- controle de temperatura;
- barreira à prova d'água;
- absorção de luz ultravioleta, protegendo o organismo de seus efeitos nocivos;
- metabolismo de vitamina D;
- funções estéticas e sensoriais.

Como funções estéticas e sensoriais, consideramos a aparência, o toque, a maciez, a exalação de odores, a coloração e a sensibilidade da pele, responsáveis pela atração física e social do indivíduo.

Pode-se considerar, portanto, que a saúde psicossocial do indivíduo é dependente (e muito) de sua aparência externa e da aceitação instintiva das características de sua pele pelos demais componentes de seu grupo social.

Um dos maiores órgãos do corpo humano, a pele apresenta uma área total que varia de 2.500 cm^2 (no nascimento) a 18.000-25.000 cm^2 em um ser humano adulto. Sua espessura pode variar de 1,5 mm a 4 mm, com peso médio (seca) de aproximadamente 2 kg a 4 kg, sendo composta por diferentes células e estruturas que trabalham de forma harmônica, garantindo assim suas funções.

A pele é uma membrana de camada dupla que envolve toda a superfície exterior do corpo, estendendo-se pelos vários orifícios naturais por meio das membranas mucosas que os revestem.

No organismo existem basicamente dois tipos de pele: a pele glabra, lisa, sem pelos e com espessa camada queratínica (palmas das mãos e solas dos pés), e a pele pilificada, mais fina, apresentando sulcos e pregas característicos (resto do organismo) (Vivier, 1997, pp. 201-212).

As diferentes áreas do organismo são recobertas por peles com características diversificadas, observando-se variações na espessura das camadas e na quantidade e no tipo de anexos cutâneos na região.

A pele é dividida em três regiões principais: a epiderme (tecido epitelial mais externo: do grego *epi* = sobre, *derma* = pele), a derme (tecido conectivo ao qual a epiderme se liga através da membrana basal) e a hipoderme, camada mais profunda caracterizada pela presença de gordura (*hipo* = inferior, *derma* = pele) (ver figura 1, p. 17).

A epiderme é a camada mais externa, compactada e impermeável, perfurada apenas por poros dos folículos pilossebáceos e das glândulas – que se originam na derme, mas são apêndices da epiderme. A epiderme não apresenta rede vascular, sendo nutrida pela permeação dos nutrientes oriundos da derme por capilaridade.

Epiderme e derme unem-se pela membrana basal, cuja ultraestrutura típica garante à pele parte de suas propriedades mecânicas, assim como permite a nutrição da epiderme transferindo por capilaridade os nutrientes da derme. A derme suporta a epiderme e é composta por tecidos conectivos fibrosos de elastina e colágeno, permeados pela substância fundamental, que é subdividida também em duas camadas: o tecido conectivo leve e o tecido conectivo denso. É altamente vascularizada e assegura a nutrição da epiderme através do suprimento sanguíneo que recebe.

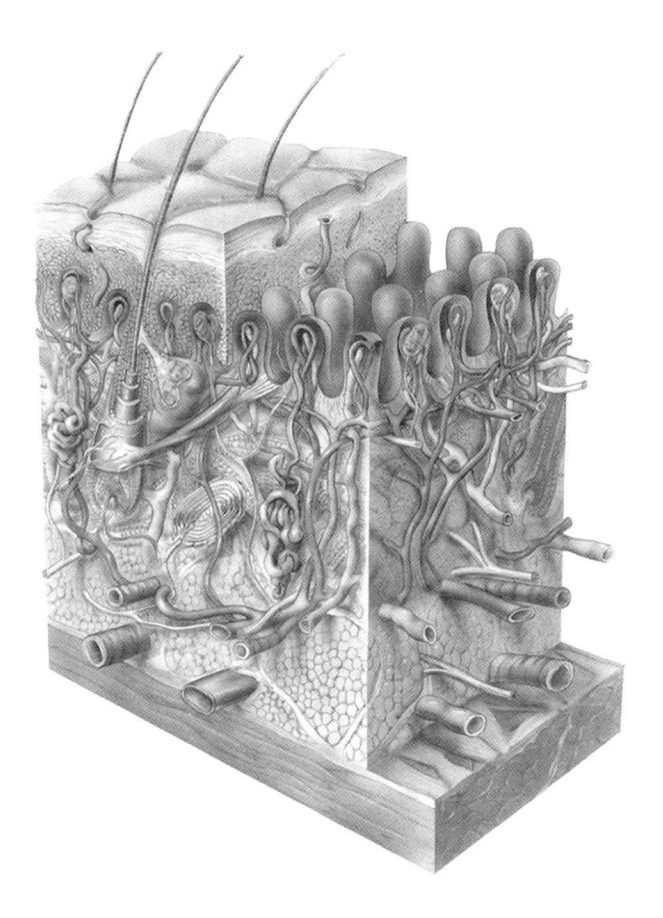

Figura 1. Estrutura geral da pele.
Nesta figura, distinguem-se os componentes da pele. A região mais externa, denominada epiderme, responsável pela interface com o meio ambiente, não é vascularizada, sendo atravessada pelos folículos pilossebáceos. A essa região chegam apenas nervos sensores. Mais internamente, encontramos a derme, tecido altamente vascularizado e fibroso, e a hipoderme, onde se localiza o tecido adiposo.
Fonte: Cognis Deutschland GmbH & Co. KG, Skin Care Forum, 27ª edição. Disponível em http://www.skin-care--forum.basf.com/.

A hipoderme é constituída de um tecido conectivo gorduroso denominado tecido adiposo, ricamente servido por nervos e vasos sanguíneos. O tecido adiposo está envolvido na regulação de temperatura e termoisolamento, provisão de energia, proteção e suporte (um papel cosmético), funcionando também como depósito nutricional.

Para assegurar a homeostase do organismo, isto é, conseguir manter constantes seus parâmetros biológicos perante modificações do meio exterior, é essencial que a pele tenha seu funcionamento preservado e altamente regulado, o que é alcançado por uma complexa integração entre percepção neuronal, comunicação química através de hormônios e neurotransmissores e ativação concatenada de processos que visam à manutenção das estruturas.

Nos próximos capítulos, estudaremos com mais detalhes a estrutura da pele e o funcionamento e a regulação dos processos que asseguram a homeostase.

EPIDERME

A epiderme tem uma espessura variável – entre 1,3 mm (palma da mão) até 0,06 mm (face) – e não possui sistema de irrigação sanguínea direta: todos os nutrientes são transportados por ela através de capilaridade.

Sua principal função é atuar como uma barreira protetora contra o ambiente externo, evitando a entrada de substâncias estranhas ao organismo e, ao mesmo tempo, retendo o conteúdo interno – principalmente água, eletrólitos e nutrientes.

Os principais componentes da epiderme são os queratinócitos, células especializadas que, além de produzir queratina, passam por um processo de estratificação, gerando os corneócitos (ver figura 2, p. 20).

A epiderme possui ainda outros tipos de células – os melanócitos, as células de Merkel e as células de Langerhans – e é transpassada pelas estruturas dos anexos invaginados na derme: os folículos pilossebáceos e as glândulas sudoríparas.

A epiderme é constituída por quatro camadas distintas (estrato córneo, estrato granuloso, estrato espinhoso e estrato basal), e as células que a compõem (queratinócitos) alteram-se conforme passam de uma camada a outra durante o seu processo de maturação até serem eliminadas.

Durante o processo de maturação dos queratinócitos, observam-se algumas alterações principais:

- perda de atividade mitótica, que só ocorre na camada basal;
- síntese de novas organelas a partir do estrato espinhoso;
- remodelagem da arquitetura, claramente observada pela modificação no formato das células e pelo grau de compactação das camadas;
- modificações na membrana;
- síntese de novos lipídios e proteínas (ver quadro 1, p. 21).

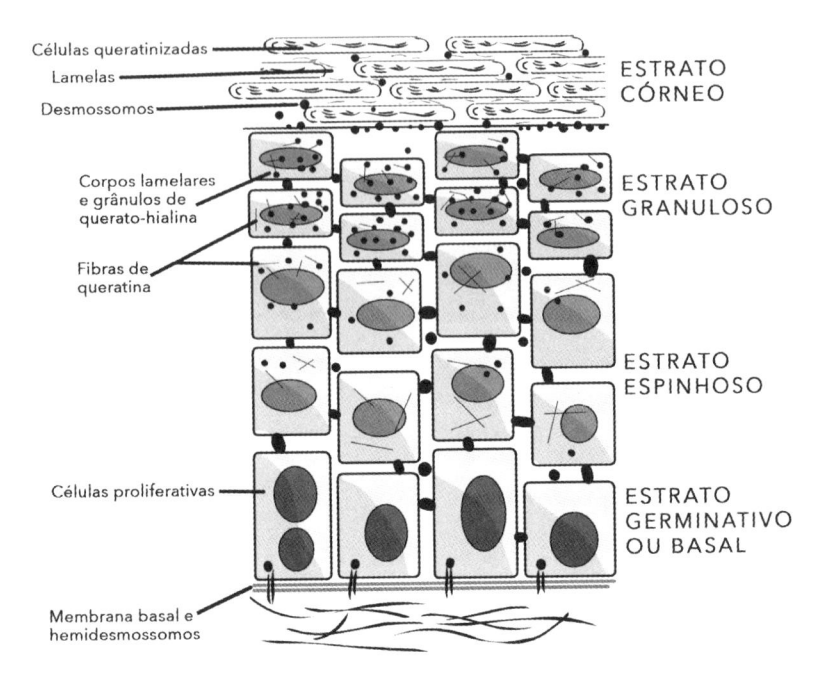

Figura 2. Estrutura da epiderme.
Ilustração: Bruno Mazzilli

A epiderme é constituída de várias subcamadas, formadas pela estratificação dos queratinócitos. Na camada basal, mais interna, ocorre a divisão celular e o novo queratinócito gerado se desprende, migrando para a superfície. Durante essa migração, a célula perde água, achatando-se gradativamente, além de sintetizar novas proteínas e lipídios, que integrarão o estrato córneo.

Fonte: Adaptada de M. Lodén & H. I. Maibach (orgs.), *Dry skin and moisturizers: chemistry and function*. Boca Raton: CRC Press, 2000, p. 15.

As células da camada basal se dividem em um ciclo de aproximadamente 19 dias e podem levar de 26 a 42 dias até atingir o estrato córneo. Como a passagem dessas células queratinizadas pelo estrato córneo requer aproximadamente 14 dias, o tempo total de renovação epidérmica é da ordem de 59 a 75 dias (Lever & Schaumburg-Lever, 1991).

A função da epiderme é tão importante para a vida que, nos bebês, já está completamente concluída de seis a oito semanas antes do parto.

Quadro 1. Composição lipídica média durante a diferenciação epidermal humana e cornificação

Componente	Estratos basal e espinhoso (%)	Estrato granuloso (%)	Estrato córneo total (%)	Estrato córneo externo (%)
Lipídios polares	44,5	25,3	4,9	2,8
Sulfato de colesterol	2,4	5,5	1,5	3,4
Lipídios neutros	51,0	56,5	77,7	68,4
Esteróis livres	11,2	11,5	14,0	18,8
Ácidos graxos livres	7,0	9,2	19,3	15,6
Triglicerídeos	12,4	24,7	25,2	11,2
Ésteres de colesterol/ graxos	5,3	4,7	5,4	12,4
Esqualeno	4,9	4,6	4,8	5,6
N-alcanos	3,9	3,8	6,1	5,4
Esfingolipídios	7,3	11,7	18,1	26,6
Glucosilceramidas I	2,0	4,0	Traços	Traços
Glucosilceramidas II	1,5	1,8	Traços	Traços
Ceramidas I	1,7	5,1	13,8	19,4
Ceramidas II	2,1	3,7	4,3	7,2

Fonte: Adaptada de M. A. Lampe *et al.*, *apud* T. J. Franz & P. A. Lehman, "The skin as a barrier: Structure and function". Em A. F. Kydonieus & J. J. Wille (orgs.), *Biochemical modulations of skin reactions: Transdermals, Topicals, cosmetics*. Boca Raton: CRC Press, 2000, p. 27.

CAMADA BASAL OU ESTRATO GERMINATIVO

A camada basal é constituída por células-tronco e células proliferativas, que são células germinativas. As células-tronco são caracterizadas por um ciclo celular lento, um tempo de vida longo e um elevado potencial proliferativo. Elas ficam armazenadas principalmente na bulge do folículo de cabelo, mas também migram para a camada basal da epiderme interfolicular, quando necessário. Sua frequência de aparecimento na camada basal é de 1 em 35.000, valor comparado com a relação das células-tronco no sistema hematopoiético.

Embora quando no bulge essas células-tronco possam ser recrutadas para sofrer várias formas de diferenciação, quando na camada basal da epiderme essas células têm apenas dois destinos possíveis: dividir-se originando novas células-tronco ou células transientes amplificadoras, cuja função é se multiplicar gerando novas células proliferativas ou células diferenciativas. Após algumas replicações, as células diferenciativas formadas começam a se modificar, formando a epiderme e suas camadas (Houben *et al.*, 2007, pp. 122-132).

A definição do destino dessas células depende da necessidade da epiderme: em um processo extremo que exija a recuperação do tecido, como é o caso de um *peeling* profundo, haverá uma proliferação mais intensa de células-tronco na camada basal e, em uma situação normal, formam-se mais células transientes amplificadoras.

A cada mitose, aproximadamente 50% dessas células contribuem para a renovação da epiderme.

Os queratinócitos que compõem a camada basal são células alongadas (colunares), alinhadas perpendicularmente à membrana basal.

Na camada basal existem estruturas responsáveis por sua ancoragem à membrana basal: os hemidesmossomos, compostos por fibras de queratina.

Nessa camada encontram-se também outras células, com funções diferentes:

- Os melanócitos – células dendríticas, produtoras de melanina e responsáveis pela pigmentação da pele.
- As células de Langerhans – também dendríticas, atuam na defesa imunológica da pele.
- As células de Merkel – vastamente dispersas na epiderme, no epitélio folicular e nas membranas mucosas, atuam como receptores mecânicos na percepção tátil.

ESTRATO ESPINHOSO

É composto por células espinhosas, poligonais.

Nesse estágio, inicia-se o processo de queratinização, no qual pequenos filamentos de queratina (desmossomos) atravessam o citoplasma das células, unindo-as a suas vizinhas.

Os poros existentes entre as células espinhosas permitem a passagem de nutrientes e conferem a essa camada um aspecto esponjoso.

Também no estrato espinhoso tem início a formação das subestruturas lamelares: os corpos lamelares – posteriormente responsáveis pela formação do manto hidrolipídico – e os grânulos de querato-hialina.

ESTRATO GRANULOSO

Caracteriza-se pela rica presença de grânulos de queratina nas células. Após a maturação das células espinhosas, há perda do núcleo e achatamento dos queratinócitos, com a formação de placas de queratina. As células adjacentes são unidas pelas mesmas fibras (desmossomos) que as células espinhosas, porém de forma mais compacta.

O estrato espinhoso e o estrato granular possuem estruturas filtrantes, conhecidas como corpos lamelares, que medem aproximadamente de 100 nm a 500 nm e contêm uma mistura de lipídios que inclui os fosfolipídios, esfingolipídios e colesterol. Por exocitose, essas estruturas liberam seus conteúdos de lipídios no espaço intercelular do estrato córneo, formando uma importante barreira à prova d'água: o manto hidrolipídico.

No estrato granuloso, realiza-se também a síntese das proteínas responsáveis pela adequada estruturação do estrato córneo: a profilagrina, posteriormente convertida a filagrina no estrato córneo, e a involucrina, agente de sustentação do envelope a ser formado no estrato córneo.

As moléculas componentes do fator natural de hidratação (Natural Moisturizing Factor – NMF) são produzidas nas etapas iniciais de maturação dos corneócitos por meio da degradação da proteína profilagrina, o principal componente dos grânulos de querato-hialina tipo F, rica em histidina (Harding et al., 2000, pp. 21-52).

A profilagrina é uma proteína grande, insolúvel e altamente fosforilada, composta por múltiplas unidades de filagrina (de 10 a 12 em humanos) ligadas por peptídeos conectores. A profilagrina é expressa no estrato granuloso, ficando retida dentro de vesículas sem membrana denominadas grânulos de querato-hialina.

Nas etapas finais da diferenciação, a profilagrina é degradada por uma série de endoproteases, gerando dois produtos principais: a filagrina, que se ligará a macrofibrilas, ficando retida nos corneócitos, ou que será hidrolisada, formando o fator natural de hidratação, e o peptídeo N-terminal, que se acumula no núcleo celular e acredita-se ter papel importante na sinalização para a diferenciação terminal (Pearton *et al.*, 2002, pp. 661-669). Os corneócitos são envoltos por um envelope proteico unido às estruturas lamelares intercelulares por ligações ésteres, o que justifica a facilidade de sua hidrólise por ação de agentes alcalinos ou ácidos. Esse envelope retém os aminoácidos de baixo peso molecular, que desempenham importante papel na manutenção das propriedades do estrato córneo (ver figura 3).

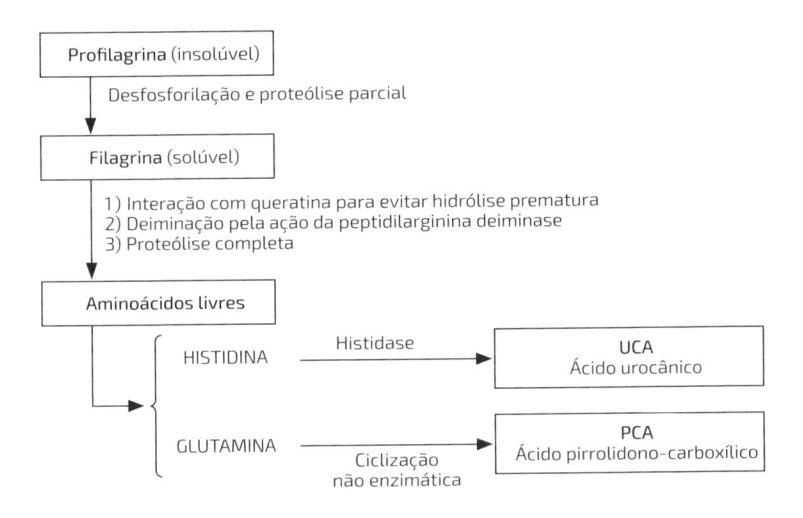

Figura 3. Formação do fator natural de hidratação por meio da degradação da profilagrina.
O fator natural de hidratação é produzido pela degradação da profilagrina, proteína insolúvel produzida pelos queratinócitos do estrato espinhoso e do estrato granuloso.
Fonte: Adaptada de M. Lodén & H. I. Maibach (orgs.), *Dry skin and moisturizers: chemistry and function*. Boca Raton: CRC Press, 2000, p. 233.

ESTRATO LÚCIDO

Camada intermediária entre o estrato córneo e o estrato granuloso, presente apenas em regiões de pele mais espessa, como a sola dos pés. Origina-se pela fricção e aparentemente exerce função de proteção mecânica.

ESTRATO CÓRNEO

A parte mais externa da epiderme (estrato córneo) é constituída por uma estrutura similar a uma membrana única, sendo perfurada apenas pelos orifícios das glândulas sudoríparas e dos pelos (Smith, 1999, pp. 99-106; Corcuff *et al.*, 2001, pp. 4-9).

De forma simplificada, o estrato córneo pode ser definido como um mosaico de várias camadas, composto por intercalações entre "tijolos" hidrofílicos (corneócitos) e "cimento" hidrofóbico (estruturas lipídicas lamelares intercelulares).

Substâncias químicas que não a água, portanto, só conseguem permear a pele através das camadas lipídicas intercelulares – enquanto a água, ao passar pelos corneócitos, será retida pelas fibras de queratina, altamente hidrofílicas.

Com a estratificação e o achatamento, o corneócito passa a ocupar uma área de aproximadamente vinte células basais, que compõem uma unidade proliferativa (Lodén & Maibach, 2000). A maior parte dessa expansão de área se dá até a camada granulosa, e ao finalizar sua estratificação entre a camada granulosa e o estrato córneo, o corneócito quase dobra de tamanho (Stamatas *et al.*, 2010, pp. 125-131).

Os corneócitos possuem dimensões variadas, dependendo da região e da velocidade dos processos de descamação, apresentando área superficial entre 500 μm^2 e 700 μm^2 e dimensões de cerca de 30 μm de diâmetro e 0,3 μm de espessura. São preenchidos por uma rede amorfa de fibrilas de aproximadamente 8 nm de diâmetro, orientadas no plano da célula – o que lhes confere resistência quanto ao estiramento longitudinal, mais possibilidade no aumento de espessura, podendo expandir-se em até 25% do seu tamanho no sentido vertical contra somente 5% no sentido longitudinal.

Na face, os corneócitos apresentam significativa diferença. Enquanto no nariz possuem um tamanho em torno de 523 μm², na região em torno dos olhos sua área superficial é da ordem de 630 μm² (Pratchyapruit, 2007, pp. 169-175).

Na pele saudável, os corneócitos possuem altas concentrações (até 10% de seu peso seco) de fator natural de hidratação (NMF), composto por moléculas de baixo peso molecular, higroscópicas e que se ligam à água, prevenindo sua evaporação. São principalmente aminoácidos – como os ácidos pirrolidono-carboxílico (PCA, um potente umectante) e urocânico (absorvente de raios UV). Também constituem o NMF, o ácido lático e a ureia.

O envelope dos corneócitos se constitui de duas partes (Lodén & Maibach, 2000): uma camada espessa (aproximadamente 15 nm), adjacente ao citoplasma e composta por proteínas estruturais, e uma fina camada externa (aproximadamente 4 nm), formada por lipídios e localizada na parte exterior da proteína. A camada proteica é bastante resistente e resulta da união entre diversas subunidades de proteínas por meio da formação de pontes de dissulfeto e ligações isopeptídicas ε- (γ -glutamil) lisina.

Na epiderme normal, a camada lipídica do envelope é formada por ligações ésteres convencionais entre os resíduos glutamato e hidroxiceramidas, que ancoram o envelope à estrutura lamelar.

O principal componente desse envelope proteico é uma proteína denominada involucrina, que contém cerca de 20% de resíduos de glutamato, responsáveis pelas ligações ésteres com as hidroxiceramidas. A involucrina humana é diferente da encontrada nos corneócitos de outros mamíferos ou de artrópodes.

Os corneócitos são conectados entre si através de desmossomos, que impedem o deslizamento de uma camada sobre a outra.

Do ponto de vista da reprodução, as células achatadas estão completamente queratinizadas e mortas. Os corneócitos, revestidos pela involucrina e ligados uns aos outros por pontes intercelulares, ainda apresentam, contudo, algumas funções bioquímicas importantes – como a conversão da profilagrina em filagrina (ver figura 3, p. 24), que será então liberada e hidrolisada, fornecendo os elementos necessários para a composição do fator natural de hidratação (NMF).

Em decorrência do seu alto grau de compactação e pequeno espaço intercelular, o estrato córneo é seletivamente impermeável tanto para os líquidos que entram como para os que saem do corpo.

No espaço intercelular dos corneócitos, observamos uma estrutura de bicamada lipídica, composta essencialmente de esteróis livres, esfingolipídios (ceramidas), ácidos graxos livres e lipídios neutros (não polares) oriundos do processo de maturação dos queratinócitos. Nas camadas mais externas encontramos ainda um fino filme oclusivo, composto pelo sebo liberado pelas glândulas sebáceas, e que tem papel ativo também na preservação do manto hidrolipídico, pois oferece proteção.

A queratinização das células da epiderme não é, porém, a última etapa da diferenciação celular que ocorre na epiderme, e sim o início da maturação do estrato córneo. As camadas mais profundas do estrato córneo apresentam uma formação imatura desse tecido; porém, para a liberação dos corneócitos superficiais, a maturação deve necessariamente ocorrer.

Durante a maturação dos corneócitos, os lipídios intercelulares também são enzimaticamente modificados para diminuir sua polaridade, e o fator natural de hidratação é produzido pela degradação de seu precursor celular, a filagrina. Em seguida, as forças coesivas que mantêm aderidos os corneócitos são neutralizadas e ocorre a descamação.

Em uma situação equilibrada, a formação e a liberação de corneócitos ocorrem de maneira regulada, e a renovação do estrato córneo acontece sem que seja possível observar o processo a olho nu.

O processo de estratificação e descamação, contudo, não é homogêneo em todo o organismo. Observam-se diferenças nas velocidades de estratificação e consequentemente alterações nas dimensões finais dos corneócitos e nas propriedades de barreira de cada área.

A área dos olhos é uma das regiões onde se observa a diferença mais significativa. Apesar de sua baixa incidência de poros e de sua proximidade à testa e às bochechas, ela raramente é acometida de acne ou melasmas. Essa região é bastante fina e deve ser flexível o suficiente para realizar a sua principal função, que é a proteção do globo ocular, promovendo sua umectação pelo contínuo movimento de piscar. Porém, seu teor de lipídios é reduzido se comparado às demais regiões da face, sendo que a velocidade do seu processo de renovação epidermal é mais lenta. Apesar do baixo teor lipídico, não se observa diferença significativa nos níveis de hidratação ou de perda de água transepidermal entre a área dos olhos e a das bochechas ou do nariz, o que é atribuído ao maior tamanho de área superficial dos corneócitos. Como essa área é bem mais fina que as demais, ela é mais sujeita à permeação de substâncias, o que origina sua maior sensibilidade a agentes irritantes ou alergênicos.

Perturbações nesse processo, em que a produção de corneócitos seja aumentada ou sua liberação diminuída, levam a um estado de acúmulo de células apenas parcialmente desconectadas na superfície, com ou sem concomitante espessamento do estrato córneo. A liberação que ocorre agora em placas, e é observável a olho nu, pode atingir vários graus de severidade e é comumente referida como "pele seca" ou "pele xerótica".

Assim, o termo xerose descreve a pele áspera e escamosa; contudo, nem sempre a condição xerótica é consequência da perda de água.

Vários são os processos envolvidos na regulação da descamação, sendo a ação da enzima quimotríptica do estrato córneo um dos mais bem caracterizados. Essa enzima, responsável pela quebra da coesão entre os corneócitos, atua por meio da degradação regulada dos corneodesmossomos. Substâncias inibidoras ou ativadoras dessa enzima e alterações nos substratos podem levar à mudança de comportamento e perda da regulação do processo.

Outro desequilíbrio comumente encontrado no estrato córneo é a perda da organização dos lipídios do manto hidrolipídico. Esses lipídios, organizados em multicamadas lipídicas intercelulares, não se apresentam no estado líquido-cristalino à temperatura da superfície da pele, exibindo um polimorfismo complexo de diferentes fases sólidas no qual as cadeias lipídicas estão firmemente empacotadas e imóveis.

Nas camadas mais externas do estrato córneo, encontra-se uma maior porcentagem de líquidos do sebo (desordenados) em associação com os lipídios intracelulares sólidos (altamente organizados).

Esse nível de organização interfere também na retenção de água no interior desse sistema multilamelar, que é responsável pela manutenção do equilíbrio homeostático da pele (Berry *et al.*, 1999, pp. 241-252).

MEMBRANA BASAL

A membrana basal faz a interface entre a derme e a epiderme, distinguindo-se dos tecidos vizinhos por sua estrutura e composição molecular. Os queratinócitos fixam-se na membrana basal através de hemidesmossomos, que apresentam diâmetros entre 500 nm e 1.000 nm (Piérard *et al.*, 1974, pp. 266-273).

A espessura da membrana basal varia de 60 nm a 140 nm, e na região mais profunda encontra-se uma rede de colágeno com fibras longitudinais, apresentando estrutura emaranhada com aberturas para os canais sudoríferos e para os infundíbulos dos folículos pilossebáceos.

A face epidérmica do bloco dérmico é papilomatosa, apresentando grandes cílios que separam as estruturas das papilas (ver figura 4), sendo essa estrutura mantida por uma rede de colágeno da membrana basal (ver figura 5, p. 32). Avaliações recentes dessa estrutura, utilizando microscopia a laser confocal, mostram que a estrutura com formato do tipo estalagmite, ao redor dos folículos

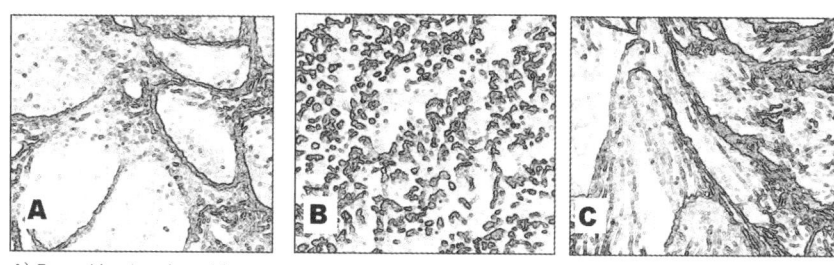

A) *Face dérmica da epiderme*
B) *Face epidérmica da derme: grupos de papilas*
C) *Face epidérmica da derme: papilas*

Figura 4. Ultraestrutura da membrana basal.

Fonte: Adaptada de G. E. Piérard *et al.*, "Stéréologie de l'interface dermo-épidermique". Em *Dermatologica*, nº 149, 1974, pp. 266-273.

e ductos que cruzam a derme (ver figura 4c), se acentua em poros e folículos mais evidentes. À medida que essas alterações se tornam mais pronunciadas, observa-se o reflexo na superfície da pele com a abertura e o relaxamento dos poros e folículos. Na pele do rosto, esse processo é muito mais acentuado, sendo as cicatrizes acneicas reflexos de alterações estruturais ocorridas na membrana basal (Sugata *et al.*, 2008, pp. 208-212).

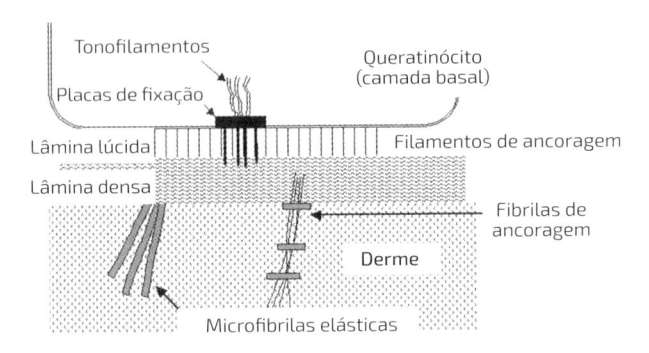

Figura 5. Ultraestrutura dos hemidesmossomos da membrana basal.
Os hemidesmossomos são estruturas proteicas cuja principal finalidade é fixar as células do estrato germinativo à membrana basal.

A membrana basal apresenta ainda grande quantidade de antígenos, que auxiliam no processo de defesa contra os microrganismos ou agentes externos.

É constituída por quatro regiões principais:
- membrana celular dos queratinócitos da camada basal;
- lâmina lúcida (35 nm);
- lâmina densa (30 nm a 50 nm);
- lâmina fibrosa sub-basal (rede fibrorreticular).

DERME

Derme é a camada conjuntiva que forma a parte estrutural do tegumento do corpo (Robert, 2001, pp. 61-63).

Sua espessura varia de 0,5 mm a 3 mm, sendo mais espessa no dorso que na parte anterior do corpo e mais grossa nos homens do que nas mulheres.

Dentro da derme, além dos apêndices da epiderme (pelos e glândulas sudoríparas e sebáceas), há também vasos sanguíneos, nervos e componentes celulares contendo células matrizes, fibroblastos, miofibroblastos e macrófagos.

A derme é parcialmente responsável pela termorregulação, pelo suporte da rede vascular e pela defesa imunológica, em associação com as células de Langerhans da epiderme.

DERME PAPILAR

É a camada da derme mais próxima à epiderme. Na fronteira entre a derme reticular e a epiderme, encontram-se inúmeras interdigitações, denominadas papilas dermais. A derme papilar possui uma fina rede de fibras elásticas, perpendiculares à superfície: são as fibras de oxitalana, classificadas como desmoplaquinas, isto é, fibras compostas de elastina e duas glicoproteínas (fibrilina e glicoproteína associada à microfibrila). Sua função é fixar a membrana basal à rede de fibras elásticas da derme (ver figura 6, p. 34).

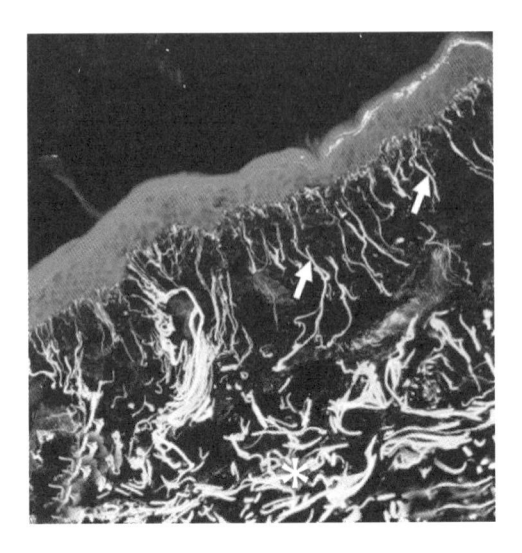

Figura 6. Derme, estrutura das fibras de oxitalana e derme reticular.

As fibras de elastina da derme, coloridas por imunofluorescência, mostram duas organizações distintas: na derme papilar (setas), apresentam-se sob a forma de pequenas fibras perpendiculares à membrana basal (fibras de oxitalana), e na derme reticular (asterisco), apresentam-se como fibras espessas, paralelas à membrana basal.

Fonte: Adaptada de J.-L. Contet-Audonneau et al.., apud Cognis Deutschland GmbH & Co. KG, Skin Care Forum, 24ª edição. Disponível em http://www.skin-care-forum.basf.com/.

DERME RETICULAR

É um tecido conectivo denso e irregular que garante a força e a elasticidade da pele.

Os anexos cutâneos (folículos pilossebáceos e glândulas sudoríparas écrinas e apócrinas) estão abrigados na derme reticular, embora sejam considerados partes da epiderme uma vez que se originam de estruturas essencialmente epidérmicas. A derme reticular possui principalmente colágeno tipo I, e suas fibras elásticas estão dispostas paralelamente à superfície.

FIBRAS DE COLÁGENO

Proteínas complexas sintetizadas por diversas células incluindo os fibroblastos e os miofibroblastos, células da musculatura lisa e várias células epiteliais. Os mamíferos possuem pelo menos dezessete cadeias polipeptídicas geneticamente distintas que agrupam dez variantes de colágeno presentes nos diferentes tecidos de um mesmo indivíduo.

Aproximadamente um terço de seus resíduos é de glicina (Gly), outros 15% a 30% são prolina e 4-hidroxiprolina (Hyp). Embora em menores quantidades, 3-hidroxiprolina e 3-hidroxilisina também aparecem.

A molécula básica do colágeno é o monômero tropocolágeno, fibra constituída por três cadeias de aminoácidos com peso molecular em torno de 300 kDa, apresentando aproximadamente 1.000 aminoácidos em cada cadeia e peso atômico da ordem de 95 kDa. Na pele, o colágeno encontra-se organizado basicamente em camadas laminares de fibrilas, trançado em diversos ângulos. Na membrana basal, temos principalmente o colágeno IV, disposto na forma de uma rede entrelaçada, enquanto na derme reticular temos agrupamentos de feixes paralelos unidos transversalmente.

A síntese do colágeno depende da produção do pró-colageno, um precursor insolúvel secretado pelos fibroblastos no meio intracelular, onde é degradado enzimaticamente a um monômero solúvel formado por três cadeias pró-alfa. Essas cadeias diferem das cadeias finais do colágeno por possuírem resíduos polipeptídicos nas suas extremidades.

Várias etapas bioquímicas ocorrem então para garantir a formação das fibras de colágeno, das quais a hidroxilação dos resíduos de lisina e prolina é dependente da presença de oxigênio, ferro e vitamina C.

Denomina-se colágeno uma família de proteínas estreitamente relacionadas, que são os componentes fibrilares principais dos tecidos conectivos e as proteínas extracelulares mais importantes do corpo humano. Na pele humana, as fibras de colágeno formam uma grande massa da matriz extracelular e constituem de 70% a 80% do peso da derme.

Na derme, o colágeno está depositado na forma de grandes feixes de fibras, compostas de delicadas fibrilas paralelas, formando estriações transversais em bandas típicas na microscopia eletrônica.

A família dos colágenos é constituída por mais de 12 tipos; os participantes da pele são os tipos I, III, IV, V, VI e VII.

A classe dos colágenos constitui um importante grupo de moléculas com função estrutural. Na pele, o colágeno existe principalmente como:

- Colágeno tipo I

Sintetizado pelos fibroblastos, predomina na derme, nos ossos e nas cartilagens, sendo a estrutura presente nas fibras mais espessas e o colágeno mais importante, em termos estruturais, para a derme. Apresenta estrutura fibrilar e possui duas cadeias α-1 idênticas e uma cadeia α-2 diferente.

- Colágeno tipo III

Classicamente denominado "reticulina", está presente em grande quantidade na derme, principalmente ao redor dos nervos e dos vasos sanguíneos. Apresenta estrutura fibrilar, três cadeias α-1 e é rico em hidroxiprolina e cistina, rara nos demais tipos de colágeno.

- Colágenos tipos IV e VII

Presentes principalmente na membrana basal, têm como principal função manter a integridade dessa membrana de forma a garantir sua funcionalidade e a adequada nutrição das células da camada basal da epiderme. Possuem cadeia estendida e interrompida.

- Colágeno tipo V

Apresenta estrutura fibrilar e está distribuído em toda a pele.

- Colágeno tipo VI

De estrutura ramificada e cadeias curtas, compõe uma fina rede dispersa nos interstícios das grandes fibras de colágeno, e é mais concentrado nas regiões próximas à membrana basal, aos nervos e aos folículos.

FIBRAS ELÁSTICAS

São responsáveis pelas propriedades retráteis da pele. Apesar de fortemente associadas ao colágeno, em peles normais são constituintes minoritárias da derme (2% a 4%).

São formadas por dois diferentes tipos de estrutura, a elastina e as microfibrilas. A elastina é a proteína principal, de aspecto amorfo, e está rodeada por estruturas fibrilares proteicas, as microfibrilas.

O tecido elástico da derme pode ser dividido em três porções diferentes: fibras de oxitalana, fibras elaunínicas e fibras elásticas propriamente ditas. Conforme mencionado anteriormente, as fibras de oxitalana são perpendiculares à junção dermoepidérmica, enquanto as elaunínicas estão dispostas horizontalmente à mesma junção. As fibras elásticas estão na derme mais profunda, dispostas irregularmente (Contet-Audonneau *et al.*, 1999, pp. 1.038-1.047).

Estas fibras são sintetizadas nos fibroblastos e compõem-se de microfibrilas de 11 nm de diâmetro. A presença dessas elastinas é importante na manutenção das propriedades elásticas da pele.

As fibras elásticas contêm os aminoácidos desmosina e isodesmosina, que auxiliam na manutenção da integridade estrutural; durante a síntese da fibra elástica, o componente de microfibrila é preparado e então embebido em elastina.

Além de fornecer propriedades elásticas, acredita-se que a associação das fibras elásticas com o cimento celular (*ground substance*) seja o principal fator da prevenção da superextensão da pele.

SUBSTÂNCIA DE CIMENTAÇÃO (MATRIZ EXTRACELULAR)

Está presente em qualquer tecido do organismo, formando o meio para os constituintes celulares e fibrosos.

É um gel aquoso, constituído basicamente de fibronectina e glicosaminoglicanas, que são ácido hialurônico, sulfato de condroitina e sulfato de dermatana.

Esses componentes são sintetizados pelos fibroblastos – e possivelmente pelas células musculares e pelos mastócitos.

Além de fornecer um meio para a acomodação de células e fibras, a substância de cimentação serve ainda para o transporte de água e de eletrólitos, estando intimamente relacionada à permeabilidade e à osmolalidade intersticial dos fluidos.

SUPRIMENTO SANGUÍNEO

A pele recebe um grande suprimento sanguíneo de uma rede de vasos proveniente dos músculos e do tecido adiposo, e a maior parte desse sangue é dirigida às células com maior atividade, ou seja, a epiderme, as papilas capilares e as estruturas anexas. Como não há vasos que atingem a epiderme, o sangue é nela distribuído por um processo de difusão por capilaridade.

O fluxo do sangue cutâneo (sob controle do hipotálamo) exerce importante papel na termorregulação. As perdas de calor podem aumentar ou diminuir em função do fluxo sanguíneo através dos plexos vasculares periféricos. Concomitantemente, há um aumento na secreção das glândulas sudoríparas, e a evaporação faz com que ocorra resfriamento das camadas mais externas da pele, diminuindo a temperatura do sangue circulante e mantendo estável a temperatura corpórea.

Um extenso sistema linfático, frequentemente desprezado (a não ser no caso do espalhamento de tumores), funciona aparentemente como um mecanismo primário de descarte para microrganismos contaminantes.

MÚSCULOS

Na derme reticular, inseridos no tecido perifolicular, encontram-se músculos eretores do pelo, que, quando estimulados através das terminações nervosas dos pelos, se contraem, provocando sua ereção (arrepio). Tal mecanismo é importante no controle da termorregulação, juntamente com a vascularização periférica e a sudorese.

ANEXOS EPIDÉRMICOS

Os anexos epidérmicos, também denominados anexos cutâneos, são estruturas inseridas na derme, mas que se constituem em invaginações da epiderme, sendo envolvidos por queratinócitos. Esses anexos possuem diferentes propriedades e funções, sendo seu funcionamento vital para a manutençãodas propriedades funcionais e para a recuperação da sua estrutura, no caso de lesões.

Dada a importância dessas estruturas, os principais anexos cutâneos serão discutidos em detalhes nos próximos capítulos.

UNHAS

Assim como os anexos, é também uma invaginação da epiderme na derme. A queratina formada é firme e densamente aderente, fazendo com que a placa de unha formada apresente estrutura marcadamente elástica.

Anatomicamente, a unha é composta de três partes: matriz, lâmina e bordas livres (ver figura 7).

A lâmina repousa sobre uma cama ricamente vascularizada, próxima à matriz. O epitélio de ambas passa por uma queratinização que, assim como nos cabelos, ocorre sem que haja formação de camada granular.

O crescimento médio da unha é de 0,1 mm por dia – mais rápido no verão que no inverno e nas unhas das mãos que nas dos pés.

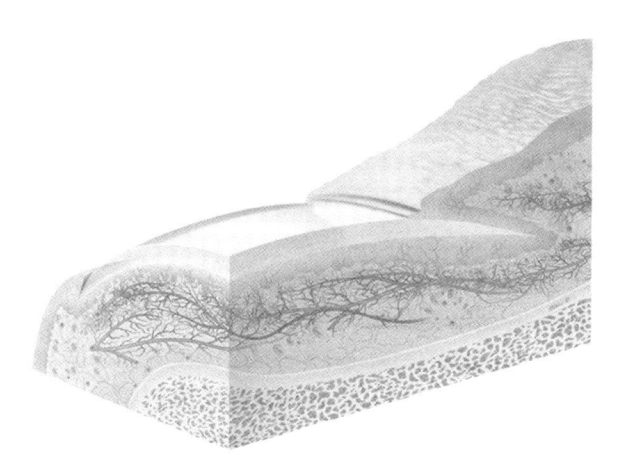

Figura 7. Unha.
A estrutura da unha, ancorada no leito ungueal, é resultante de um processo de queratinização modificado, gerando uma estrutura queratínica de até 0,5 mm de espessura. A cor rosada das unhas resulta da rede de capilares presentes no leito ungueal, e alterações na sua cor e forma podem ser indicativas de diagnósticos.
Fonte: Cognis Deutschland GmbH & Co. KG, Skin Care Forum, 28ª edição. Disponível em http://www.skin-care--forum.basf.com/

GLÂNDULAS SEBÁCEAS

Normalmente associadas a folículos pilosos, em algumas regiões como pálpebras, mamilos e mucosas, elas parecem se originar de forma independente e drenam o seu conteúdo diretamente para a superfície da pele.

As glândulas sebáceas são glândulas holócrinas. Sua secreção é formada pela transformação da célula inteira em um reservatório lipídico, e os sebócitos são continuamente repostos pela atividade mitótica da camada basal. Essas células migram, após o processo mitótico, para a abertura das glândulas e aumentam seu tamanho em aproximadamente 150 vezes durante a síntese dos lipídios. Quando explodem, seu conteúdo é liberado para o canal do folículo piloso. Da mitose até a sua ruptura, podem decorrer aproximadamente duas a três semanas, e o sebo produzido nas glândulas sebáceas pode levar até uma semana para atingir a superfície da pele (Piérard *et al.*, 2000, pp. 372-389)

Essas glândulas apresentam atividades diferenciadas ao longo da vida, respondendo a diversos ciclos cronobiológicos, e são consideradas, juntamente com os folículos capilares, as principais estruturas reguladas pelos processos hormonais. Surgem a partir do germe epitelial primário, entre a 13ª terceira e a 15ª semana de gestação, e produzem um verniz caseoso que protege o epitélio do feto. São desativadas no nascimento, quando o estímulo por meio da deidroepiandrosterona (DHEA) materna deixa de existir, e permanecem praticamente inativas na fase pré-puberal. Finalmente, na adolescência, por meio dos estímulos dos hormônios ovarianos e testiculares, aumentam de tamanho, tornando-se ativas, acompanhando o desenvolvimento dos folículos pilossebáceos de características sexuais (Saint-Léger, 2003, pp. 275-278) (ver figura 8, p. 42).

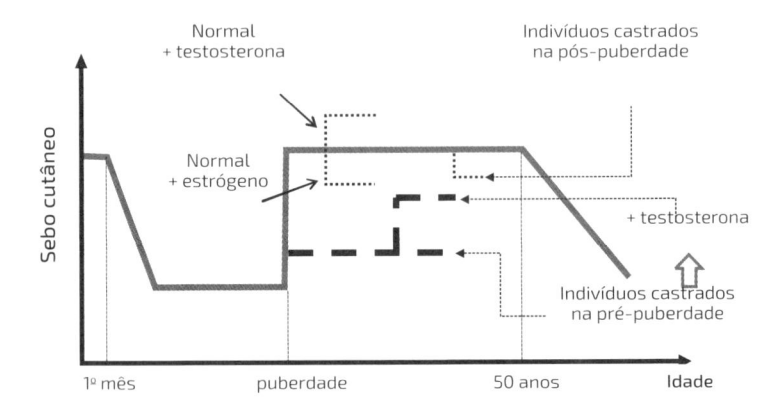

Figura 8. Atividade da glândula sebácea em homens ao longo da vida.

Fonte: P. Agache, "Fonction sébacée". Em P. Agache. *Physiologie de la peau et explorations fonctionnelles cutanées*. Cachan: M. Bouchoucha/Médicales Internationales, 2000, pp. 263-272.

Os hormônios, cujos precursores estão presentes em toda a pele graças à liberação glandular, atuam sobre receptores hormonais específicos nos sebócitos.

Os hormônios estrogênicos exercem regulação negativa sobre a produção de sebo, enquanto a administração de hormônios androgênicos aumenta a produção das glândulas sebáceas, mesmo em indivíduos normais.

A produção de sebo é fortemente dependente dos hormônios androgênicos, observando-se que a sua produção média em homens é cerca de 50% superior àquela observada nas mulheres: um estudo realizado na Coreia mostra uma média de produção de sebo de 150 $\mu g/cm^2$ e 102 $\mu g/cm^2$ em homens e mulheres, respectivamente (Roh *et al.*, 2006, pp. 890-894). Paralelamente, a redução da produção androgênica após os 50 anos em média provoca a redução do sebo cutâneo.

Nas mulheres, as glândulas sebáceas e os folículos pilossebáceos respondem ainda aos ciclos hormonais. Durante a fase de ovulação, os poros são aumentados, havendo também um aumento da produção de sebo. Contudo, a ocorrência de acne não está diretamente correlacionada ao aumento dos folículos.

COMPOSIÇÃO DO SEBO

O sebo é uma mistura lipídica composta de triglicerídeos, ésteres de ácidos graxos, ceras esterificadas, esqualeno e ésteres de colesterol (ver quadro 2). Sua função principal é a proteção da pele – controlando a perda de água transepidermal, formando uma barreira à prova d'água e inibindo o crescimento de fungos e bactérias.

Na face, pode-se encontrar uma média de trezentos a novecentos folículos pilossebáceos por centímetro quadrado; no peito, no ombro e nas costas, esse valor se aproxima de cem unidades por centímetro quadrado.

Vários fatores estão envolvidos na regulação da quantidade de sebo depositada na superfície, por isso, não se deve considerar apenas o que ocorre na glândula sebácea como responsável pela oleosidade da pele.

Quadro 2. Composição lipídica aproximada da pele da face

Componente	Sebo nativo (%)	Epiderme (%)	Superfície da pele (%)
Triglicerídeos	57	15	30
Ésteres graxos	25	0	22
Esqualeno	15	7	12
Ésteres de colesterol	3	23	7
Diglicerídeos	0	5	2
Ácidos graxos livres	0	20	25
Ceramidas	0	30	2

Fonte: D. Saint-Léger, "Fonction sébacée normale et pathologique: des recherches au milieu du gué? Normal and pathologic sebaceous function". Em *Pathologie Biologie*, vol. 51, 2003; D. T. Downing *et al.*, "Partition of sodium dodecyl sulfate into stratum corneum lipid liposomes". Em *Archives of Dermatological*, 285 (3), Heidelberg, 1993, pp. 151-157; T. J. Franz & P. A. Lehman, "The skin as a barrier: Structure and Function". Em A. F. Kydonieus & J. J. Wille (orgs.), *Biochemical modulation of skin reactions: Transdermals, topicals, cosmetics* (Boca Raton: CRC Press, 2000), pp. 15-33.

Durante sua migração para a superfície, esse sebo tem a composição alterada por processos oxidativos ou pela ação de microrganismos – principalmente *Propionibacterium acnes* (hidrólise de triglicerol) dentro do canal pilossebáceo e *Staphylococcus epidermidis* (formação de éster de colesterol) na pele perifolicular.

Peles oleosas resultam da produção acentuada de sebo, que preenche o folículo sebáceo até atingir a superfície. O sebo pode atuar como um emoliente e um plastificante do estrato córneo, além de agir no transporte de compostos lipofílicos para as camadas superficiais da epiderme – embora não tenha correlação direta com a barreira cutânea.

Espalhado na superfície cutânea, o sebo pode penetrar as camadas superiores do estrato córneo, diminuindo a permeabilidade da água e aumentando a resistência a ácidos, álcalis e contaminantes biológicos (Mas-Chamberlin, 2002).

Deve-se compreender que, ainda que o sebo componha um fino filme que auxilia na proteção da barreira imposta pelo manto hidrolipídico, esse manto é uma emulsão lamelar de lipídios e fase aquosa que conta com a presença do fator natural de hidratação e outros sais que se originam a partir do processo de estratificação da epiderme.

Peles secas e oleosas não são portanto condições opostas, podendo coexistir em certas regiões da face – embora, na maioria das vezes, a oclusão provocada pela película oleosa tende a mascarar o processo xerótico.

Quadro 3. Comparação de valores obtidos para oleosidade da pele*

Local	Pele oleosa $\mu g/cm^2$		Pele parcialmente oleosa a normal $\mu g/cm^2$		Pele alipídica (sem oleosidade) $\mu g/cm^2$	
	Alemanha	Taiwan (Hung & G. Lee, et al., 1996, pp. 299-305)	Alemanha	Taiwan	Alemanha	Taiwan
Testa	> 220	137 - 152	100 - 220	100 - 116	< 100	79
Queixo**	–	120 - 147	–	95 - 70	–	62
Bochechas	> 180	108 - 136	70 - 180	55 - 80	< 70	60 - 25

* Resultados obtidos com Sebumeter®. Para melhor compreensão da técnica empregada na avaliação, sugerimos a leitura do capítulo "Propriedades biomecânicas da pele".
** Na Alemanha, as regiões da testa e do queixo são consideradas zona T.

Fonte: American Association for Medical Chronobiology and Chronotherapeutics (AAMCC), *Glossary*. Disponível em http://www.aamcc.net/information_gloss.html. Acesso em 9-12-2015.

A pele é classificada de acordo com a quantidade de sebo produzido e depende muito da região geográfica onde se realiza a análise, pois regiões com clima mais seco requerem uma pele mais impermeável, e, portanto, maiores quantidades de sebo superficial são toleradas (Youn *et al.*, 2005, pp 189-195). Em climas úmidos, o filme formado pelo sebo impede a perda de água transepidermal, aumentando o desconforto no calor. Dessa forma, a classificação "oleosa", "normal" ou "alipídica" (sem oleosidade) obedece mais a critérios sensoriais que propriamente a critérios quantitativos, como é possível observar no quadro 3, p. 44.

Nas épocas mais quentes, observa-se uma alteração na liberação desse sebo, o que é parcialmente atribuído à sua maior fluidificação, e essa liberação é mais intensa (ver figura 9), o que pode também ser um importante fator que contribui para a sensação de desconforto das peles mais lipídicas em maiores temperaturas ambientes.

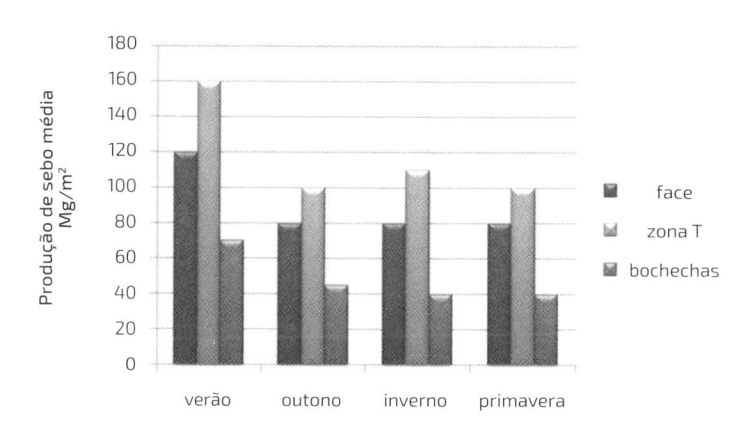

Figura 9. Variações na produção de sebo em função da estação do ano.
Em medidas realizadas em voluntários, observa-se variação na produção de sebo ao longo das estações do ano, o que interfere na definição de tipo de pele.

Fonte: Baseada em S. W. Youn et al., "Regional and seasonal variations in facial sebum secretions: a proposal for the definition of combination skin type". Em *Skin Research and Technology*, nº 11, 2005.

AXILAS, GLÂNDULAS SUDORÍPARAS E TRANSPIRAÇÃO

O controle de temperatura corporal ocorre tanto pela perda de água transepidermal como pela sudorese (transpiração), que é uma secreção intensa, resultante do estímulo das glândulas sudoríparas écrinas, apócrinas e apoécrinas, presentes em todo o organismo (ver quadro 4).

Quadro 4. Distribuição das glândulas sudoríparas

Região	Thomson, 1954	Wilke et al., 2007
Palmas	Não avaliado	644
Axilas	Não avaliado	68
Testa	237	Não avaliado
Face	Não avaliado	59
Braço	115	80
Antebraço	111	134
Abdômen	99	127
Peito	84	20
Coxa	85	57

Fonte: M. L. Thomson, "A comparison between the number and distribution of functioning eccrine sweat glands in Europeans and Africans". Em *Journal of Phisiology*, vol. 123, 1954, pp. 225-233; K. Wilke *et al.*, "A short history of sweat gland biology". Em *International Journal of Cosmetic Science*, 29 (3), 2007, pp. 169-179.

As glândulas apócrinas respondem exclusivamente a estímulos adrenérgicos, ao passo que as glândulas écrinas podem responder tanto a estímulos adrenérgicos como colinérgicos (Burry *et al.*, 2001, pp. 99-107).

Os estímulos colinérgicos são aqueles voltados ao controle da sudorese térmica, ocorrendo em todo o organismo, mas com menor intensidade nas regiões palmoplantares: nessas regiões, as glândulas écrinas recebem enervação adrenérgica, sendo, portanto, susceptíveis a estímulos emocionais (Wilke *et al.*, 2007).

O hipotálamo responde a sinais referentes à temperatura do organismo e do ambiente, sendo também influenciado por hormônios, atividade física, substâncias pirogênicas endógenas e emoções. A força motriz que dispara a transpiração é uma média das temperaturas interna e da superfície da pele, sabendo-se que variações na temperatura interna do organismo influenciam dez vezes mais a resposta que variações na superfície da pele.

A sudorese gustatória é atribuída tanto ao aumento de temperatura corporal, no momento da ingestão de alimentos, como ao estímulo do nervo trigêmeo, no momento da ingestão de certas substâncias como capsaicina (componente ativo com sabor picante de pimenta), que levariam ao hipotálamo a sensação de calor local, provocando a sudorese gustatória.

A sudorese emocional ocorre em resposta a estímulos emocionais (estímulos adrenérgicos), como situações de estresse, medo e dor, e é mais perceptível nas palmas das mãos, plantas dos pés e axilas.

Embora não se conheça exatamente a região cerebral que controla a sudorese emocional, sabe-se que há envolvimento do sistema límbico, com especial participação da amídala. A sudorese palmoplantar, que não tem influência significativa da temperatura ambiente, também é observada em bebês e em diversos mamíferos, assegurando umedecimento de mãos e pés e consequente aumento de fricção, o que garante melhores corridas ou escaladas, em necessidades de defesa.

Algumas vezes, na literatura não especializada encontra-se a ideia de que a transpiração teria o papel de eliminar toxinas: na verdade, a principal função da transpiração é o controle de temperatura, sendo que as rotas de eliminação de toxinas são o processamento no fígado e nos rins e a eliminação pela urina e pelas fezes.

A crença de que a transpiração tem o papel de desintoxicação provavelmente se originou pela liberação de substâncias odoríferas através da pele, por exemplo, quando quantidades excessivas de alho ou antibióticos são ingeridas, ou ainda pelos odores observados em algumas patologias (D'Amico, et al., 2008, pp. 226-236) que provocam alteração das secreções e da flora cutânea. Esses materiais possuem muitas vezes limiares de odor muito baixos, isto é, as concentrações muito baixas são percebidas e o fato de se perceber seu odor não significa que quantidades significativas são liberadas. Ainda que sensorialmente esse efeito pareça importante, em termos de porcentual na eliminação dessas toxinas, não tem efeito significativo.

É importante salientar ainda que o uso de desodorantes antiperspirantes não interfere na transpiração total do organismo, não tendo impacto sobre o controle de temperatura nem sobre a eliminação de toxinas.

A PELE DAS AXILAS

A axila é uma região fisiologicamente única, quando comparada a outras áreas do corpo, pois possui os três tipos de glândulas: écrinas, apócrinas e sebáceas. A sudorese axilar é ocasionada pelo estímulo das glândulas apócrinas (adrenérgico) e apoécrinas presentes na região, que contribuem significativamente com o volume de suor produzido pelo estímulo colinérgico, porém elas respondem também aos estímulos écrinos. Atribui-se como uma das principais funções do suor apócrino a comunicação química, as substâncias liberadas (triglicérides e esteróis) exercem o papel de feromônios, ou seja, moléculas de comunicação química. A sudorese emocional axilar não se desenvolve antes da adolescência, quando ocorre o disparo das glândulas apócrinas e apoécrinas.

Não há diferença significativa entre os valores de pH das axilas de homens e mulheres, porém há diferença de pH entre as regiões da fossa (não pilificada, pobre em glândulas apócrinas) da axila e a região da abóbada (pilificada), observando-se que na abóbada o pH é mais elevado em cerca de 0,5 unidades de pH (média de 5,8 na abóbada e 5,2 na região da fossa). A diferença de pH nas duas regiões é atribuída ao maior fluxo de suor na abóbada, que leva a uma menor taxa de reabsorção do bicarbonato e, consequentemente, a uma maior liberação do CO_2 e aumento do pH. Na região com taxa mais lenta, parte do bicarbonato liberado pela secreção écrina é reabsorvida, mantendo o tamponamento da superfície.

Durante a tarde, a produção de suor nas axilas é maior que pela manhã, o que faz com que haja uma alteração do pH, que se torna mais alcalino (cerca de 0,3 unidades) no entardecer; porém, deve-se salientar que o uso de desodorantes alcoólicos ou sabonetes, ainda que alcalinos, não interfere significativamente no pH da axila.

GLÂNDULAS SUDORÍPARAS ÉCRINAS

Decorrentes de um desenvolvimento especializado da epiderme que ocorre do terceiro ao quinto mês de gestação. Sua principal função é o controle de temperatura quando o corpo é exposto a calor excessivo ou atividade intensa.

São encontradas em todo o corpo (principalmente nas palmas, nas solas, nas axilas e na testa), com exceção das mucosas.

Histologicamente, compõem-se de quatro subunidades (ver figura 10, p. 51):
- glândula secretória enovelada altamente vascularizada;
- ducto dermal enovelado;
- ducto dermal estendido;
- ducto intraepidérmico enovelado.

O funcionamento das glândulas sudoríparas écrinas está sob o controle do sistema nervoso colinérgico simpático pós-gangliolítico, e sua atividade é estimulada por funções térmicas (controladas pelo hipotálamo), mentais (sistema límbico) e gustatórias (sistema nervoso central).

A secreção das glândulas sudoríparas écrinas é basicamente uma solução hipotônica, que, além de água, contém sódio, cloreto, potássio, ureia e lactato. Essa secreção não provoca alteração de odor da pele.

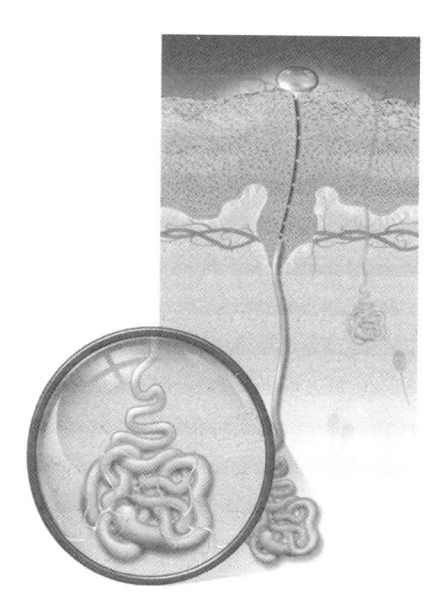

Figura 10. Glândula sudorípara écrina.

Essa glândula é composta por uma parte secretória e um ducto secretório. A parte secretória é enovelada e localiza-se abaixo da derme, no tecido subcutâneo. A porção secretória transforma-se então em um ducto que se dirige à superfície, seguindo um curso espiral através da derme.

Fonte: Cognis Deutschland GmbH & Co KG, Skin Care Forum, 25ª edição. Disponível em http://www.skin-care-forum.basf.com/.

GLÂNDULAS SUDORÍPARAS APÓCRINAS

Predominantemente localizadas nas regiões axilares e anogenital, as glândulas sudoríparas apócrinas são também encontradas na orelha externa (glândulas ceruminosas), nas pálpebras (glândulas de Moll) e nas auréolas mamárias. Derivam da epiderme, desenvolvendo-se como um apêndice (Skin Care Forum, 2001).

Ainda que no homem seu papel não esteja perfeitamente definido, nos mamíferos em geral a principal função das glândulas sudoríparas apócrinas é a atração sexual em consequência da produção de substâncias odoríferas.

As glândulas apócrinas são compostas por um complexo sistema secretório localizado na hipoderme e uma ligação tubular com o folículo sebáceo acima do ducto sebáceo. Produzem pequenas quantidades de líquido leitoso em intervalos de tempo longos.

O controle do seu funcionamento é incerto, mas sabe-se que elas contêm inervações do sistema simpático adrenérgico e sua secreção é estimulada por excitação ou medo. As glândulas apócrinas produzem os precursores do odor, triglicérides e esteróis, que são inodoros originalmente, mas que na superfície são convertidos a moléculas odoríferas menores pelas bactérias, sendo esse processo conhecido como osmidrose axilar (ver figura 11).

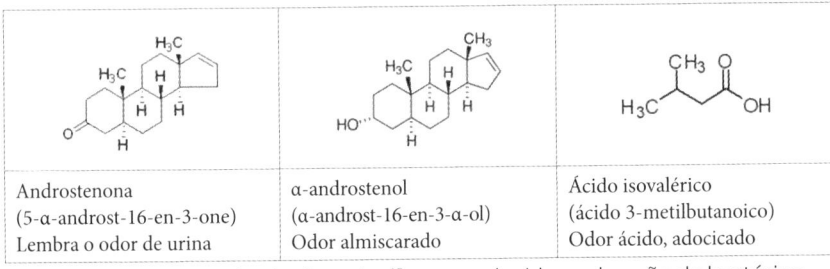

Androstenona (5-α-androst-16-en-3-one) Lembra o odor de urina	α-androstenol (α-androst-16-en-3-α-ol) Odor almiscarado	Ácido isovalérico (ácido 3-metilbutanoico) Odor ácido, adocicado

Figura 11. Principais substâncias odoríferas produzidas pela ação de bactérias sobre o suor apócrino.

Fonte: ASTM E1207-09, "Standard Practice for the Sensory Evaluation of Axillary Deodorancy". Em ASTM International, West Conshohoken, PA, 2006, DOI: 10.1520/E1207-09. Disponível em http://www.astm.org.

GLÂNDULAS SUDORÍPARAS APOÉCRINAS

As glândulas sudoríparas apoécrinas são glândulas écrinas que recebem enervação adrenérgica, respondendo a impulsos de origem emocional, e não somente a alterações de temperatura corpórea. Tipicamente, localizam-se nas palmas das mãos, nas solas dos pés e na testa.

MELANÓCITOS E PIGMENTAÇÃO CUTÂNEA

Os melanócitos são células dendríticas que se originam a partir da crista neuronal, localizam-se na epiderme e na derme e representam cerca de 5% a 10% das células da epiderme. Algumas regiões, como a geniana, apresentam maior proporção entre melanócitos e queratinócitos (cerca de ¼); em outras regiões, essa proporção é significantemente menor (¹⁄₁₀).

Sua função é a produção de melanina, substância responsável pela coloração da pele e dos cabelos, cuja biossíntese ocorre em subunidades celulares denominadas melanossomas, tendo como principal precursor a L-tirosina (Raper, 1928, pp. 245-282).

MELANOSSOMAS

A pigmentação ocorre por meio de uma série de eventos que envolvem os melanócitos e queratinócitos adjacentes, não havendo evidências de diferentes processos na pele e nos cabelos (ver figura 12, p. 54).

No primeiro estágio, ocorre a organização da matriz dos melanócitos para a criação dos melanossomas, envolvendo interações entre o retículo endoplasmático (RE) e o complexo de Golgi (C). Nessa etapa, ocorre a transcrição das enzimas da melanogênese e a formação das vesículas que comporão os melanossomas. A seguir, no segundo estágio, forma-se uma matriz fibrilar que contém as formas inativas das enzimas relacionadas da melanogênese e, no terceiro estágio, inicia-se a síntese de eumelanina com a ativação da tirosinase e outras enzimas (no caso da feomelanina, a sua produção já é

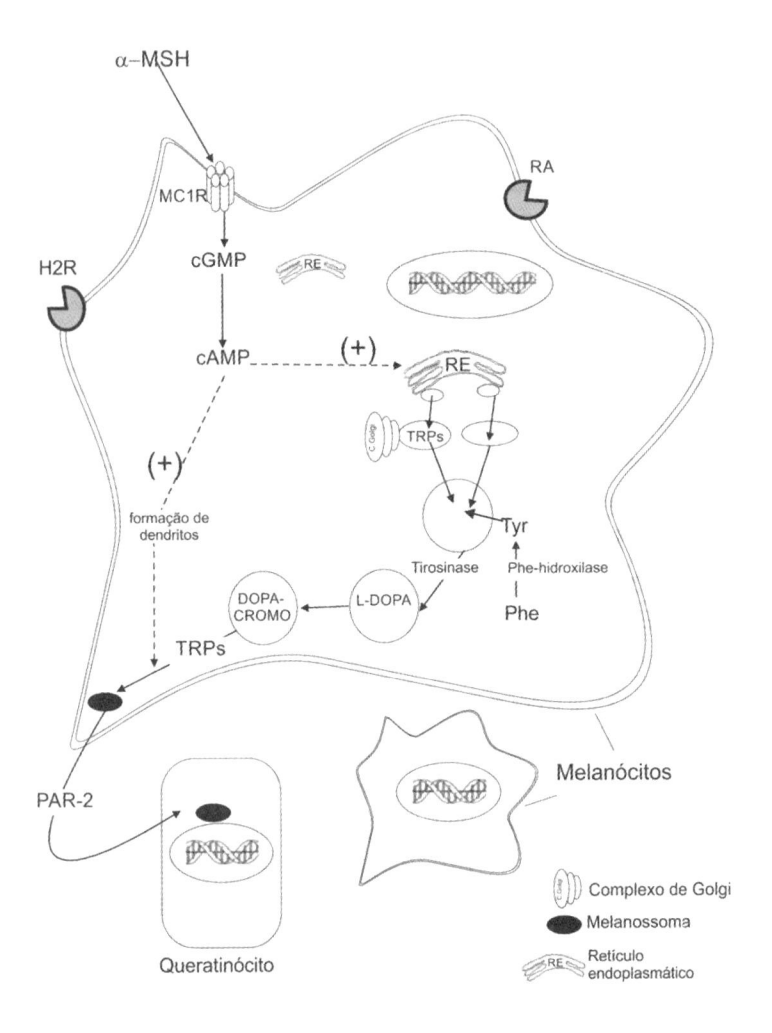

Figura 12. Melanogênese.

Após a ativação do receptor MC1R, há a liberação de cGMP que ativa o AMP. O cAMP estimula o retículo endoplasmático, que dá início à produção dos melanossomas. Através do complexo de Golgi são incorporadas ao melanossoma as enzimas necessárias ao processo TRPs, que iniciam as transformações sobre a tirosina. No fim do processo, o melanossoma é transferido para o queratinócito.

MSH: hormônio estimulador de melanócitos; PAR-2: receptores protease ativados tipo 2.

observada a partir do segundo estágio). No quarto estágio, os melanossomas estão maduros, isto é, encontram-se repletos de melanina. A partir de então, por meio de um transporte ativo, os melanossomas são transportados para os queratinócitos e por eles fagocitados pelos receptores protease-ativados 2 (PAR-2) nos queratinócitos (ver figura 12, p. 54).

Aparentemente, esse seria um processo relativamente simples. Porém, a melanogênese é um processo multirregulado, que tem influência de diversas moléculas que atuam em várias etapas, desde a transcrição das enzimas da melanogênese, como tirosinase e proteínas relacionadas à tirosinase (TRPs), até os processos de dendritificação e transferência dos melanossomas para os queratinócitos.

MELANINAS

O principal precursor na rota biossintética da melanina é a L-tirosina, um aminoácido não essencial obtido do meio extracelular ou produzido no citosol pela hidroxilação da L-fenilalanina (ver figura 13, p. 56). A L-tirosina presente no citosol é então transportada para dentro dos melanossomas, iniciando-se a melanogênese.

A tirosina é convertida a L-Dopa por um processo catalisado tanto pela tirosina hidroxilase como pela tirosinase (principal enzima envolvida) e que se constitui na etapa determinante da velocidade do processo. Uma vez formada a L-Dopa, as demais etapas que são reações de oxidorredução e rearranjos intermoleculares podem ocorrer espontaneamente em função das condições do ambiente intracelular.

Na pele e nos cabelos humanos, há dois tipos básicos de melanina: a eumelanina e a feomelanina, além das melaninas mistas compostas de frações de ambas. As diferentes tonalidades de pele observadas entre os tipos étnicos são fruto da variação entre as proporções relativas desses pigmentos: maior concentração de eumelanina nos indivíduos de pele mais escura e cabelos negros ou castanhos, e maior concentração de feomelanina em pessoas ruivas ou loiras (Scott *et al.*, 2001).

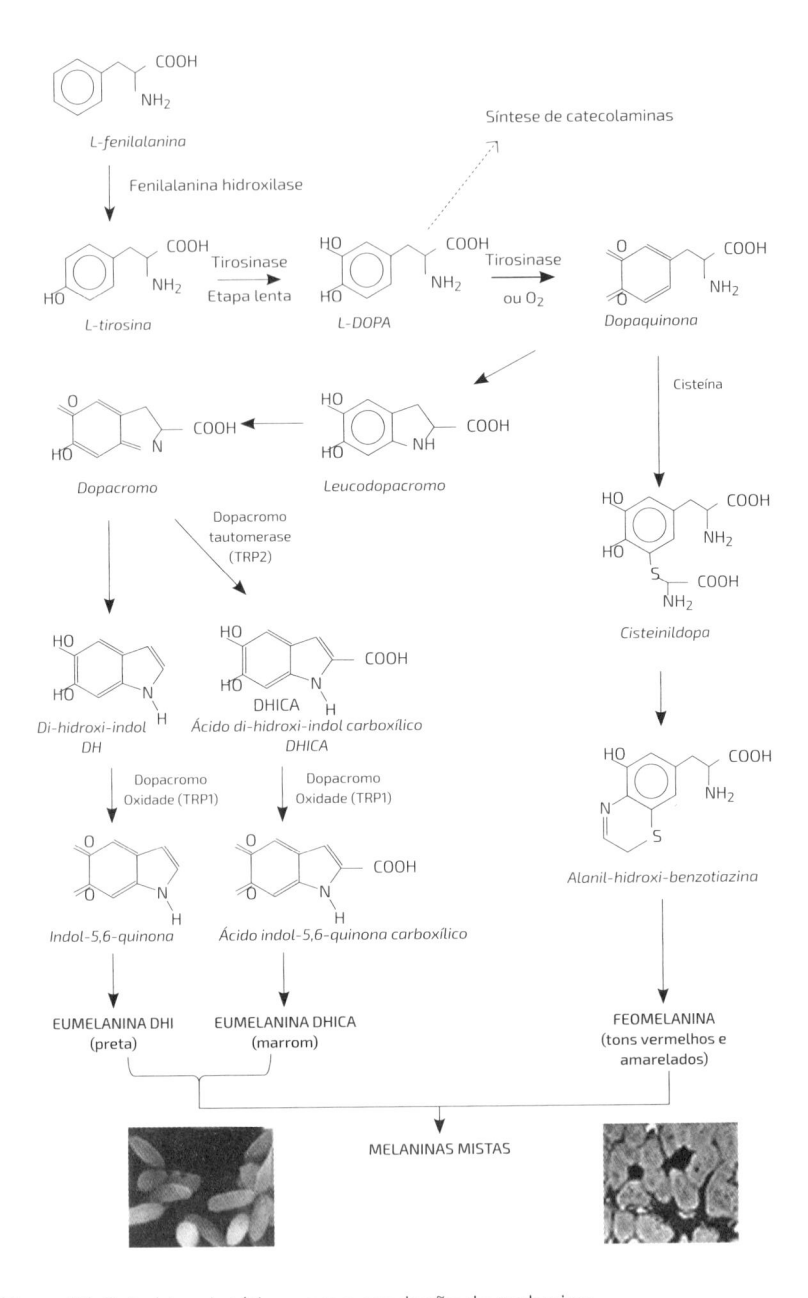

Figura 13. Rota biossintética para a produção da melanina.

As eumelaninas, que apresentam tonalidades do marrom ao preto, são biopolímeros nitrogenados polimorfos, predominantemente copolímeros de ácido dihidroxi-indol carboxílico (DHICA) e dihidroxi-indol (DHI). São insolúveis na maioria dos solventes e fortemente associadas a proteínas por meio de ligações covalentes. Por apresentarem uma subunidade semiquinona, participam efetivamente de reações redox tanto com atividades oxidantes como redutoras, interagindo com espécies reativas de oxigênio, radicais livres e outros sistemas químicos de oxidorredução (Slominski *et al.*, 2004, pp. 1.155-1.228).

Assim, as eumelaninas protegem as células basais da epiderme dos efeitos nocivos da radiação UV e, por isso, os indivíduos com menor capacidade de produção de melanina são mais propensos a queimaduras solares e à manifestação de câncer de pele.

Já as feomelaninas, que apresentam tonalidades do amarelo ao vermelho, são fotolábeis, isto é, passam por uma degradação quando expostas à radiação UV, sendo seus produtos de fotólise espécies reativas de oxigênio (radical ânion superóxido, peróxido de hidrogênio e radical hidroxila), intensificando os efeitos deletérios da radiação (Parvez *et al.*, 2007, pp. 805-816).

Os melanossomas são especializados, havendo os produtores de eumelanina e os de feomelanina. Os produtores de eumelanina são elipsoides, eletronicamente densos e com uma intensa matriz fibrilar, e os produtores de feomelanina são menores, de formato irregular e pobremente fibrilados, apresentando em geral um depósito irregular de melanina. Os dois tipos de melanossomas podem coexistir no mesmo melanócito, porém cada melanossoma executa apenas uma única via sintética.

A biossíntese da melanina acontece nos melanossomas, iniciada pela ação da tirosinase sobre a tirosina, produzindo Dopa. Essa etapa é considerada a fase lenta do processo, dependendo ativamente da ação da tirosinase, sendo que a conversão de Dopa a dopaquinona pode ocorrer tanto pela ação da tirosinase como pela oxidação não enzimática. A partir da dopaquinona pode haver condensação com cisteína, formando cisteinildopa e produzindo feomelanina, ou pode haver ciclização, que forma leucodopacromo, que levará à produção de eumelaninas.

REGULAÇÃO DA MELANOGÊNESE

O primeiro modulador importante na síntese de melanina é a própria radiação solar. O bronzeado que resulta da exposição solar é decorrência da ação direta da luz solar sobre a pele. Ao incidirem sobre a pele, os raios UV atingem os queratinócitos e melanócitos. Nos melanócitos é ativada a síntese do retículo endoplasmático, que estimula a produção dos receptores MC1R, potencializando a sinalização do MSH. Além disso, também estimulam a liberação de MSH e histamina pelos queratinócitos, que por sua vez estimulam a síntese de melanina. Paralelamente, ocorre a liberação de fator de crescimento de queratinócitos (KFG), que estimula o crescimento dos queratinócitos, mas também ativa a tirosinase e ocorre a transferência de melanossomas pela PAR-2 para os queratinócitos (ver figura 14, p. 59).

Porém, não apenas o efeito benéfico do bronzeamento é percebido nos melanócitos após a exposição à radiação UV. Podem haver também indução de quadro inflamatório e lesões no DNA, tanto nos melanócitos como nos queratinócitos, levando à liberação de citocinas. Acredita-se que, por causa do acúmulo de ação tóxica dessas citocinas sobre os melanócitos, ocorram os processos de discromias observados nas áreas expostas (ver capítulo "A luz solar e a pele").

Além da radiação UV, modulador mais conhecido da melanogênese, diversos outros fatores já foram identificados como participantes ativos desse processo. A figura 15, na p. 60, apresenta um breve resumo dos principais fatores de regulação da melanogênese.

A produção de cAMP é um fator crítico no processo, e o estímulo da melanogênese é uma consequência dos processos que aumentam a concentração intracelular de cAMP, como ativação da adenilato ciclase, inibição da fosfodiesterase e transporte transmembrana de cAMP modificado. O cAMP ativa a melanogênese por meio das seguintes atividades:

- ativação de proteína quinase A (PKA), ativador da fenilalanina hidroxilase e da tirosina hidroxilase;
- inibição da via do fosfatidilinositol 3-quinase, que inibe a melanogênese.

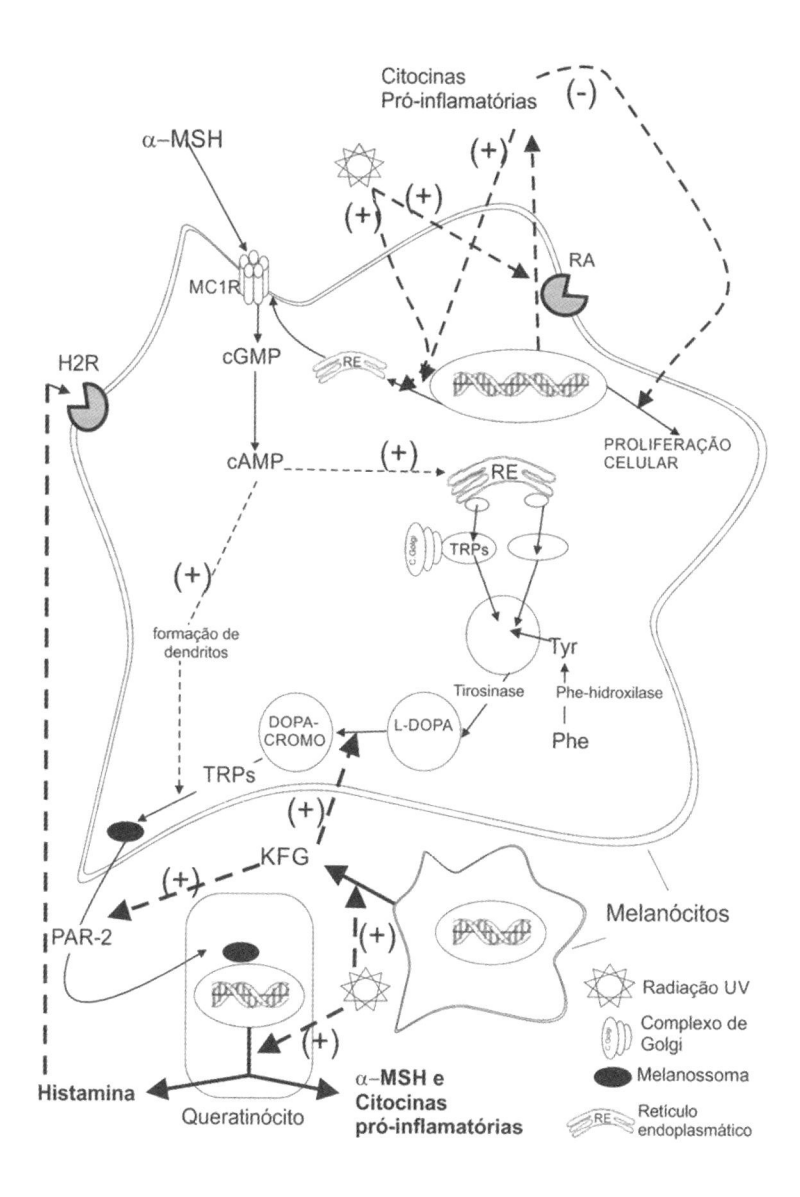

Figura 14. Efeitos da radiação UV sobre a melanogênese.

A radiação UV estimula a síntese de α-MSH, histamina e citocinas pró-inflamatórias MSH: hormônio estimulador de melanócitos; PAR-2: receptores protease-ativados tipo 2. KFG: fator de crescimento de queratinócitos.

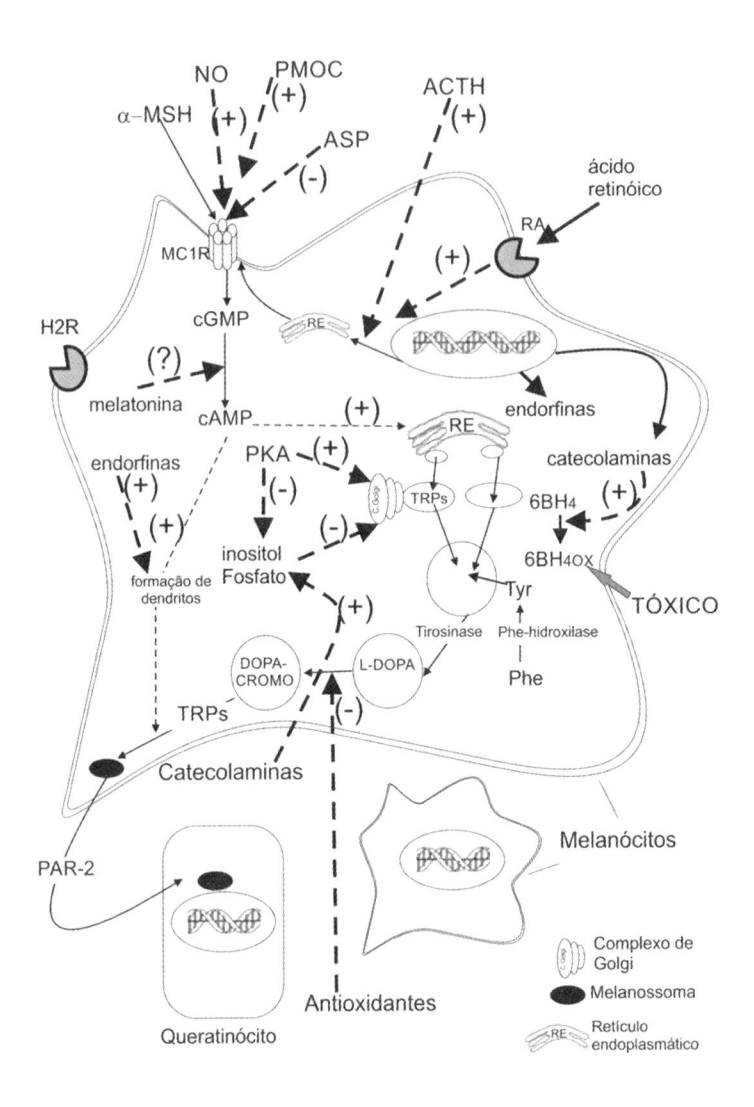

Figura 15. Processos de controle da melanogênese.

Observam-se alguns dos processos envolvidos na regulação da melanogênese (linhas cheias), assim como os moduladores desses processos (linhas tracejadas) que podem atuar tanto na sua ativação (+) como na sua inibição (-), conforme detalhado no quadro 5. RE: retículo endoplasmático; G: complexo de Golgi; CAT: catecolaminas; PKA: fosfoquinase A; ASP: molécula sinalizadora parácrina; POMC: pró-opionamelanocortina; ACTH: hormônio adrenocorticotrófico; MSH: hormônio estimulador de melanócitos; PAR-2: receptores protease-ativados tipo 2.

A ativação da via do cAMP dá-se pela ativação do receptor de melanocortinas 1 (MC1R), acoplado à proteína G, e pela ativação de cGMP, que ativa a cascata do cAMP. As principais moléculas reguladoras desse processo são as pró-opionamelanocortinas, classe de substâncias que compreende os hormônios estimulantes de melanina (α-MSH e β-MSH), hormônios peptídicos homólogos ao hormônio adrenocorticotrófico (ACTH) e o próprio ACTH (Parvey & Gabrielli, 2002, pp. 875-880).

Outro sinalizador intracelular que induz a síntese de melanina é a proteína quinase C (PKC), observando-se que substâncias que induzem a formação de PKC, como o diacilglicerol, estimulam a melanogênese.

O β-MSH estimula ainda a atividade da tirosinase, enquanto o α-MSH estimula a dendricidade dos melanócitos, protegendo-os contra o estresse oxidativo e induzindo a atividade de tirosinase; ambos aumentam a produção de melanina, preferencialmente a eumelanina (Hartmann *et al.*, 2004, pp. 89-107).

Os melanócitos da pele humana apresentam também receptores hormonais de melatonina, serotonina, dopamina e acetilcolina, que são produzidas na própria pele. Embora esses hormônios apresentem um efeito antagonista à melanogênese, o seu mecanismo de inibição da melanogênese na pele humana ainda é incerto.

Os melanócitos exercem ainda um papel na resposta inflamatória que é mediado por diferentes componentes da cascata do complemento. Diversos eicosanoides, como tromboxana B2, prostaglandinas PGD2 e PGE2 e leucotrienos LTB4 e LTC4, aumentam a pigmentação cutânea, observando-se aumento da atividade celular e dendritos nos melanócitos quando expostos a essas substâncias. Moléculas como as citocinas (IL-1, IL-6, TNF-α, INF-γ), produzidas na resposta inflamatória tanto por queratinócitos como pelos próprios melanócitos, regulam negativamente a melanogênese, atuando sobre a expressão de receptores, a atividade de tirosinase e a proliferação dos melanócitos. Outros compostos, como o ácido retinoico e os glucocorticoides, também são capazes de interferir em diferentes etapas do processo, desde a maturação dos melanócitos até a sua proliferação e atividade, sendo utilizados em alguns casos para o controle de discromias (ver quadro 5, p. 62).

A molécula sinalizadora parácrina (*agouti signaling protein* – ASP) é produzida localmente e determina o tipo de melanina a ser sintetizada. A ASP favorece a síntese de feomelanina e atua como antagonista das melanocortinas, por meio da inibição (competitiva ou não competitiva) do MC1R.

A modulação negativa também é exercida pela melatonina, havendo ainda fortes indícios de inibição pela acetilcolina, dopamina e serotonina.

Enfim, a regulação e o ajuste fino da melanogênese são realizados por uma infinidade de processos e fatores moleculares, que podem ser produzidos internamente, exercendo controle intrácrino, mas que também podem exercer seus efeitos por meio de receptores nos melanócitos após serem liberados por outras células, como neurônios, queratinócitos e fibroblastos. Porém o controle mais importante da melanogênese é exercido pela ativação do MC1R, praticado pelas melanocortinas e ACTH. A regulação positiva desse processo é realizada por diversos sistemas, como o hormonal (epinefrina, norepinefrina) e o imunológico (citocinas pró-inflamatórias), e, também, por fatores nutricionais (L-fenilalanina, L-tirosina e L-Dopa), que podem agir como substrato ou como reguladores do processo. De forma semelhante, a regulação negativa é exercida por hormônios (melatonina, serotonina e acetilcolina), substâncias liberadas pelo sistema imunológico (IL-1, IL-6, TNF-α, INF-γ), havendo substâncias que podem atuar positiva e negativamente como os retinoides e os glucocorticoides.

Quadro 5. Principais substâncias envolvidas na regulação da melanogênese

Substância	Observação
α-MSH	Ativa MC1R.
β-MSH	Controla a pigmentação da pele por meio do MC1R.
Hormônio inibidor da liberação de MSH	Produzido no hipotálamo, é fruto da degradação enzimática da ocitocina. Inibe a liberação de α-MSH.
Flavanoides (kaempferol, quercetina)	Antioxidantes, inibem a conversão espontânea de L-Dopa.
(6R)-L-erythro-5,6,7,8--tetra-hidropteridinea (6BH4)	Cofator necessário para a atividade de fenilalanina. Hidroxilase. Inibidor alostérico da tirosinase. Em presença de UVB, degrada-se ou complexa-se com α-MSH, ativando a tirosinase.

(cont.)

Substância	Observação
Peroxidases	Promovem a oxidação de DHI e DHICA.
H_2O_2	Inibidor de tirosinase.
cAMP	Ativa a rota da proteína quinase A.
Proteína quinase A	Ativa a melanogênese.
Proteína quinase B	Ativa a melanogênese.
NO	Ativa receptores MC1R.
Catecolaminas (CAT)	Ativam via do inositol fosfato, inibindo melanogênese Promovem a oxidação de 6BH4, gerando produto tóxico para melanócito e inibindo a ação da fenilalanina. Hidroxilase. Catalisam oxidação de L-Dopa.
Histamina	Ativa a melanogênese via receptor específico.
β-Endorfinas	Estimulam a formação de dendritos.
Ácido retinoico	Inibe a ação de MSH sobre MC1R.
Tirosina (Tyr)	Precursor na síntese de melanina. Ativa a produção de melanossomas. Ativa a translocação da tirosinase do complexo de Golgi para o melanossoma.
Radiação ultravioleta (UV)	Estimula a expressão gênica e a ativação de MC1R nos melanócitos. Estimula a produção e liberação de histamina pelos queratinócitos. Estimula a liberação de α-MSH pelos queratinócitos.
Citocinas (IL-1; IL-6)	Estimulam a expressão gênica e a ativação de MC1R. Inibem a atividade da tirosinase. Suspendem (temporariamente) a proliferação dos melanócitos.
Citocinas (INF-α; INF-γ)	Estimulam a expressão gênica e a ativação de MC1R. Suspendem (temporariamente) a proliferação dos melanócitos.
L-Dopa	Estimula a produção de proteínas relacionadas à melanogênese (tirosinase, TRP1 e TRP2).
L-Dopa fosforilada	Estimula a expressão gênica e atividade de MC1R.
Dímeros de pirimidina e fragmentos de DNA	Estimulam a melanogênese.
Espécies reativas de oxigênio	Catalisam a oxidação de L-Dopa.
Molécula sinalizadora parácrina (ASP)	Inibição competitiva e não competitiva do MC1R.
Receptores protease--ativados (PAR-2)	Intermediam a entrada do melanossoma no queratinócito.

DISCROMIAS, NEVOS E MELANOMAS

O termo discromia refere-se a alterações de pigmentação cutânea, que pode ser uma redução da pigmentação (hipocromia) ou um aumento local de pigmentação (hipercromia).

HIPOCROMIAS

No caso da hipopigmentação (ver quadro 6), pode-se ter essencialmente dois distintos fenômenos ocorrendo: a redução no número de melanócitos, chamada desordem melanocitopênica, ou a redução da produção ou da distribuição de melanina, chamada desordem melanopênica.

Há poucas terapias realmente eficazes para os casos de hipocromias, como, por exemplo, o vitiligo. Nesse caso, a maior parte é baseada no uso de corticosteroides ou tracolimus e assemelhados ou tratamentos com imunosupressores, todos esses associados ou não à fototerapia. Além da baixa eficiência (cerca de 30% a 40% de recuperação, apenas), esses tratamentos apresentam eventos colaterais sérios, como a atrofia da pele e o surgimento de estrias na região, sendo a cirurgia para remoção das áreas afetadas uma opção recomendada em alguns casos. Porém, tratando-se de uma patologia autoimune, o aconselhamento responsável e fundamentado que evite a criação de falsas expectativas nos pacientes é uma das mais importantes recomendações (Taieb *et al.*, 2013, pp. 5-19).

Quadro 6. Hipocromias mais comuns

Tipo de desordem	*Desordens melanocitopênicas (diminuição dos melanócitos)*	*Desordens melanopênicas (redução na síntese de melanina)*
Congênita	• Piebaldismo, síndrome de Waardenburg. • Hipomelanose de Ito.	• Albinismo (albinismo oculocutâneo, síndrome de Hermansky-Pudlak e síndrome de Chediak-Higashi). • Fenilcetonuria. • *Nevus depigmentosus.*
Adquirida	• Vitiligo, hipomelanose gutata, halonevo, leucoderma induzido por drogas, leucoderma químico.	• Pós-inflamatória. • Leucoderma. • Doenças infecciosas.

HIPERCROMIAS

Para a hipercromia, há diferentes situações e oportunidades de abordagem, tanto cosméticas como farmacêuticas ou dermatológicas.

A pele apresenta sinais pigmentados denominados nevos melanocíticos (pintas e sardas), de formato estável e circunscritos na pele. O desenvolvimento desses nevos se dá por dois diferentes mecanismos: via edógena (originado a partir dos melanócitos dermais) e via exógena (originado a partir dos melanócitos epidermais).

Os nevos oriundos da via endógena são aqueles que se desenvolvem na infância, persistindo durante toda a vida, e revelam um padrão globular (pintas) quando analisados através de um dermatoscópio. As pintas pretas correspondem a aglomerados circunscritos de melanócitos ou melanina no estrato córneo, enquanto as marrons, a grupos de melanócitos na derme papilar ou na junção derme-epiderme.

Os nevos de origem epidermal desenvolvem-se essencialmente na adolescência, ocasionados por fatores exógenos como a exposição solar. Apresentam um ciclo de vida dinâmico, isto é, tendem a desaparecer com a idade se houver interrupção da exposição. Correspondem a um aumento de melanócitos na camada basal e têm um padrão de coloração reticular, com pequenos sinais difusos sobre uma área, como as sardas no rosto (Zalaudek, *et al.*, 2008, pp. 477-489).

Alterações observadas em nevos podem ser oriundas de processos de neoplasia malignos associados aos melanócitos, denominados melanomas ou câncer de pele melanômico. Nas fases iniciais, há hiperproliferação das células na junção derme-epiderme, ocorrendo proliferação dos melanócitos. Em estágios mais avançados, esses melanócitos atravessam a junção derme-epiderme, invadem a derme papilar, a derme reticular e a hipoderme e, frequentemente, metastatizam através da corrente sanguínea ou linfática, comprometendo principalmente linfonodos regionais, cérebro, fígado e pulmões (Bireme, s/d).

Embora o câncer de pele melanômico atinja apenas uma pequena proporção dos casos de câncer de pele (cerca de 5%) (Hospital A. C. Camargo, s/d), os melanomas são muito agressivos e graves, e a detecção nos estágios iniciais é essencial (ver quadro 7): quando detectados no estágio I, a chance de sobrevivência após cinco anos é de 91% a 95%; se forem detectados no estágio IV, esse valor cai para 7% a 19% (Infante, 2005, pp. 39-41). Critérios detalhados para avaliação, diagnóstico e terapêutica do melanoma são definidos na portaria 357, de 8 de abril de 2013, do Ministério da Saúde.

Quadro 7. Melanomas – estágios, características principais e prognósticos

Estágio		Características	Prognóstico máximo de sobrevivência após 5 anos	Região afetada
I	O	*In situ*	100%	Enfermidade localizada
	IA	≤ 1 mm	95%	
	IB	≤ 1 mm	90%	
II	IIA	Tumores entre 1 mm e 2 mm ulcerados, ou entre 2 mm e 4 mm não ulcerados	79%	
	IIB	Entre 2 mm e 4 mm ulcerados e maiores de 4 mm	67%	
III	IIIA	Tumores não ulcerados e presença entre 1 e 3 gânglios com micrometástase	67%	Enfermidade regional e ganglionar
	IIIB	Tumores ulcerados com micrometástase ou não ulcerados com macrometástase ganglionar ou não ulcerados com satelitose	53%	
	IIIC	Tumores ulcerados com macrometástase ganglionar e satelitose ou metástase em trânsito	26%	
IV		Presença de metástase a distância	7% a 19%	Metástase a distância

Fonte: M. C. Infante, "Melanoma: critérios diagnósticos". *Em Diagnóstico*, 44 (1), pp. 39-41.

Nem todas as hipercromias são melanomas.

O surgimento de manchas escuras e irregulares, na face ou no corpo (hiperpigmentação), pode ter diferentes etiologias que são usualmente determinadas com base na história e nos achados clínicos do paciente. A etiologia da hiperpigmentação pode incluir hiperpigmentação pós-inflamatória, drogas, agentes fotossensibilizantes, luz ultravioleta, ou ainda ser resultado de uma doença sistêmica. Entre as alterações sistêmicas mais comuns como causa de discromias estão a doença de Addison, doenças hepáticas e tumores da hipófise. A própria gestação também pode ser uma causa de alterações pigmentares cutâneas. Dessa forma, é essencial que antes de qualquer abordagem direta sobre a origem da lesão sua causa seja determinada e devidamente gerenciada.

A hiperpigmentação é tratada com a aplicação de agentes tópicos e/ou com tratamento a laser. O clareamento da pele pela aplicação de produtos tópicos ou mesmo com a aplicação de laser pode levar muito tempo e é essencial esclarecer o cliente sobre a necessidade de cuidado permanente: é possível reduzir as lesões e controlá-las, mas, se houver exposição solar intensa na área afetada, haverá reaparecimento da hiperpigmentação. Assim, evitar a exposição e usar fotoprotetores de elevado FPS são coadjuvantes essenciais nesse processo.

No gerenciamento das hipercromias, quando a sua etiologia está determinada e os agentes causadores estão devidamente controlados, podem-se empregar diferentes abordagens. A combinação de um ou mais mecanismos de ação facilitará o sucesso do tratamento, e, para tanto, podem-se selecionar diferentes ativos e procedimentos como os apresentados no quadro 8, p. 68.

Quadro 8. Ativos e processos empregados no clareamento cutâneo e na redução de hipercromias

Etapa	Pré-síntese***	Pré-síntese	Durante a síntese	Durante a síntese	Durante a síntese	Durante a síntese	Durante a síntese	Após a síntese da melanina	Após a síntese da melanina
Mecanismo ATIVO	Inibição de ativadores de MC1R	Inibição da formação da tirosinase	Inibição da glicosilação da tirosinase	Inibição da atividade da tirosinase	Inibição da atividade de peroxidase	Antioxidantes e sequestradores de radicais livres	Degradação da tiro-sinase	Inibição da transferência para o melanossoma	Aceleração da renovação celular, descamação
4-hidroxianisol				X					
Ácido ascórbico e derivados (VC-IP, VC-PMG)						X			
Ácido azelaico*		X		X		X			
Ácido cumárico Transcinamaldeído Kaempferol Captopril				X					
Ácido elágico e derivados				X					
Ácido fítico				X		X			
Ácido kójico				X					
Ácido linoleico							X		X
Ácido metoxicinâmico (2, 3 ou 4)				X					
Ácido retinoico*		X					X		X
Ácido α-linolênico									

(cont.)

Etapa	Pré-síntese***	Durante a síntese	Após a síntese da melanina
α-hidróxiácidos (acido lático, ácido glicólico)			X
Aloezina (presente em extratos de *Aloe vera*)		X	
Arbutim		X	
Benzaldeído 4-substituído		X	
Ceramida C2	X		
Citral p-hidroxi-benzaldeído		X	
Corticosteroides*	X	X	
Fenóis e catecóis**		X	X
Fotoproteção	X		X
Genisteína, extrato de soja			
Gentisato		X	
Glabratin (licorice)	X	X	
Hidrocumarinas		X	
Hidroquinona		X	

(cont.)

Etapa	Pré-síntese***	Durante a síntese	Após a síntese da melanina
Inibidores de serinaprotease			X
Lactatos	X		
Lecitinas e neoglicoproteínas			X
Methimazol*		X	
Niacinamida			X
Oxi-resveratrol		X	
Panteteína S-sulfonato de cálcio		X	
Peeling mecânico			X
Peeling químico			X
Resorcinol 4-substituído		X	
Resveratrol		X	
α-tocoferol		X	

* Ingredientes proibidos em cosméticos, de uso exclusivo como medicamentos.
** Alguns fenóis e catecóis são proibidos em cosméticos.
*** Fases I e II de desenvolvimento dos melanossomas.

FOTOTIPOS

Com base na coloração da pele, na capacidade de desenvolver bronzeado e na sensibilidade à radiação solar, as pessoas podem ser classificadas em diferentes fototipos (ver quadro 9), havendo estreita correlação entre o fototipo e a predisponibilidade ao câncer de pele (Halle-Hallev, 2001, pp. 101-120).

Quadro 9. Fototipos e respostas à exposição solar

Fototipo	Cor do cabelo	Tonalidade da tez	Sardas	Eritema	Bronzeado
0	Branca	Albina	Não	Constante	Não
I	Vermelha	Creme	Muitas	Constante	Não
II	Loira	Clara	Muitas	Constante	Muito leve
III a	Loira	Clara	Algumas	Frequente	Leve a escuro
III b	Castanho-clara	Média	Algumas	Frequente	Leve a escuro
IV	Castanha	Média	Não	Raro	Escuro
V	Castanha	Média	Não	Excepcional	Muito escuro
VI	Negra	Negra	Não	Não	Negro

Fonte: Cf. J. P. Cesarini, *apud* D. J. M. Marvy et al., *Photochemistry and Photobiology*, 71 (4), 2000, pp. 466-469.

Não há diferenças no número de melanócitos entre as peles negra e branca, mas sim em sua forma, tamanho e atividade; o mesmo ocorre no padrão de arranjo dos melanossomas nos queratinócitos. Cada melanócito fornece melanossomas contendo melanina a cerca de 36 queratinócitos, e a quantidade e o arranjo da melanina fornecida determinam a pigmentação da pele. Na pele negra, os melanócitos são maiores, mais dendríticos e contêm mais melanossomas, aumentando a quantidade de melanina disponibilizada para os queratinócitos. Há também uma diferença no arranjo dos melanossomas: nas peles mais escuras, eles estão distribuídos isoladamente dentro do citosol dos queratinócitos, predominantemente ao redor do núcleo, e nas peles mais claras encontram-se aglomerados em clusters contendo de dois a oito melanossomas, ligados às membranas supranucleares também localizadas no citosol dos queratinócitos, em sua maior parte ao redor do núcleo.

À medida que ocorre a diferenciação celular e estratificação, os melanossomas são degradados, de forma que nos corneócitos das peles mais claras eles não são observados. Porém os melanossomas isolados não são tão facilmente degradados, sendo encontrados em grandes quantidades no estrato granuloso e nos corneócitos das peles mais escuras. Em peles com padrões intermediários de tonalidade, como, por exemplo, nos indivíduos asiáticos, observa-se uma mistura dos dois tipos de arranjo, e, quanto maior a porcentagem de melanossomas isolados, mais escura é a tonalidade da pele do indivíduo (Thong *et al.*, 2003, pp. 498-505).

É importante observar que a melanina está envolvida também na termorregulação e no controle da síntese de vitamina D3, acreditando-se ser essa uma das razões pelas quais a epiderme feminina adulta é menos melanizada que a masculina: em decorrência da gestação e da lactação, a mulher tem uma maior absorção do cálcio intestinal, demandando maior quantidade de vitamina D.

Em função da exposição à radiação UV, o organismo aumenta a atividade dos melanócitos, observando-se uma maior quantidade de melanina na pele e, consequentemente, seu escurecimento. Quando a pele é exposta à radiação UVA, nota-se um bronzeado imediato e de curta duração; já em relação à UVB, a resposta é mais lenta, aparecendo cerca de 16 a 24 horas após a exposição, podendo persistir por vários dias. Porém, o bronzeado obtido após a exposição solar confere apenas uma reduzida fotoproteção (uma a duas unidades). Acredita-se atualmente que o bronzeamento já representa uma resposta ao estresse.

CABELOS E FOLÍCULOS

Os cabelos e pelos do corpo se originam em estruturas denominadas folículos, os quais estão distribuídos por toda a superfície do organismo, exceto na pele glabra (palmas das mãos e solas dos pés). O folículo capilar se desenvolve com um crescimento oblíquo ou curvado de células epidermais dentro da derme ou hipoderme, sendo canalizado para formar uma estrutura relativamente imóvel da raiz (ver figura 16, p. 74).

Em média, o ser humano possui de 100 mil a 150 mil folículos distribuídos irregularmente no organismo, responsáveis pela produção de diferentes tipos de fios:

- folículos de pelos terminais: produzem cabelos e barbas e possuem glândulas sebáceas médias ou grandes;
- folículos de velos: presentes no restante do organismo, exceto nas regiões cobertas com a pele glabra, possuem pelos finos e pequenos, com glândulas sebáceas também pequenas, quando presentes;
- folículos sebáceos: com pelos muito pequenos que não chegam à superfície e glândulas multiglobulares.

A densidade de folículos varia ao longo da vida, porém, quando nascemos, o seu número total já está determinado. Conforme nos desenvolvemos, com o crescimento da cabeça, há uma diminuição da densidade de fios, mas o seu número total permanece aproximadamente inalterado. Os bebês apresentam em média 1.100 folículos/m^2 na cabeça, ao passo que nos adultos esse número cai para cerca de 600 folículos/m^2 em adultos jovens e de 250 a 500 folículos/m^2 nos adultos entre 30 e 50 anos, devendo-se notar que há grandes variações de indivíduo para indivíduo.

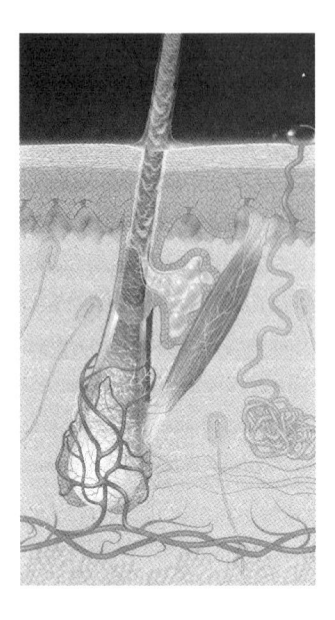

Figura 16. O folículo capilar e estruturas associadas.

O folículo piloso é um dos anexos da epiderme. Inserido na derme, é altamente vascularizado na região proliferativa (zona de divisão celular). Associadas ao folículo piloso estão as glândulas sebáceas que, através de canal sebáceo, secretam o sebo produzido para o orifício folicular, lubrificando o fio.

Fonte: Cognis Deutschland GmbH & Co KG, Skin Care Forum, 24ª edição. Disponível em http://www.skin-care--forum.basf.com.

Os folículos são permanentemente regenerados, passando ao longo da vida por cerca de vinte ciclos completos.

Os pelos são, antes de tudo, um órgão sensorial, sendo também uma proteção, como as sobrancelhas e os cílios, que protegem os olhos. Além disso, em algumas regiões pilificadas como a genitália e as axilas, auxiliam na comunicação química por meio do espalhamento das secreções das glândulas apócrinas, cujo funcionamento é discutido no capítulo "Axilas, glândulas sudoríparas e transpiração".

Ao longo de nossa vida, apresentamos diferentes tipos de pelos, e algumas unidades pilossebáceas transformam-se conforme as sinalizações hormonais recebidas.

A partir do terceiro mês de gestação, desenvolve-se o lanugo, um pelo fino e macio, que recobre todo o organismo do feto, apresentando taxa de crescimento uniforme. Esse lanugo normalmente desaparece cerca de quatro semanas antes do nascimento.

A partir de então, desenvolvem-se os velos e os pelos terminais.

Os velos são pelos curtos, com até 1 cm ou 2 cm de comprimento, possuem pouca ou nenhuma pigmentação e são oriundos de folículos que não estão associados a glândulas sebáceas (se estas estão presentes, são minúsculas). As unidades de folículos que produzem os velos não são alteradas com as taxas hormonais, produzindo o mesmo tipo de haste durante toda a vida.

Os pelos terminais são maiores, variando em comprimento, diâmetro e forma conforme a região do corpo e são associados a glândulas sebáceas. Alguns pelos terminais estão presentes desde o nosso nascimento, outros se desenvolvem a partir da adolescência em folículos que inicialmente produziam velos. De acordo com o aumento das taxas hormonais, eles passam a produzir pelos terminais, denominados pelos de características sexuais (ver quadro 25, p. 164).

Quando nascemos, apresentamos pelos terminais apenas no escalpo e nas sobrancelhas.

A densidade de fios terminais no escalpo ao nascer pode variar muito. Algumas crianças nascem praticamente sem fios terminais enquanto outras nascem com fios terminais longos e fortes.

Segundo a cultura popular, se durante uma gestação a mãe sofre de azias intensas, seu bebê deve nascer cabeludo. Curiosamente, um estudo conduzido no Johns Hopkins Hospital, em Baltimore, Maryland, nos Estados Unidos, verificou que há correlação entre o nível de azia da mãe durante a gestação e a quantidade de cabelos ao nascer, levando a crer que a crença popular pode ter fundamento. O grupo considera que prováveis alterações hormonais seriam responsáveis pelos dois efeitos simultâneos (Costigan *et al.*, 2006, pp. 311-314).

No escalpo, esses pelos muitas vezes apresentam um padrão de crescimento sincronizado, estando orientados da testa para a nuca. Com cerca de 2 a 3 meses de vida, ocorre o chamado eflúvio telógeno, no qual esses pelos terminais finos são perdidos de forma sincronizada, época em que se observam falhas e regiões quase sem pelos na cabeça. Inicia-se, a partir desse momento, o crescimento de cabelos com características mais parecidas com os cabelos de um adulto, apresentando um padrão de crescimento assíncrono (os fios nascem, desenvolvem-se e caem em épocas diferentes) e com um padrão de organização dos folículos em mosaico (quando formam-se os "redemoinhos" e a orientação dos folículos). Os fios que crescem nesse período, porém, podem ainda mudar de características, sendo comuns alterações como mudança na pigmentação e perdas de cachos.

Após esse período, que varia de um a dois anos, os cabelos e pelos estão desenvolvidos e passam a ter um padrão mais regular, observando-se apenas alterações mais significativas na sua pigmentação. Características como mosaico, espessura e forma são mantidas ao longo de toda a infância, até quando iniciamos a produção hormonal na adolescência, momento em que podem ocorrer alterações em alguns indivíduos.

A partir da adolescência, passamos a desenvolver os pelos de características sexuais primárias e secundárias, que são dependentes das taxas de hormônios androgênicos e estrogênicos. Durante toda a idade adulta, esses padrões serão mantidos em função de nossas características genéticas. Com o envelhecimento e as alterações hormonais, voltamos a apresentar mudanças, como a perda de cabelos, a conversão dos folículos a unidades produtoras de velos, tipicamente observada em muitos homens (alopecia androgenética) (Shum *et al.*, 2003, pp. 272-278), e o surgimento de alguns pelos terminais na face, presentes em algumas mulheres após a menopausa, ou mesmo o hirsutismo (Birch, 2006, pp. 85-89).

O FOLÍCULO CAPILAR

O folículo polissebáceo apresenta duas regiões definidas pelo nível de atividade celular e pelo estágio de desenvolvimento da haste: o infundíbulo e o folículo propriamente dito. O folículo abriga as zonas de divisão celular, ou bulbo, e de queratinização, nas quais a haste é formada (ver figura 17, p. 78) enquanto no infundíbulo ela não é mais alterada, sendo lubrificada pela secreção da glândula sebácea.

No folículo, observam-se oito camadas concêntricas: a medula, o córtex do fio, a cutícula do fio, uma nova cutícula (da bainha interna), a camada de Huxley, a camada de Henle, a camada companheira, que faz a fronteira entre as bainhas interna e externa, e a bainha externa, que reveste todo o folículo e é contígua à epiderme (Gu & Coulombe 2007, pp. 549-556).

Na região da bainha epitelial externa e nas regiões externas próximas, encontra-se a região do bulge que abriga células-tronco totipotentes, que formam as novas papilas, convertendo-se em queratinócitos, e os melanoblastos, que darão origem aos melanócitos da papila. No momento de formação da nova papila, também serão recrutados os melanoblastos, que fornecerão a coloração da haste. Essas mesmas células são capazes de, após danos extensivos na epiderme, auxiliar no seu processo de renovação.

No bulbo (zona de divisão celular), abaixo da linha de Auber, há células epiteliais que recobrem toda a papila. Os queratinócitos e os melanócitos apresentam intensa atividade, havendo uma divisão celular a cada 39 horas aproximadamente.

A matriz celular, na fase anágena (fase de crescimento), assim como as camadas mais internas da bainha epitelial associadas à camada de Henle, ao longo de todo o folículo, é rica em proteína MAP-2 (proteína associada aos microtúbulos 2). Essa proteína vem sendo associada a perturbações na camada de Henle, que levam à destruição do folículo e ao surgimento da alopecia (Hallman *et al.*, 2002, pp. 549-556).

A bainha do folículo é composta externamente por um tecido conjuntivo, rico em colágenos I e III, e por uma membrana basal composta por lamininas 1 e 5, colágeno IV, fibronectina e proteoglicanas. A camada mais externa da membrana basal, denominada membrana basal distal, tem aspecto vítreo e é revestida de inúmeros microvasos, comportando ainda a rede neural em torno do folículo. Essa membrana distal prolonga-se também na papila, responsabilizando-se pela chegada de nutrientes que alimentarão as células do bulbo.

A bainha epitelial interna é composta por queratinócitos em fase de estratificação, que formarão a cutícula. Essa bainha é rica em queratinas com pesos moleculares entre 45.525 Da e 52.246 Da, havendo mais de cinquenta tipos de queratinas ao longo do folículo e da haste (Gu & Coulombe, 2007, pp. 1.061-1.073).

Observam-se claras diferenças entre as estruturas dos folículos que darão origem a cabelos lisos, ondulados ou crespos (étnicos): enquanto o folículo que produz cabelos lisos tem uma estrutura linear e a bainha externa homogênea ao longo de qualquer seção transversal, os que produzem cabelos crespos apresentam um formato côncavo na região do bulbo e a bainha externa de espessura heterogênea, apresentando atividade proliferativa acima da linha de Auber. Também observam-se diferenças nas atividades enzimáticas ao longo da fibra que se iniciam mais cedo na face côncava do folículo (ver figura 18, p. 79) (Bernard, 2003, pp. 5.120-5.126).

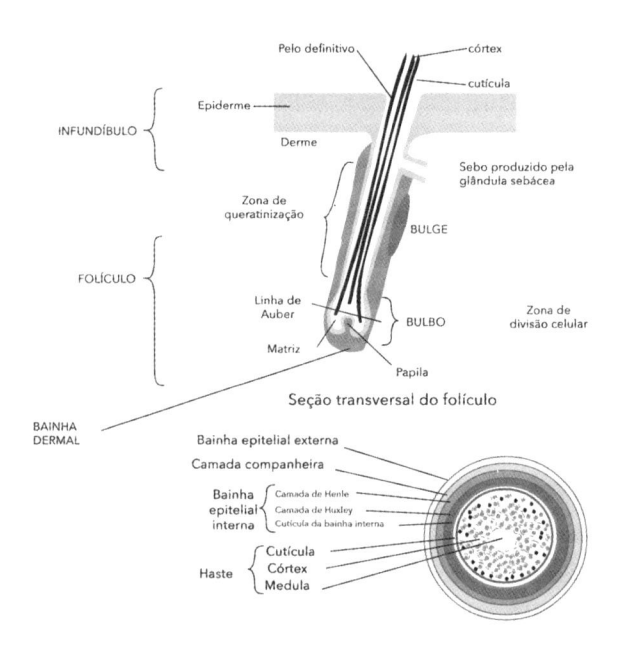

Figura 17. O folículo pilossebáceo.

Ilustração: Bruno Mazzilli

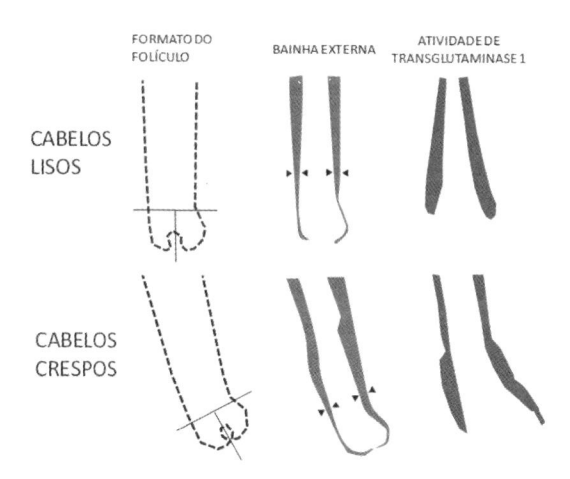

Figura 18. Diferenças anatômicas dos folículos.

Os folículos que dão origem aos diferentes fios de cabelo mostram suas diferenças já no bulbo, apresentando formato côncavo no cabelo étnico e linear nos cabelos lisos (asiáticos ou caucasianos).

Fonte: Baseada nos resultados apresentados por B. A. Bernard, "Hair shape of curly hair". Em *Journal of the American Academy of Dermatology*, vol. 48, 2003, pp. 5.120-5.126.

BAINHA DERMAL

A derme mantém uma estrutura específica, denominada bainha dermal, para dar suporte ao folículo e assegurar resistência mecânica e suporte à rede neuronal e à rede vascular em todo o folículo.

A bainha dermal é composta por duas regiões: um tecido conectivo, produzido pelos fibroblastos e composto principalmente de colágenos I e III, e uma membrana basal. A membrana basal é composta por laminina-1, colágeno IV, fibronectina e proteoglicanas, mas sua composição é heterogênea ao longo do folículo. A parte mais externa desse tecido é conhecida como membrana vítrea ou hialina e se estende da parte central à derme distal. Na parte inferior, encontra-se uma densa rede de microvasos que alimenta a papila que está quase totalmente embutida no epitélio da matriz da parte inferior do folículo. A papila tem formato oval e abriga fibroblastos no formato de agulhas. Rica em laminina-1, glicosaminoglicanas, fibronectina e pequenas fibras de colágeno esparsas, é um importante reservatório dos fatores de crescimento. Seu tamanho parece influenciar o crescimento do folículo, apresentando ainda algumas atividades enzimáticas específicas, como fosfatase alcalina e prostaglandina sintase-1 (Bernard, 2003, pp. 5.120-5.126).

O FIO DE CABELO (HASTE)

Os pelos são compostos por três regiões distintas e concêntricas: a medula (inconstante, composta por células que se liquefazem e desaparecem e são substituídas por bolhas de ar), o córtex e a cutícula.

Os fios de cabelo possuem geometrias elípticas com seção transversal e relação entre os diâmetros menor e maior variável conforme sua composição. A proporção aproximada varia entre 0,63 e 0,91, sendo o mais elíptico o cabelo étnico (afrodescendente) e o mais circular o cabelo oriental (Zviak & Dawber, 1986, pp. 1-44). Qualquer modificação química (a simples umidificação) pode resultar em alterações mecânicas, interferindo nas propriedades dos cabelos (ver quadro 10, p. 81) (Dawber & Agache, 2000, pp. 231-244).

O cabelo é uma fibra extremamente forte: a carga requerida para obter a quebra de uma fibra natural de um cabelo saudável varia entre 50 g e 100 g. Na média, o ponto de ruptura ocorre com uma carga de 120 MPa. A carga para ruptura do fio varia com a idade, atingindo o seu máximo por volta dos 20 anos, e, também, de acordo com o grupo étnico do indivíduo.

Os cabelos étnicos são os mais frágeis por causa da sua configuração altamente flexionada com um achatamento na região da dobra e muitas voltas reversas ao longo da fibra. As falhas prematuras são aumentadas pela fadiga torcional e tensionamento provocados por processos de embelezamento. Já o cabelo asiático é muito forte, independentemente do seu diâmetro.

O fio de cabelo, quando seco e em boas condições, contém aproximadamente 15% de água, o que contribui para mantê-lo flexível. Ao ser molhado, um fio com cutícula preservada pode absorver até 30% de seu peso em água, que será perdida novamente no processo de secagem. Um fio com cutícula danificada, porém, é capaz de absorver até 40% de seu peso em água.

Quadro 10. Propriedades físicas dos cabelos

Diâmetro do fio: 60 a 80 μm
Densidade *in vitro*: 2,32 kg/dm³ (62% de umidade relativa)
Resistividade elétrica: 10 GΩ/cm (cabelos secos)
Módulo de Young (30% de umidade relativa): 5.100 Kpa
Módulo de Young (85% de umidade relativa): 3.300 Kpa
Alongamento relativo no limite elástico (30% de umidade relativa): 1,02%
Alongamento relativo no limite elástico (85% de umidade relativa): 0,93%
Alongamento relativo na ruptura (30% de umidade relativa): 40%
Alongamento relativo na ruptura (85% de umidade relativa): 48%

Fonte: R. P. R. Dawber & P. Agache. "Follicules pileux et cheveux". Em P. Agache. *Physiologie de la peau et explorations fonctionnelles cutanées*. Coleção Explorations Fonctionnelles Humaines, vol. 6. Cachan: M. Bouchoucha/Médicales Internationales, 2000.

Em cabelos naturais caucasianos, a carga necessária para a quebra é proporcional ao diâmetro do fio naquela área (que varia ao longo do fio). Isso é explicado pela existência de medula em algumas regiões, menos resistentes ao estiramento e que aumentam o diâmetro do fio. Geralmente, esses cabelos comportam-se como uma corda reforçada.

Se, após um processo de deformação lenta que atinja apenas o início da fase plástica, o cabelo for imerso em água, mas a extensão for mantida, haverá diminuição da tensão. Durante a secagem, a tensão aumenta sem atingir os níveis iniciais. Relaxando-se o sistema até uma tensão nula, haverá contração parcial do fio, que terá um comprimento maior que o inicial, mas menor que aquele quando se promoveu a primeira deformação. Aos poucos, esse fio irá recobrando sua estrutura original e voltará à situação de antes da deformação, como ocorre nos processos de colocação de bobes ou modelagem com escovas (*brushing*).

CUTÍCULA

Dentro do folículo, a cutícula origina-se como uma estrutura celular em monocamada. As células dessa camada tornam-se cuboidais e então se achatam conforme ascendem pelo folículo. Ao mesmo tempo, inclinam-se para cima e, no estágio da queratinização completa, sobrepõem-se como telhas. No cabelo definitivo, análises de seções transversais mostram a cutícula como uma estrutura em multicamadas de células queratinizadas, responsáveis pela manutenção da estrutura da fibra (ver figura 19, p. 84).

Essas células alongadas em forma de escamas podem alcançar de seis a dez camadas. As bordas livres das células dirigem-se à extremidade do fio e, conforme são agredidas pelo ambiente, ressecam-se e desprendem-se, tornando o córtex desprotegido.

As células da cutícula contêm quatro tipos de queratina (Zahn, 2002, pp. 163-169). A camada superficial dessas células é recoberta por ácidos graxos, unidos por ligações tipo tioéster, compondo um manto lipídico que favorece a organização lamelar das células queratinizadas, conferindo impermeabilidade e minimizando a entrada ou a saída de substâncias presentes no córtex.

Além de seu papel protetor, a cutícula é responsável por todos os efeitos sensoriais do cabelo, como brilho, suavidade e maciez. Embora seja importante na proteção das fibras, não está envolvida na manutenção das suas propriedades mecânicas de tensão.

Como o fio de cabelo é um excelente isolante elétrico, a fricção de um pente ou uma escova durante o pentear induz uma eletricidade estática que torna os fios eletrizados, observando-se o fenômeno de repulsão entre os fios (*fly away*).

O cabelo possui um elevado coeficiente de fricção em função da disposição das células da cutícula. Como elas são depositadas no formato de telhas, com a extremidade livre voltada para a ponta do fio, ao se deslizar um pente no sentido da raiz, observa-se um coeficiente muito maior que quando o mesmo pente desliza no sentido da ponta do fio. Esse coeficiente de fricção pode ser utilizado para avaliar quantitativamente as alterações morfológicas observadas nos fios após tratamentos químicos, colorações e até mesmo efeitos transitórios obtidos com a lavagem e o condicionamento (Robbins, 1988).

De maneira similar à lã, observa-se um aumento do coeficiente de fricção quando os fios estão molhados, embora não se note efeito significativo com o aumento da temperatura. Os tratamentos químicos, como os permanentes e as descolorações, provocam um aumento da área na qual as células da cutícula são levantadas ou parcialmente desconectadas, aumentando-se assim a rugosidade da superfície, além de tornar a fibra mais frágil e susceptível a agressões e ao ressecamento (W. Eisfeld & P. Busch, 2001).

Dessa forma, alguns produtos são criados para controlar esses inconvenientes. Nos cabelos molhados, os compostos lubrificantes promovem um pentear mais fácil, diminuindo as interações interfibrilares e a fricção. Nos cabelos secos, é importante a diminuição da fricção e também das cargas eletrostáticas. Os produtos capilares suavizantes e condicionantes visam diminuir essa produção de eletricidade estática, reduzindo a rugosidade do cabelo (e, consequentemente, seu coeficiente de fricção), e aumentar a condutividade elétrica por meio da hidratação ou da formação de um filme graxo, mimetizando a ação do sebo.

A incorporação de ativos, como as ceramidas, pode ajudar a minimizar os danos causados por tratamentos químicos como os decorrentes da erosão provocada pelos processos de relaxamento, diminuindo a fragilidade capilar (Bernard *et al.*, 2002, pp. 1-12).

Nos cabelos étnicos, observa-se uma deformação na cutícula, originada ainda no bulbo do folículo, sendo reflexo da estrutura da bainha externa, de forma que um lado da cutícula é mais espesso que o outro, o que força o enovelamento da fibra.

CÓRTEX

É a essência do fio de cabelo e o grande responsável pelas propriedades mecânicas da fibra. O diâmetro do córtex é determinado pelo número de células no bulbo capazes de atividade mitótica e sua taxa de divisão celular. Durante o processo de queratinização, as células do córtex são alongadas longitudinalmente e dentro delas são produzidas microfibras queratinosas. No córtex completamente formado, essas microfibras estão embebidas em uma matriz proteica com alto teor de enxofre, compactadas em feixes de macrofibras também orientadas longitudinalmente às células, fornecendo uma matriz fibrosa natural muito resistente.

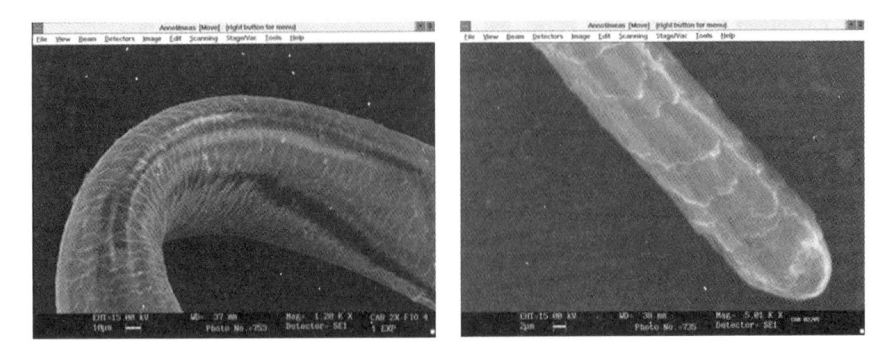

Figura 19. Superfície do fio de cabelo
Nas imagens, observa-se a superfície de uma fibra de cabelo. Próximo à raiz, a cutícula apresenta-se mais conservada, e na ponta do fio há uma maior fragmentação das bordas.

O córtex é a parte essencial da fibra, formado por um arranjo compacto de unidades queratinizadas, alongadas no sentido longitudinal do fio. Essas unidades são constituídas de microfibrilas, formadas por arranjos de protofibrilas, que contêm dímeros de queratinas dispostas em α-hélice, havendo quinze tipos de queratina identificados ao longo da fibra.

As queratinas são os principais componentes do córtex (85% a 90%), e os demais componentes são os derivados de melanina (tricocromos), os lipídios e outros elementos-traço. Encontramos dois tipos de células no córtex: as células paracorticais, contendo os arranjos densos de microfibrilas, e as células ortocorticais, em que os arranjos das microfibrilas não são tão compactos. Nos indivíduos caucasianos com cabelos cacheados, predomina o paracórtex. Já nos cabelos crespos de afrodescendentes (cabelo étnico), o paracórtex predomina na face interna do cacho e o ortocórtex na face externa (Agache, 2000, pp. 231-244). A constituição do córtex é o principal fator determinante das propriedades mecânicas do fio; sem a cutícula, porém, essa estrutura seria rapidamente alterada.

No córtex, encontram-se lipídios e água que contribuem na preservação e proteção das fibras de queratina. Nos cabelos étnicos, porém, o teor desses lipídios é menor, contribuindo com a sua susceptibilidade à degradação oxidativa.

As proporções distintas de córtex e paracórtex e o formato da fibra, determinado ainda na região de queratinização pela camada de Henle, fazem com que, no cabelo liso (asiático ou caucasiano), a cutícula apresente espessura homogênea ao longo de todo o perímetro da seção transversal, enquanto no cabelo étnico essa espessura é heterogênea, com uma região muito mais fina do que a outra, o que força a curvatura, além de contribuir com a perda de resistência mecânica, tornando esses cabelos mais frágeis.

MEDULA

Em muitos animais, a medula corresponde a mais de 50% do diâmetro da fibra, possuindo no seu interior espaços com ar, que lhe conferem propriedades termorregulatórias. No homem, a medula é intermitente ao longo das fibras, estando ausente em muitos casos. Isso explica o fato de ela não ter importância funcional.

A COLORAÇÃO DA HASTE

A coloração dos cabelos também é originada na zona de divisão celular pelos melanócitos. O processo de síntese e de distribuição da melanina no folículo é semelhante ao que ocorre na epiderme, porém a melanina tende a depositar-se apenas nas camadas mais superficiais de melanócitos (próximos à cutícula), não se observando a degradação da eumelanina ao longo do fio, diferentemente do que ocorre na epiderme. Nos cabelos mais ricos em feomelanina, como os loiros e ruivos, pode-se notar uma certa degradação, principalmente quando eles são expostos à radiação solar.

Nos folículos pilosos de cabelos pretos, os melanócitos contêm melanossomas eletronicamente mais densos e em maior número (eumelanossomas), cada um com uma matriz fibrilar. Nos cabelos castanhos, os melanócitos do bulbo são um pouco menores, e, nos loiros, os melanossomas são pouco melanizados, muitas vezes apenas com a matriz melanossomal visível. Nos cabelos vermelhos, os feomelanossomas contêm uma matriz vesicular, porém a melanina é depositada irregularmente. As variações de coloração são em função principalmente do teor de glutationa redutase: quanto maior, menor a formação de eumelanina e consequentemente mais avermelhado será o cabelo. Outros fatores determinados pela genética também influenciam a coloração, assim como algumas patologias, havendo estudos que indicam que o branqueamento dos fios ocorre pela ausência de melanócitos nos bulbos, pela diminuição ou interrupção das atividades dos melanócitos ou ainda pela deficiência na atividade da PAR-2, que realiza a fagocitose dos melanossomas.

As diferentes colorações dos cabelos também são caracterizadas pelo teor de triptofano: os cabelos loiros o possuem em menor quantidade que os escuros, observando-se ainda que homens possuem mais triptofano nos folículos que as mulheres (Bertazzo, *et al.*, 2000, pp. 521-525).

RENOVAÇÃO CAPILAR

O folículo capilar diferencia-se de outras estruturas epiteliais sobretudo por não crescer continuamente durante sua vida, passando por ciclos que compreendem as seguintes fases:
- anágena: crescimento contínuo dos fios;
- catágena: parada dos processos e involução do folículo;
- telógena: período de repouso do folículo;
- exógena: expulsão do folículo (Neste *et al.*, 2007, pp. 436-443).

Todo esse processo depende de uma integração de múltiplos sinais de ativação e inibição, e o crescimento de um novo folículo está relacionado à ativação das células progenitoras, as células totipotentes presentes no bulge. Essa sinalização é oriunda de células mesenquimais da papila dermal próxima, que promoverão a multiplicação e o deslocamento das células em direção mais profunda da derme para gerar um novo folículo.

FASE ANÁGENA

Fase de crescimento durante a qual o cabelo é produzido. A fase metanágena é o estágio da fase anágena no qual o cabelo é produzido a uma taxa aproximada de 0,9 cm (cabelos étnicos) a 1,3 cm (cabelos asiáticos) por mês – o que implica aproximadamente 1 km de cabelo produzido ao mês, quando se considera uma cabeça inteira regularmente coberta. Para que isso ocorra, é necessária uma alta taxa de atividade mitótica, que somente essas células são capazes de atingir. No ser humano, a fase anágena tem duração de três a sete anos.

No início da fase anágena, as células totipotentes presentes no bulge são ativadas por sinalizadores específicos, originando-se um novo folículo que permanece em crescimento, alongando-se continuamente e movendo-se em sentido à derme mais profunda.

Nesse período, ocorre a formação da estrutura do folículo com a estratificação da bainha interna e a formação da sua cutícula.

Nas fases mais avançadas de desenvolvimento do folículo, ele apresenta estrutura definida, com as oito camadas descritas na figura 17, p. 78. Notam-se feixes proeminentes de queratina, unindo as células da camada de Henle e da camada companheira (estruturas semelhantes aos desmossomas, denominadas *Flügelzellen*), o que aparentemente contribui para conferir resistência mecânica, não se observando conexão estruturada entre a camada companheira e a bainha externa.

Observa-se distribuição de citrulina (um marcador de atividade da bainha interna) ao longo de todo o folículo, recobrindo o bulbo e a zona de queratinização, e intensa queratinização das bainhas interna e externa ao longo de todo o folículo.

FASE CATÁGENA

Depois que a fase anágena se encerra, o folículo não produz mais cabelo e involui. Ocorre parada da divisão celular e interrupção da atividade dos melanócitos, e o folículo se contrai em direção à superfície. Os folículos regridem a um terço das dimensões anteriores. A extremidade do bulbo piloso assume a forma de "clava", destacando-se sob tração mecânica da pele.

Nessa fase, percebe-se a ausência de citrulina na região do bulbo, que é observada apenas ao longo da zona de queratinização do folículo. A conexão com a bainha externa permanece mais intensa apenas no bulbo, e o restante da estrutura começa a se destacar, permanecendo coberto apenas pela bainha interna, notando-se ainda as estruturas queratinizadas da bainha interna recobrindo o folículo.

FASES TELÓGENA E EXÓGENA

A fase de "não crescimento" (telógena + exógena) dura aproximadamente de três a quatro meses, e então o folículo transforma-se novamente, perdendo as conexões com a bainha externa e sendo expelido.

A fase telógena é caracterizada pelo repouso do folículo, sem qualquer atividade. Nessa fase, ele praticamente se desfez da bainha interna ao longo da zona de queratinização e haste, e apenas o bulbo permanece recoberto e conectado à bainha externa, estando ainda firmemente ligado à estrutura folicular periférica da derme.

Quando a estrutura de ancoragem é perdida, esse pelo é expulso espontaneamente, o que é denominado fase exógena. Nessa fase, a região do bulbo apresenta apenas a estrutura remanescente da bainha interna.

Na fase telógena, é necessário aplicar força de tração para a remoção do fio, similar àquela empregada para a remoção dos fios na fase anágena, enquanto na fase exógena o esforço necessário é muito menor.

À medida que o fio entra na fase telógena, novas células são recrutadas da região do bulge, e a formação de uma nova papila e bulbo é iniciada, dando origem a um novo fio. Estima-se que cada folículo passe por esse processo aproximadamente vinte vezes ao longo da vida.

CONTROLE DA RENOVAÇÃO CAPILAR

No ser humano não há sincronização entre crescimento e perda de cabelos, ou seja, não há épocas características nas quais ocorra troca de pelagem, como observado em algumas espécies animais. Em média, 90 a 95% dos folículos encontram-se na fase anágena (Mulinari-Brenner *et al.*, 2006, pp. 227-232), perdendo-se diariamente entre cinquenta e cem fios. Nos processos de alopecia, a porcentagem de unidades na fase anágena é diminuída significativamente, percebendo-se um importante aumento do número de fios perdidos de forma natural por dia.

Existem diversos fatores que regulam as fases do crescimento dos fios.

Entre os sinalizadores endógenos atuantes sobre o folículo, estão os hormônios androgênicos, os da tireoide e os estrogênios. Os hormônios androgênicos são os mais importantes reguladores, aumentando a espessura e o tamanho dos fios, como ocorre nos pelos de características sexuais, e interferindo também nos folículos do couro cabeludo, sendo o principal sinalizador para o disparo da alopecia androgenética. Os receptores androgênicos estão localizados na papila dos fios, sendo a sinalização e o padrão de resposta definidos em cada folículo isoladamente.

Algumas mulheres apresentam hirsutismo, crescimento de pelos com características masculinas, causado pelo aumento de hormônios androgênicos circulantes, o que também leva frequentemente à alopecia. Porém, em certas mulheres, há um padrão de queda de cabelos após os 50 anos que, embora aparentemente seja similar à queda androgenética, não depende de hormônios androgênicos. Nesses casos, não se têm quantidades aumentadas de hormônios androgênicos nem aumento de massa corporal ou da produção de sebo, o que caracterizaria o hiperandrogenismo, no qual haveria fortes indicativos da existência de um mecanismo de ação hormonal independentemente dos andrógenos atuando sobre os folículos capilares (Birch, 2006, pp. 85-89).

Os hormônios da tireoide são capazes de acelerar o desenvolvimento de folículos em repouso, podendo ser responsáveis por processos de hipertricose (crescimento exagerado e não usual dos pelos).

Os estrogênios diminuem as taxas de crescimento, porém prolongam a fase anágena. Dessa forma, a perda dos estrogênios, que ocorre na menopausa, tem efeito importante sobre os cabelos, levando-os a um comprimento máximo de fios bem menor.

Algumas condições e substâncias exógenas podem interferir na sinalização para a entrada nos diferentes ciclos, assim como no desenvolvimento do fio durante o período de crescimento. Deve-se observar que a influência sobre o folículo é exercida principalmente por drogas de ação sistêmica. Substâncias de uso tópico apresentarão efeito sobre o comportamento do folículo somente se permearem através da epiderme, atingindo a derme e a papila, ou se forem capazes de permear através da rota intrafolicular, lipídica, posteriormente atingindo as células da matriz (ambiente hidrofílico), o que é raro.

Um exemplo desse último caso é o da droga minoxidil, que, aplicada topicamente, atinge o folículo, prolongando a fase anágena e inibindo o processo apoptótico das células do folículo (Han *et al.*, 2004, pp. 91-98).

A exposição a agentes poluentes, como fumaça de cigarro, ou estados nutricionais comprometidos, anemias de origem nutricional ou por alcoolismo, carência de zinco ou dietas drásticas, podem prejudicar o crescimento dos fios, levando à formação de fios frágeis, com crescimento mais lento, provocando muitas vezes a queda dos cabelos.

A suplementação alimentar tem-se mostrado um bom adjuvante na inibição desses processos. Ajustando as necessidades individuais a certos nutrientes, como ferritina, ferro e aminoácidos, é possível diminuir a queda após tratamentos relativamente extensos (seis meses), tendo-se observado que a suplementação com aminoácidos (L-lisina) elimina a necessidade de reposição de zinco, que passa a atingir faixas normais (Rushton, 2002, pp. 400-408). A vitamina B6 com a L-cistina (precursora da L-acetilcisteína), administradas oralmente, também inibem a queda capilar induzida pela fumaça do cigarro, após seis meses de suplementação (D'Agostini, 2007, pp. 189-198).

O eflúvio telógeno (Pereira, 2006, pp. 288-289) consiste em um fenômeno decorrente do estímulo para a entrada na fase telógena e queda posterior (de três a quatro meses após o evento) simultânea de grande quantidade de fios, que voltam ao normal cessado o problema, associado geralmente a situações de intenso estresse, doenças agudas, graves ou crônicas, tratamentos com algumas drogas e por vezes ao uso de cosméticos.

Embora frequentemente referida, a perda de cabelos causada pelo uso de cosméticos é rara se os produtos forem utilizados de maneira correta. Por vezes, podem ocorrer episódios de eflúvio telógeno em consequência de dermatites de contato (irritativas ou alérgicas), ou ainda a denominada alopecia traumática, resultante de processos de tração intensa, que acabam arrancando os fios mais frágeis, o que é tipicamente observado nos cabelos étnicos cuja implantação na derme é mais superficial e menos resistente.

Geralmente, essas perdas são associadas ao uso impróprio e descuidado de alguns produtos. Na maior parte desses casos, o que ocorre não é um processo de eflúvio telógeno, e sim de quebra da fibra muitas vezes próxima ao couro cabeludo, sem que ocorra qualquer dano ao folículo, devendo-se investigar detalhadamente o tipo de manifestação para se obter um tratamento adequado (Gummer, 2002, pp. 422-425).

HIPODERME

O tecido adiposo, considerado um órgão de armazenamento de energia, ao longo da última década, tem emergido também como um órgão endócrino.

Além de armazenar energia de reserva, produz e libera vários peptídios bioativos, denominados adipocinas (ver quadro 11, p. 94), que não só influenciam as funções dos próprios adipócitos por mecanismos de atuação autócrina e parácrina, mas também afetam mais de uma via metabólica através da corrente sanguínea, graças à quantidade total e à facilidade de distribuição sistêmica dessas substâncias (Ronti *et al.*, 2006, pp. 355-365).

Além dessas, são liberadas pelos adipócitos outras moléculas que exercem diferentes controles e regulação do organismo:

- aromatase citocromo P450, que realiza a conversão de andrógenos a estrógenos;
- fatores da via do complemento;
- prostaglandinas PGE2 (antilipólise) e PGI2 (diferenciação);
- citocinas, como TNF-α;
- angiotensina II (angiogênese);
- osteonectina (osteogênese).

Diferentemente da organização da derme e da epiderme, a hipoderme é constituída por dois principais tipos de células, os fibroblastos e os adipócitos, que estruturam quatro subunidades: a matriz intersticial, a rede microcirculatória, as unidades neurovegetativas e as unidades energético-gordurosas.

A exemplo de sua função na derme, os fibroblastos da hipoderme produzem o colágeno, a elastina e os principais componentes da matriz extracelular, que são o ácido hialurônico, as glicoproteínas e as proteoglicanas.

Quadro 11. Substâncias produzidas e liberadas pelo tecido adiposo

Adipocina	Alvo principal	Mecanismo de ação	Efeitos observados
Leptina	Sistema nervoso central – hipotálamo	Liga-se a receptores que estimulam peptídios anorexígenos e inibem peptídios orexígenos	• Sinalizador da saciedade • Diminuição de níveis intracelulares de lipídios no músculo esquelético, no fígado, e de células beta do pâncreas • Melhora da sensibilidade à insulina • Sua deficiência leva ao aumento de glicocorticoides e à redução da tiroxina (t4) e de hormônios sexuais e do crescimento • Em obesos, interfere na angiogênese e induz a formação de radicais livres
Lipoproteína lipase	Triglicerídeos circulantes	Hidrólise	Degradação dos triglicerídeos da corrente sanguínea, liberando os ácidos graxos
Adiponectina			Hormônio de grande tamanho (30 kDa), apresenta-se reduzido em obesos e diabéticos tipo II

Fonte: T. Ronti et al.. "The endocrine function of adipose tissue: an update". Em *Clinical Endocrinology*, vol. 64, nº 4, 2006.

As denominadas unidades energético-gordurosas são os próprios adipócitos, células finamente empacotadas, contendo um núcleo achatado excêntrico e um grande depósito de lipídios circundado por uma fina camada de citoplasma, o que faz com que as demais organelas se concentrem próximas ao núcleo.

A hipoderme contém ainda uma vasta rede de fibras reticulares e nervosas, sendo altamente vascularizada. Quando há necessidade de energia, os lipídios são mobilizados desses depósitos pela promoção da lipólise.

Enquanto nos músculos a sinalização induzida pela adrenalina promove a degradação do glicogênio (ver figura 20, p. 95), nos adipócitos essa mesma sinalização química promove a lipólise (ver figura 21, p. 95), liberando os ácidos graxos que serão então convertidos em energia.

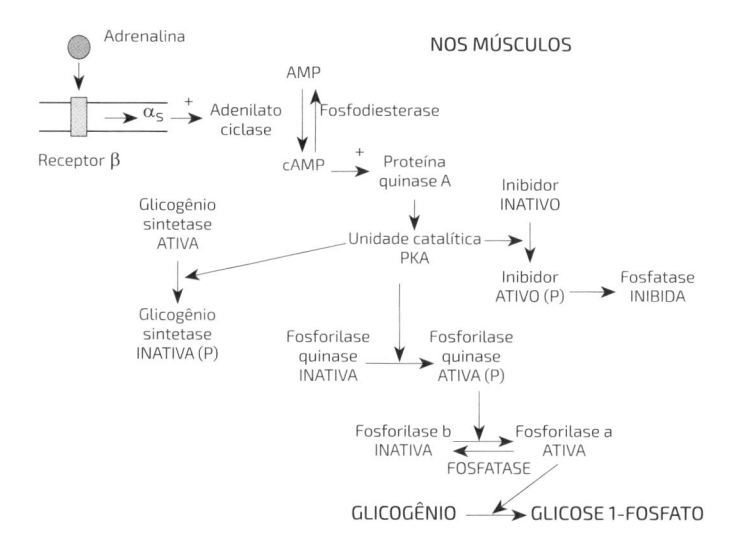

Figura 20. Produção de glicose 1-fosfato, fonte de energia por meio do glicogênio armazenado nos músculos.

Fonte: María Luz Cárdenas, "Metabolic cascades: an evolutionary strategy for an integrated and sensitive response to multiple signals". Em *Athel Cornish-Bowden, New Beer in an Old Bottle: Eduard Buchner and the Growth of Biochemical Knowledge*, Coleção Oberta. Valência: Universitat de València, 1997. pp. 159-172.

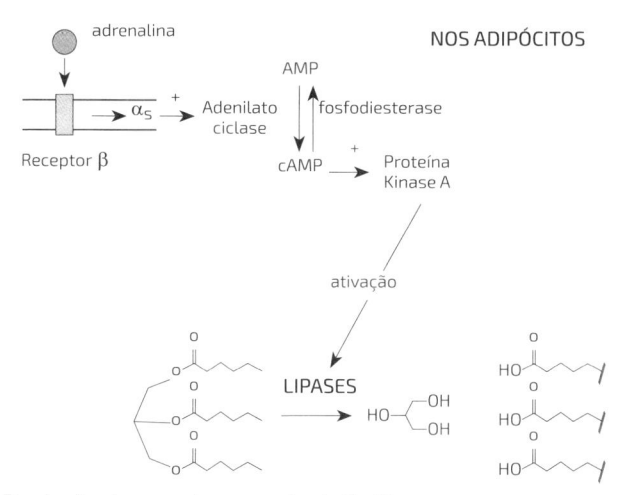

Figura 21. Produção de energia por meio da lipólise.

Fonte: Y. Shi & P. Burn, "Lipid metabolic enzymes: emerging drug targets for the treatment of obesity". Em *Nature. Reviews Drug Discovery*, vol. 3, agosto de 2004, pp. 695-710.

A diferença observada entre o aproveitamento energético de lipídios no tecido adiposo ou de glicogênio nos músculos tem uma importante consequência: embora o glicogênio seja aproveitado mais rápido, o seu rendimento energético é menor. Para cada 1 g de açúcar consumido, são liberados apenas 4 kcal de energia, enquanto 1 g de gordura libera 9 kcal.

Nos homens, o tecido adiposo representa cerca de 15% a 20% da massa corpórea e nas mulheres ele fica entre 20% e 25%. Isso ocorre porque certo grau de gordura é essencial para a preservação principalmente das funções reprodutivas e da saúde da mulher.

Os adipócitos, principais células do tecido adiposo, são células finamente empacotadas, caracterizadas por apresentarem um grande depósito de lipídios que ocupa quase todo o espaço citossólico, que faz com que o núcleo celular seja achatado e excêntrico, estando as demais organelas também comprimidas próximas ao núcleo.

Há dois tipos distintos de tecido adiposo: o amarelo e o marrom.

O tecido adiposo amarelo subdivide-se em:
- subcutâneo (sob a pele);
- mesentérico (ao redor do intestino);
- retroperitonial (ao redor dos rins).

O tecido adiposo marrom, caracterizado pelo grande número de mitocôndrias e por ser estimulado pelo sistema nervoso simpático, cujas ações são mediadas por acetilcolina e noradrenalina, apresenta-se em outras regiões do corpo, sendo mais intenso em crianças que em adultos. Ele é encontrado essencialmente nas seguintes regiões:
- rins;
- adrenais;
- aorta;
- mediastino;
- pescoço.

A ativação do tecido adiposo marrom, que melhora o balanço energético, é tema de muitos estudos recentes, e esse conhecimento pode trazer, no futuro, grandes oportunidades para ativos e tratamentos estéticos. Porém, no momento, o foco é no tecido adiposo amarelo, que é o responsável pela celulite.

CELULITE

A celulite é um padrão de alteração da pele que envolve toda a hipoderme e é considerada uma desordem metabólica do tecido subcutâneo e não somente uma inflamação celular, como o nome sugere (BIREME, s/d).

A celulite também é conhecida e denominada das mais diversas formas, como lipodistrofia, lipoedema, fibroedema geloide, hidrolipodistrofia, hidrolipodistrofia ginoide, paniculopatia edemato fibro esclerótica, paniculose, lipoesclerose nodular, lipodistrofia ginoide (David *et al.*, 2011, pp. 202-206). Considerando que o termo celulite é o mais conhecido pelo público geral, assim como pelos profissionais da área cosmética, inclusive pela Associação Brasileira de Medicina Estética e pela Associação Brasileira de Dermatologia, adotamos essa nomenclatura.

No passado, a preocupação com a celulite já foi tida como futilidade, conforme exposto por Nürnberger e Müller:

> *The anatomic basis of so-called cellulite, the hormonal basis for the clinical condition, the prevalence of it, the essential normality and inevitability of it in women, the supervention of it in hormonally feminized men, and the near futility of treating the non-disease are explored in this paper* (Nürnberger & Müller, 1978, pp. 221-229).*

---

* "A base anatômica da chamada celulite, a base hormonal para a sua condição clínica, sua prevalência, a normalidade e a inevitabilidade dela nas mulheres, sua ocorrência em homens hormonalmente feminilizados e a quase futilidade do tratamento dessa condição são discutidos neste artigo". (tradução livre da autora).

Contudo, hoje essa é uma importante questão que afeta a maioria das mulheres e que implica uma grande parcela dos atendimentos em spas, centros de estética e clínicas de medicina estética.

A celulite é caracterizada como uma importante alteração do tecido adiposo, quando ocorre a formação de edema e de grânulos que podem ser doloridos. Essas alterações manifestam-se principalmente em mulheres (Querleux *et al.*, 2002, pp. 118-124).

Embora a dieta hipercalórica também favoreça esse processo, deve-se compreender que a obesidade é um fenômeno diferenciado.

Na celulite ocorre hipertrofia e hiperplasia dos adipócitos, além de edema e reorganização da derme, o que provoca alterações na superfície da pele, dificuldade de microcirculação e alterações metabólicas. Já na obesidade, embora sejam observados os fenômenos de hiperplasia e hipertrofia dos adipócitos, os fatores desencadeadores são geralmente disfunções hormonais e síndromes metabólicas, como o diabetes (Rawlings, 2006, pp. 175-190).

O fato de as redes de colágeno e elastina serem mais distribuídas no tecido masculino e mais compartimentalizadas no feminino favorece o aspecto de encapsulamento dos grupos de adipócitos nas mulheres (Mirrashed *et al.*, 2004, pp. 161-168).

Atribui-se aos efeitos dos estrógenos sobre os fibroblastos as primeiras etapas desencadeadoras do processo (ver figura 22, p. 99), com a indução de um quadro inflamatório local.

Paralelamente, a formação e o acúmulo de lipídios (ou lipogênese) também são estimulados pelos estrógenos e pela prolactina, que estimulam a lipogênese por meio da ativação da captação de glicose pela insulina. Esse mesmo processo também é favorecido pelos estimuladores α-adrenérgicos, mas pelo efeito inibidor da formação de cAMP, bloqueando assim o efeito que seria induzido por uma sinalização β-adrenérgica.

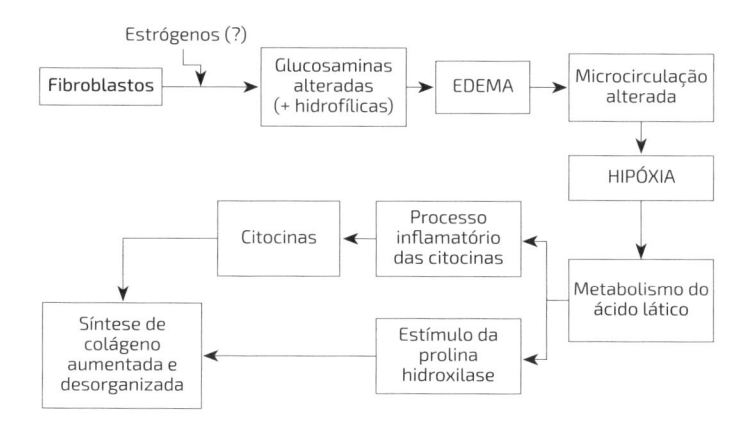

```
Estrógenos (?)
      ↓
Fibroblastos ──→ Glucosaminas ──→ EDEMA ──→ Microcirculação
                 alteradas                    alterada
                 (+ hidrofílicas)                ↓
                                              HIPÓXIA
                                                 ↓
        Citocinas ←── Processo      ←── Metabolismo do
                      inflamatório        ácido lático
                      das citocinas
           ↓                                ↑
Síntese de          Estímulo da
colágeno      ←──   prolina        ←──
aumentada e         hidroxilase
desorganizada
```

Figura 22. Participação dos fibroblastos no desenvolvimento do processo de celulite.

A homeostase da matriz extracelular também pode ser fortemente afetada por diferentes substâncias e condições orgânicas. Essas alterações também podem favorecer o princípio da celulite (ver quadro 12).

Quadro 12. Processos que afetam a produção da matriz intersticial

Componente da matriz	Produção diminuída por	Produção aumentada por
Ácido hialurônico	Corticosteroides Radical ânion superóxido	Estrógenos Gestação Hipertireoidismo
Glucosaminoglicanas	Corticosteroides	Gestação Ácido retinoico
Sulfato de condroitina	Diabetes	Hipertireoidismo

Fonte: F. Terranova *et al.*, "Cellulite: nature and aetiopathogenesis". Em *International Journal of Cosmetic Science*, nº 28, 2006, pp. 157-167.

As alterações observadas nos componentes da matriz extracelular (ver quadro 13, p. 100) promovem inicialmente a alteração na permeabilidade vascular, liberação de líquido intersticial e formação do edema. Paralelamente, nota-se a hiperplasia e a hipertrofia da rede reticular. A seguir, as fibrilas ao redor dos adipócitos e capilares são desorganizadas, e começa-se a observar aglomerados de adipócitos unidos por redes de fibrilas, conduzindo à formação de macronódulos e esclerose do tecido, caracterizando os estágios mais avançados da celulite.

Quadro 13. Fases de desenvolvimento da celulite

Fase de desenvolvimento da celulite	Sintomas
Fase 1: Congestiva simples (edematosa)	• Aumento de células adiposas • Diminuição de drenagem do líquido intercelular • Compressão dos vasos • Estase da circulação venosa e linfática e extravasamento de líquidos para o tecido subcutâneo • Visualização difícil quando palpada
Fase 2: Floculação da substância amorfa do tecido conjuntivo (edematofibrosa)	• Presença de líquido com resíduos não utilizados pelas células (corpos estranhos) • Proliferação de fibras colágenas e tecido de consistência gelatinosa • Visível quando palpada (nódulos – "grãos de arroz") • Possibilidade de dor local
Fase 3: Formação de tecido fibroso (fibroesclerótica)	• Presença de tecido com malhas cerradas, denso, envolvendo e comprimindo todo tecido conjuntivo, vasos, nervos • Existência de barreira de trocas vitais • Visualização aparente ("pele de laranja") • Existência de nódulos e resfriamento da pele
Fase 4: Espessamento e endurecimento tecidual (lipoesclerose)	• Presença de tecido esclerosado, com nódulos profundos e retrações • Aprisionamento de substâncias nutritivas, residuais, água e lipídios • Irritação nas terminações nervosas • Estado definitivo e de difícil tratamento

Fonte: F. Terranova et al., "Cellulite: nature and aetiopathogenesis". Em *International Journal of Cosmetic Science*, nº 28, 2006; A. V. Rawlings, "Cellulite and its Treatment". Em *Internacional Journal of Cosmetic Science*, vol. 28, 2006.

Atualmente existem três focos para o combate à celulite: a hiperplasia do tecido adiposo, o edema e a perda da organização da estrutura proteica.

Atuando diretamente sobre a hiperplasia do tecido adiposo, além da opção de procedimentos de medicina estética, como a lipoaspiração, pode-se empregar agentes que atuem diretamente sobre os adipócitos:

1. Inibidores da fosfodiesterase
- teobromina;

- teofilina;
- aminofilina;
- cafeína.

2. Agonistas β-adrenérgicos (abdômen é mais sensível)
- forscolina;
- leptina.

3. Antagonistas α-adrenérgicos
- yohimbina;
- piperoxan;
- fentolamina;
- dihidroergotamina.

Hormônios luteinizantes, progesterona e glicocorticoides são moléculas que atuam inibindo a captação de glicose promovida pela insulina, porém tais compostos apresentam tamanha diversidade de ações no organismo que seu uso com finalidades puramente estéticas não é considerado seguro.

No caso dos produtos cosméticos, o principal foco de desenvolvimento para ativos são os que favorecem o processo de lipólise ou diminuem a lipogênese. Os mais conhecidos desses ativos são as xantinas, ilustradas principalmente pela cafeína, que apresenta efeito inibidor da captação de glicose, além de aumentar o tempo de meia-vida do cAMP pela inibição da fosfodiesterase (Rona *et al.*, 2006, pp. 169-173).

Diversos óleos essenciais e extratos botânicos são empregados em produtos para combater a celulite, e na maior parte dos casos o efeito é observado pela dimuinição do edema ou pela alteração do ciclo de vida dos adipócitos (Rayalam *et al.*, 2008, pp. 717-726), o que, naturalmente, fará com que o processo normal se restabeleça; porém deve-se salientar que tais produtos apresentarão efeitos apreciáveis apenas em estágios iniciais do desenvolvimento da celulite (Terranova *et al.*, 2006, pp. 157-167).

PERCEPÇÃO SENSORIAL

Um importante mecanismo de controle dos processos descritos anteriormente é o sistema de percepção sensorial existente na pele, considerando-se que o sistema nervoso periférico (SNP) exerce papel central sobre a homeostase da pele e também em processos patológicos. Como a pele é uma barreira de proteção contra o ambiente externo, o SNP responde a estímulos, como a dor (nocicepção), disparando sinais para o Sistema Nervoso Central (SNC) ou para as células adjacentes.

O SNC exerce sua ação de controle sobre a pele diretamente, por meio dos nervos aferentes ou pela liberação de mediadores diretos, ou ainda indiretamente, pela ação das glândulas e células imunocompetentes (Roosterman *et al.*, 2006, pp. 1.309-1.379).

Os nervos inseridos na derme são receptores aferentes, tendo terminações nervosas livres, responsáveis pelas percepções de temperatura, prurido e dor, terminações nervosas dos pelos e terminações nervosas encapsuladas (ver figura 23, p. 104).

Os sensores e receptores da pele são formados pelos corpúsculos de Pacini (também denominados corpúsculos de Vater-Pacini), pelos corpúsculos de Meissner, pelos terminais nervosos intraepiteliais, pelos corpúsculos de Ruffini e pelos bulbos terminais de Krause.

No cérebro, as regiões do córtex responsáveis pela percepção sensorial não são proporcionais à área coberta: para algumas áreas mais sensíveis do corpo, como mãos, lábios, língua e genitália, é dedicada uma maior área de controle. Dessa forma, para o nosso cérebro, o formato de nosso corpo é proporcionalmente diferente, o que é em geral representado graficamente pela figura do "homúnculo sensorial".

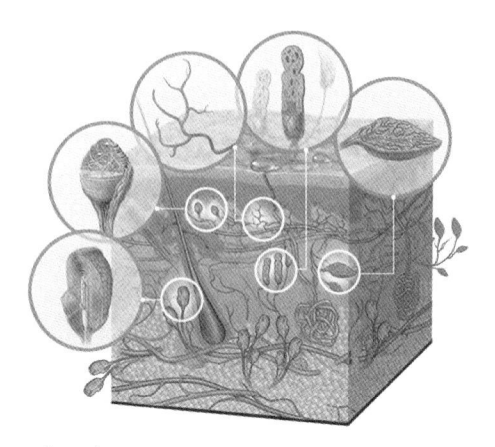

Figura 23. Sensores da pele.
A pele possui várias estruturas sensoriais. Os sensores ou receptores da pele compreendem os corpúsculos lamelares de Vater-Pacini, os corpúsculos táteis de Meissner, os terminais nervosos intraepiteliais, os corpúsculos de Ruffini e também os bulbos terminais de Krause, apresentados na figura da esquerda para a direita.
Fonte: Cognis Deutschland GmbH & Co. KG, Skin Care Forum, 30ª edição. Disponível em http://www.skin-care--forum.basf.com/.

Os receptores neuronais podem ser divididos em dois principais grupos, segundo o padrão de adaptação aos estímulos (ver figura 24): os receptores de adaptação lenta e os de adaptação rápida.

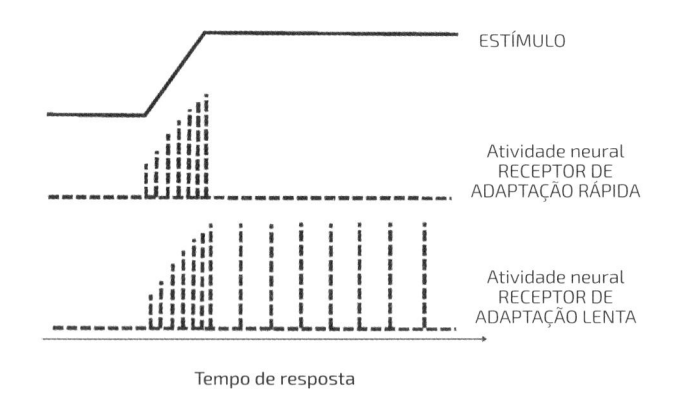

Figura 24. Atividade neuronal em função da velocidade de adaptação do receptor.
Nos receptores de adaptação rápida, quando o estímulo se torna constante não ocorre mais atividade, ao passo que, nos de adaptação lenta, enquanto permanecer o estímulo haverá o sinal.

No caso dos receptores de adaptação lenta, enquanto o estímulo estiver presente, eles continuarão a transmitir impulsos para o cérebro, permitindo a percepção contínua da situação corporal e do meio ambiente. Os corpúsculos de Ruffini e as células de Merkel (discos táteis) fazem parte dessa classe de receptores e permitem avaliar o tempo que dura o estímulo.

Os corpúsculos de Ruffini são encontrados em todo o corpo, localizando-se na derme. São receptores mecânicos de adaptação lenta (10 s a 100 s), sendo encontrados na região subcutânea e formados por redes estendidas de fibras nervosas, com tamanho de 0,25 mm a 1,5 mm. Acredita-se que sua principal função seja a de atuar como receptores para expansão e percepção de calor.

As células de Merkel são unidades não queratinocíticas presentes principalmente na camada basal da pele glabra e na derme papilar. Na epiderme, são ligadas aos queratinócitos por desmossomas, porém sua membrana plasmática é livre de hemidesmossomas.

Os receptores de adaptação rápida reagem quando uma mudança está se desenvolvendo, sendo estimulados quando ocorrem alterações na potência do estímulo. Na pele, são representados pelos corpúsculos de Pacini, localizados na hipoderme de todo o corpo, com adaptação em cerca de 0,1 s. Os corpúsculos de Pacini contêm uma fibra nervosa aferente envolvida por uma cápsula com camadas concêntricas múltiplas. Apresentam campos receptores, são mais sensíveis a estímulos de alta frequência, como a vibração e a pressão profunda, e estão mais concentrados nas palmas das mãos, nas plantas dos pés, na superfície dorsal dos dedos e ao redor da genitália (ver figura 25, p. 106).

Há ainda os receptores de adaptação moderada, com velocidades de adaptação intermediárias (da ordem de 1 s), como os corpúsculos de Meissner, os bulbos terminais de Krause, os terminais nervosos livres e os terminais nervosos dos folículos.

A papila dérmica abriga uma grande concentração de terminações nervosas encapsuladas, denominadas corpúsculos de Meissner, responsáveis pela percepção tátil. As regiões das mãos, pés e anterior do antebraço concentram maior densidade dessas terminações; daí a melhor percepção tátil.

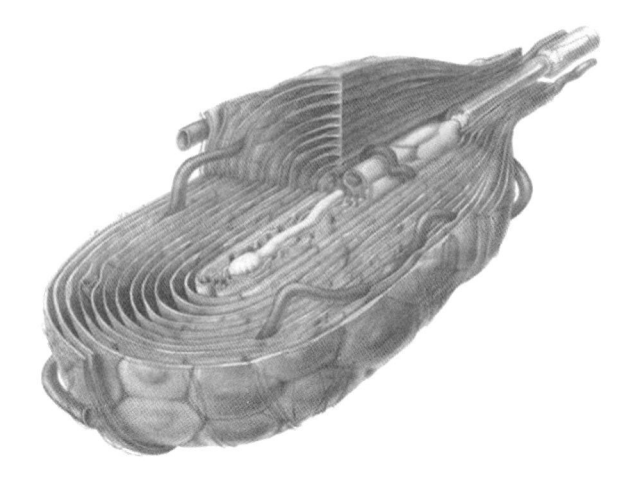

Figura 25. Corpúsculos de Vater-Pacini.

Os corpúsculos de Vater-Pacini são estruturas ovais, com até 4 mm de comprimento e aproximadamente 2 mm de diâmetro. Sua estrutura em camadas lembra uma cebola, podendo ter entre vinte a quarenta camadas, que são separadas por um fluído intersticial; tal estrutura assegura a amplificação de pequenos sinais vibratórios.

Fonte: Cognis Deutschland GmbH & Co. KG, Skin Care Forum, 30ª ed. Disponível em http://www.skin-care--forum.basf.com/.

Os bulbos terminais de Krause, que detectam o frio, estão presentes na pele, mas principalmente na mucosa da boca e da língua. Possuem estrutura de bulbos e atuam como receptores mecânicos dos axônios aos quais estão ligados. Essas estruturas equivalem aos corpúsculos de Meissner encontrados na pele glabra.

A percepção termal, porém, não apresenta receptores específicos, sabendo-se que os terminais nervosos livres nociceptivos mediam também as sensações termais. Os receptores localizados próximos à superfície são receptores para o frio, enquanto o calor é percebido pelos receptores inseridos nas regiões mais profundas da pele.

Esses terminais nervosos operam em faixas de temperatura entre 30 °C e 45 °C, observando-se que fora dessas faixas as sensações são alteradas, podendo até mesmo ser interrompidas (ver quadro 14, p. 107).

Quadro 14. Sensações em função da temperatura da pele

Temperatura da pele (°C)	Sensação
45	Danos no tecido
43–41	Limiar de dor de queimadura
41–39	Limiar de dor transiente
39–35	Quente
37–35	Sensação de aquecimento
34–33	Frio
33–15	Frio intenso
15–5	Frio insuportável

Fonte: C. Belmonte, "The perception of pain and temperature", *EuroBrain*, 5 (1), junho de 2004.

Os neuromoduladores cutâneos são substâncias que, sendo liberadas pelo SNC ou pelos terminais nervosos, exercem efeitos diversos sobre as células da pele. Há mais de 25 substâncias descritas, tendo-se os neuropeptídeos, liberados na sinapse dos neurônios; os neuro-hormônios, liberados pelo SNC; assim como outros mediadores, liberados tanto pelo SNC como pelas células adjacentes (ver quadro 33, p. 217). A quantidade de neuromoduladores varia de indivíduo para indivíduo, sendo fortemente influenciada por condições patológicas e circunstanciais como o estresse e a exposição solar (Misery, 2002, pp. 111-116) interferindo e promovendo as respostas fisiológicas necessárias como a resposta imunológica, discutida a seguir.

A HOMEOSTASE DO ESTRATO CÓRNEO

Sendo a camada mais externa da pele, a epiderme está em contato contínuo com o ambiente. Além de proteger o organismo contra esse meio externo, ela tem como função primordial formar uma barreira contra a perda de água e de nutrientes do organismo (Odland, 1991).

Encontramos na pele diferentes camadas, cada uma com suas próprias necessidades e propriedades. Como resultado, tem-se uma estrutura com grande resistência mecânica, graças à forte coesão entre as células que a compõem e à existência de estruturas que promovem a ligação entre as células (desmossomos).

Para constituir essa estrutura e apresentar sua propriedade de barreira, os queratinócitos (principais componentes da epiderme) passam por um processo de diferenciação, formando subcamadas distintas e continuamente renovadas: o processo de renovação demanda um período de aproximadamente dois meses entre a duplicação celular na camada basal e a perda do corneócito na superfície, e duas a três semanas para renovar o estrato córneo.

Nos diferentes estágios de sua maturação, os queratinócitos produzem novas subunidades e componentes, cada qual com uma função específica, mas todos com uma única finalidade: a manutenção da barreira cutânea (Lodén & Maibach, 2000, p. 447).

LIPÍDIOS NO ESTRATO CÓRNEO

Os lipídios são responsáveis pela principal função do estrato córneo: a composição da barreira cutânea, formada pela organização desses lipídios em lamelas, que preenchem todo o espaço intercelular.

Na camada de transição, os corpos lamelares são expulsos do interior das células, e não há evidências da retenção de lipídios dentro dos corneócitos.

As hidroxiceramidas (ver figura 26), produzidas pela união do tipo amida entre a esfingosina e α-hidroxiácidos de cadeia longa (cadeias com trinta a quarenta carbonos), ligam-se às proteínas do envelope, fixando os corneócitos à estrutura lamelar (Moore & Rerek, 1999, pp. 188-189).

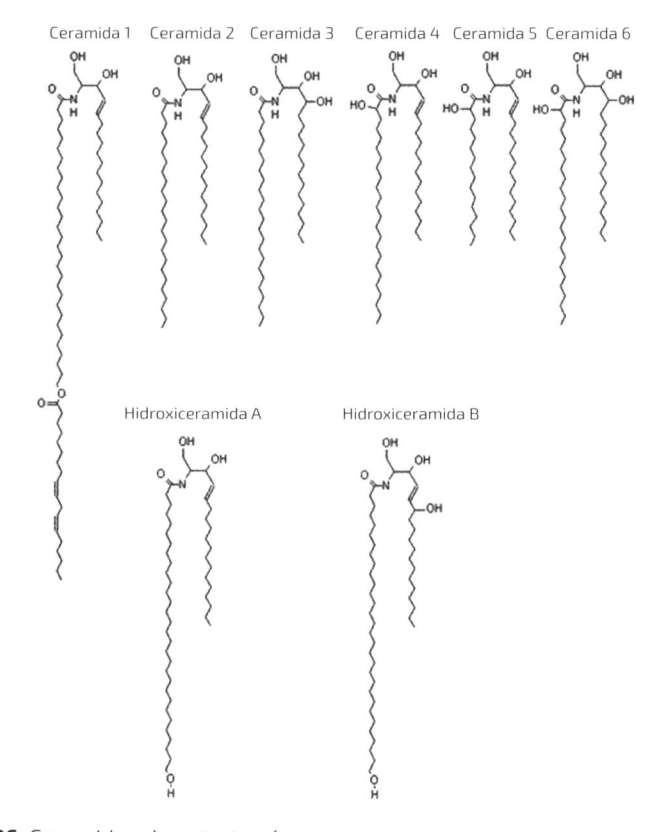

Figura 26. Ceramidas do estrato córneo

Fonte: M. Lodén & H. I. Maibach (orgs.), *Dry skin and moisturizers: chemistry and function*. Boca Raton: CRC Press, 2000, p. 447.

Nas camadas mais externas do estrato córneo, encontramos ainda o esqualeno e os ésteres graxos (ver quadro 1, p. 19), oriundos do sebo produzido nas glândulas sebáceas.

Alguns estudos mostram a presença de hidrocarbonetos de alto peso molecular; contudo, por meio da datação por ^{14}C, foi demonstrado que se tratava de contaminação ambiental e o conteúdo dessas parafinas não tinha importância clínica.

À medida que os corpos lamelares são descarregados das células granulosas – e seu conteúdo, rico em lipídios polares, é liberado no meio extracelular da camada de transição –, ocorre uma série de transformações bioquímicas que irão originar os lipídios menos polares que compõem a barreira (ceramidas, colesterol e ácidos graxos livres). As ceramidas e os demais lipídios são então dispersos, rearranjam-se lado a lado no espaço e se fundem formando uma estrutura lamelar intercelular.

A camada mais interna do estrato córneo já possui uma estrutura lamelar completamente organizada em bandas (larga/fina/larga)n, em que n é normalmente 1, 2 ou 3 grupos. Essas camadas intercelulares contêm geralmente 13 nm de espessura, correspondendo a três grupos de bicamadas lipídicas. Em ensaios in vitro, misturas de lipídios contendo ceramida 1 apresentam o mesmo padrão de espaçamento, o que não é observado na ausência de ceramida 1 (ver figura 27, p. 112) (Bouwstra et at., 2001, pp. 52-62).

Os pares de bicamadas são unidos uns aos outros por moléculas de ceramidas 1, que transpõem as bicamadas. Como resultado, essa estrutura de conjuntos de bicamadas lipídicas se torna muito resistente à dispersão pelo calor ou pela ação de detergentes.

Nas estruturas intercelulares, os lipídios encontram-se em duas fases: uma fase cristalina e uma fase líquida, sendo a cristalina a menos permeável.

Na primeira, as moléculas de cadeias longas são atraídas umas às outras por interações de Van der Waals, o que lhes confere um caráter cristalino bem empacotado, impermeável à água.

A presença de insaturações nas cadeias faz com que as moléculas sejam ligeiramente afastadas, o que lhes confere certa mobilidade, daí termos uma fase líquida cristalina. Nessa fase, a difusão é favorecida através da bicamada.

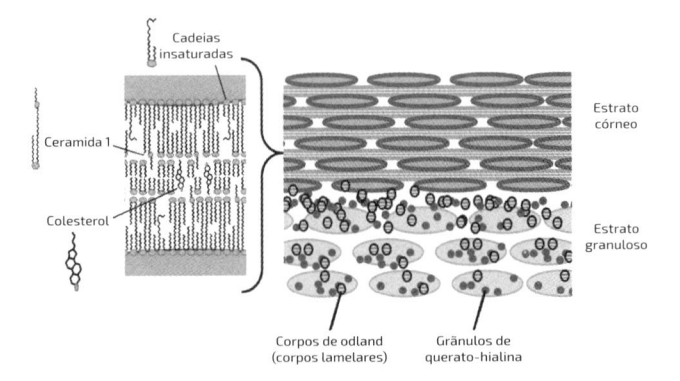

Figura 27. Organização dos lipídios no espaço intercelular do estrato córneo.

No espaço intercelular do estrato córneo, os lipídios organizam-se na forma de lamelas, dispostas como três bicamadas, formando o manto hidrolipídico.

Fonte: Adaptado de Bouwstra et al., "New aspects of the skin barrier organization". Em Skin pharmacology and applied skin physiology, 14 (1), Basileia, 2001.

Uma fase cristalina pode se converter em uma fase líquida em função da temperatura de transição.

Nas membranas biológicas geralmente há uma complexa e variada mistura de componentes lipídicos, com cadeias de 16 a 18 carbonos, que levam a diferentes temperaturas, variando de 0 °C a 40 °C. Já nas lamelas intercelulares do estrato córneo, encontramos ácidos graxos livres de cadeia saturada e ceramidas, lipídios que contêm cadeias longas, com 30 a 34 carbonos, elevando a temperatura de transição para a ordem de 40 °C. Isso faz com que, em condições fisiológicas normais (temperatura externa de aproximadamente 30 °C), a barreira lipídica seja essencialmente impermeável à água.

Compostos lipídicos contendo cadeias ramificadas ou cadeias curtas diminuem as interações de Van der Waals, promovendo, consequentemente, a formação de unidades líquidas através dos planos da bicamada.

O colesterol, que nas membranas celulares normais tem como função principal auxiliar no empacotamento dos lipídios, nas bicamadas do estrato córneo desempenha ação detergente, fazendo com que algumas porções da barreira assumam um estado líquido cristalino permeável, apesar do caráter essencialmente impermeável das demais regiões.

Para permear as diferentes camadas, as moléculas de água devem atravessar regiões líquidas em cada camada, percorrendo um sinuoso caminho nesse mosaico tridimensional. O processo então é governado pelo gradiente de concentração entre o interior do organismo e o ambiente externo.

Os agentes de permeação atuam de forma localizada, difundindo-se através das bicamadas nas regiões com estrutura líquida cristalina, o que caracteriza um fenômeno local. Em um período de tempo relativamente curto, eles também serão dispersos, e a estrutura da barreira, restaurada.

É importante observar que a organização das estruturas lamelares intercelulares do estrato córneo se dá unicamente por interações físicas, de forma que a reconstituição dessas estruturas pela incorporação de lipídios substituintes externos (aplicação de produtos tópicos) é possível e viável, permitindo a recomposição da barreira cutânea.

BIOQUÍMICA DO ESTRATO CÓRNEO

Os corpos lamelares contêm colesterol, fosfolipídios e glucosilceramidas, que, ao serem liberados para o meio extracelular na camada de transição, devem ser transformados em substâncias mais hidrofóbicas.

As principais transformações bioquímicas que ocorrem no estrato córneo são a conversão de sulfato de colesterol em colesterol livre, de fosfolipídios em ácidos graxos livres, de glucosilceramidas em ceramidas, e destas em esfingosina. Tem-se ainda a conversão da filagrina no fator natural de hidratação (NMF), que ocorre no interior dos corneócitos.

A conversão de glucosilceramidas em ceramidas é realizada também no meio extracelular, após a liberação do conteúdo dos corpos lamelares no estrato de transição. A enzima responsável por esse processo, a β-glucocerebrosidase, é mais ativa em pH 5,5. Assim, o pH ácido da pele é necessário para uma rápida e adequada formação dessa barreira.

A esfingosina livre, produzida no estrato córneo a partir das ceramidas, é um reconhecido agente biológico tóxico que inibe a proteína quinase C e afeta a divisão celular e a diferenciação.

No estrato córneo, a esfingosina apresenta-se em concentração milhares de vezes superior à necessária para sua ação bactericida, o que seria um contrassenso em termos biológicos. Contudo, sua ação tóxica é inibida pela ação do sulfato de colesterol, presente em concentrações equimolares.

À medida que o sulfato de colesterol é hidrolisado a colesterol, a esfingosina livre é liberada e pode, então, exercer seu papel antimicrobiano, impedindo o crescimento de colônias de fungos ou bactérias na superfície cutânea.

Dentro dos corneócitos também ocorrem processos bioquímicos antes da completa queratinização. A filagrina, um dos componentes dos grãos de querato-hialina, passa inicialmente por uma desfosforilação, sendo, a seguir, completamente hidrolisada (Lodén & Maibach, 2000, p. 447). Contudo, nem toda filagrina é hidrolisada: sua presença é fundamental para a macroestrutura das microfibrilas dos corneócitos, por meio da formação de um complexo filagrina-queratina.

ELETRÓLITOS DO ESTRATO CÓRNEO

Os eletrólitos exercem muitas funções reguladoras em quaisquer tecidos, e mudanças em suas concentrações sinalizam funções alteradas ou patologias.

Sódio, fósforo, cloro, potássio e cálcio são os principais eletrólitos fisiológicos presentes na pele. Esses eletrólitos, contudo, apresentam baixa permeação através da pele.

A distribuição desses elementos através das diversas camadas da epiderme mostra que, nas camadas intermediárias, existe uma concentração aproximadamente constante deles, observando-se leve aumento na camada basal e alterações significativas no estrato córneo.

O cálcio extracelular é um regulador tanto do crescimento como da diferenciação dos queratinócitos. Os níveis extracelulares desse íon determinam a concentração intracelular de Ca^{++} (20 nM a 200 nM, dependendo do cálcio externo), o que, por sua vez, regula a proliferação celular (Elias & Feingold, 2001, pp. 28-34).

Presente em vários processos, o cálcio está envolvido também na formação dos desmossomos e na proteção dos corneodesmossomos contra a degradação. Seus níveis são mais elevados na pele que em qualquer outro tecido não ósseo, com alta concentração no estrato granuloso superior. Além dos canais iônicos que transportam esses eletrólitos, canais menores e mais específicos aparentemente transportam prótons para promover um balanço geral de cargas.

Externamente, o estrato córneo apresenta um pH ácido (manto ácido) que pode ser gerado por diferentes mecanismos:
- metabolismo superficial de microrganismos;
- ácidos graxos derivados de sebo;
- fluxo externo de prótons;
- inserção de bombas de prótons;
- hidrólise de fosfolipídios em ácidos graxos livres;
- hidrólises generalizadas na epiderme;
- hidrólise de proteínas específicas.

Além de garantir a estabilidade da estrutura lamelar intercelular, o pH ácido viabiliza a ação de várias enzimas operantes no estrato córneo.

CONTROLE DA BARREIRA

A barreira cutânea é continuamente renovada, de maneira controlada e organizada. Quando a superfície passa por agressões que corrompem essa barreira, uma série de processos bioquímicos é disparada em cascata, de forma a recompô-la rapidamente (Ponec *et al.*, 2001, pp. 63-71).

A primeira etapa identificada no processo de reparo da barreira, provocado tanto por acetona como por descolamento, é a secreção de lipídios de corpos lamelares pré-formados contidos nas células do estrato granuloso superior.

Aparentemente, o sinalizador para esse evento é a alteração no gradiente de Ca^{++} entre as diferentes camadas (ver figura 28, p. 116).

Os corpos lamelares começam a reaparecer nas células do estrato granuloso entre trinta e sessenta minutos depois da liberação repentina; após três a seis horas, essas células já estão com seu conteúdo de corpos lamelares restabelecidos.

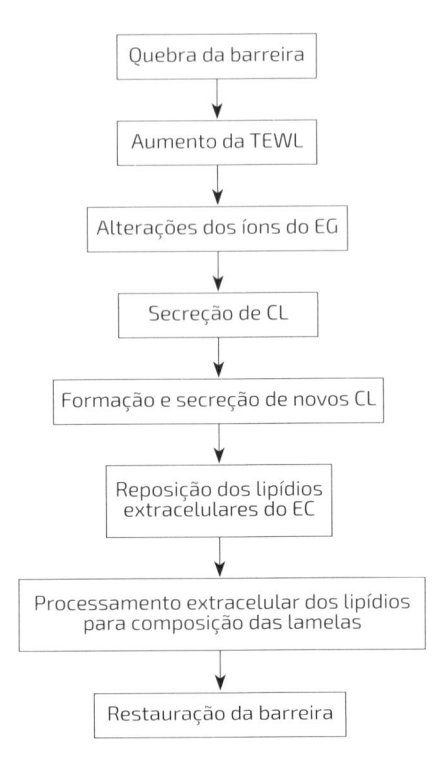

```
┌─────────────────────────┐
│   Quebra da barreira    │
└───────────┬─────────────┘
            ▼
┌─────────────────────────┐
│   Aumento da TEWL       │
└───────────┬─────────────┘
            ▼
┌─────────────────────────┐
│ Alterações dos íons do EG │
└───────────┬─────────────┘
            ▼
┌─────────────────────────┐
│    Secreção de CL       │
└───────────┬─────────────┘
            ▼
┌─────────────────────────┐
│ Formação e secreção de novos CL │
└───────────┬─────────────┘
            ▼
┌─────────────────────────┐
│   Reposição dos lipídios │
│   extracelulares do EC  │
└───────────┬─────────────┘
            ▼
┌─────────────────────────────────┐
│ Processamento extracelular dos lipídios │
│   para composição das lamelas   │
└───────────┬─────────────────────┘
            ▼
┌─────────────────────────┐
│ Restauração da barreira │
└─────────────────────────┘
```

Figura 28. Eventos regulados pelo cálcio para que se realize a recuperação da barreira.

Ao ocorrer a quebra da barreira, causada por agentes químicos ou por ação mecânica, uma cascata de eventos é acionada com o objetivo de repô-la rapidamente. O sinalizador inicial para esse disparo é o gradiente de íons Ca (II) no estrato granuloso (EG), que, ao ser perturbado, favorece a liberação intensa de corpos lamelares e a ativação de diversos processos metabólicos, envolvendo a síntese de novos lipídios e a reorganização do manto hidrolipídico.

Fonte: Adaptada de M. LODÉN, & I. MAIBACH (orgs.). *Dry skin and moisturizers: chemistry and function.* Boca Raton: CRC Press, 2000, p. 54.

Entre 60 e 360 minutos, aumenta a quantidade de lipídios na interface entre o estrato granuloso e o estrato córneo, e a nova bicamada lipídica começa a aparecer, reestruturando-se entre trinta minutos e duas horas.

A corrupção aguda da barreira leva à rápida secreção de corpos lamelares pré-formados e à repetida formação e secreção destes. A reconstituição da camada está associada à restauração da função de barreira, observando-se que a oclusão com uma membrana impermeável previne a formação e a secreção desses corpos lamelares e, consequentemente, a reconstituição da barreira. Aproximadamente 360 minutos depois já se observa uma diminuição da perda de água transepidermal, da ordem de até 50% (Lodén & Maibach, 2000, p. 447).

Estudos citoquímicos mostraram que a camada proliferativa da epiderme, a camada basal, contém menor concentração de Ca^{++} e que, quando essas células vão se estratificando, se observa maior concentração desse íon (Elias & Feingold, 2001, pp. 28-34).

A quebra da barreira acarreta a perda da camada mais externa no Ca^{++}, ocasionada pelo trânsito mais acelerado de água através do estrato córneo, resultando na perda passiva desses íons. Essa alteração no gradiente de Ca^{++} estimula a liberação dos corpos lamelares do estrato granuloso e o reparo da barreira.

À medida que a concentração de Ca^{++} extracelular no estrato córneo volta a aumentar, ele penetra novamente nas células através dos canais de cálcio, liga-se à calmodulina no citosol e, por um mecanismo ainda não perfeitamente elucidado, inibe a secreção dos corpos lamelares. Outros íons presentes (potássio, fosfato e magnésio) também são capazes de inibir a liberação de corpos lamelares, embora em menor intensidade que o cálcio.

Como resposta à súbita diminuição na quantidade de corpos lamelares, as células do estrato granuloso aceleram a produção dessas unidades, dependendo portanto dos lipídios disponíveis, que também têm sua síntese aumentada.

Esse aumento na síntese epidermal de lipídios, que segue a quebra de barreira, tem importante papel no fornecimento dos blocos construtores necessários para a formação de novos corpos lamelares.

A alteração da barreira, tanto aguda quanto crônica, aumenta a síntese do colesterol epidermal duas ou três vezes, sem alterar, contudo, a síntese na derme.

Esse fenômeno ocorre quase que imediatamente após a alteração da barreira e retorna ao nível normal rapidamente após sua reposição. Deve-se observar também que o aumento na síntese de colesterol está diretamente relacionado à extensão do dano na barreira.

O aumento na taxa de síntese do colesterol está associado ao aumento na atividade da HMG-CoA (3-hidroxi-3-metil-glutaril coenzima A) redutase, a enzima determinante da velocidade na colesterogênese, que, por sua vez, é explicada por:
- aumento na quantidade da enzima;
- aumento nos níveis intracelulares de mRNA da HMG-CoA;
- aumento do estado de ativação de enzima.

Quando há aumento na síntese do colesterol, registra-se também um acréscimo na preparação dos corpos lamelares, assim como na proliferação celular da camada basal.

Ainda não se tem certeza, porém, se os lipídios são transportados da epiderme interior para a superior com a finalidade exclusiva de reparo da barreira.

Assim como a disrupção da barreira altera a síntese do colesterol na epiderme, ela também provoca um aumento quase imediato da síntese de ácidos graxos, que retorna ao normal em paralelo à recuperação da barreira. Similarmente ao colesterol, a oclusão inibe esse processo.

Essa alteração na síntese de ácidos graxos está relacionada ao acréscimo tanto na atividade das enzimas-chave da síntese de ácidos graxos (acetil-CoA carboxilase e ácido graxo sintase) como nos níveis intracelulares dos mRNA codificadores dessas enzimas.

Embora se observe aumento na síntese de esfingolipídios após a quebra aguda ou crônica da barreira, ele não é imediato, ocorrendo inicialmente de seis a sete horas a partir da agressão.

O estímulo para a síntese de esfingolipídios está ligado à aceleração da atividade da serina palmitoil transferase (SPT), a enzima que catalisa as etapas iniciais e finais da síntese de esfingolipídios.

A exemplo do observado para o colesterol e dos ácidos graxos, a restauração artificial da barreira com membrana impermeável previne o aumento tanto da síntese de esfingolipídios como da atividade da SPT.

Esse aumento de atividade da SPT ocorre em graus similares tanto nas camadas superiores como nas inferiores da epiderme, sabendo-se que há um aumento nos níveis de mRNA da enzima após a corrupção da barreira.

As glucosilceramidas – ceramidas predominantes nos corpos lamelares e sintetizadas pela enzima glucosilceramida sintase – têm sua atividade praticamente restrita às camadas mais externas da epiderme, porém a disrupção da barreira não afeta sua atividade, indicando que há enzima suficiente para permitir um grande acréscimo na formação de glucosilceramidas e garantir um aumento acentuado na formação dos corpos lamelares.

Observa-se, portanto, uma ação bastante regulada e ordenada na alteração das velocidades de síntese de lipídios para a restauração da homeostase normal da pele, envolvendo tanto eventos celulares, como a expressão de proteínas específicas, quanto moleculares, como a liberação dos corpos lamelares.

A coordenação é desenvolvida no metabolismo do colesterol, no qual todos os genes referentes às enzimas estão em estrutura similar com aproximadamente dez pares de bases na extremidade 5' da região chamada de elemento regulador do colesterol (em alguns genes há mais de um elemento regulador de colesterol presente).

Essa regulação é realizada por um grupo de enzimas denominadas proteínas ligantes do elemento regulador de esterol (*sterol regulatory element-binding proteins* – SREBPs), que, em última análise, regula a transcrição da HMG-CoA sintase (síntese de colesterol), do ácido graxo sintase e da acetil-CoA carboxilase (síntese de ácidos graxos).

A SPT, em contraste, parece ser regulada por mecanismos distintos, o que é coerente com seu diferente tempo de resposta ao estímulo após a corrupção da barreira.

Enquanto as membranas intercelulares no estrato córneo contém essencialmente colesterol, ácidos graxos livres e ceramidas, a principal fonte desses lipídios – os corpos lamelares – contém colesterol, fosfolipídios e glucosilceramidas. Essas diferenças químicas sugerem um processamento extracelular dos lipídios para a formação da barreira.

Além disso, os corpos lamelares contêm grande quantidade de enzimas hidrolíticas – proteases, glicosidases e uma família de lipases – que também podem estar envolvidas no processamento extracelular.

Esse processamento extracelular tem importante papel na formação das membranas lamelares do estrato córneo, e a interferência com a formação dessas membranas pode afetar a homeostase da barreira.

A superfície epidermal é ácida, mas o papel desse pH ácido do estrato córneo sobre a barreira homeostática era desconhecido. Recentemente, observou-se que o pH extracelular do estrato córneo é importante para o processo de deposição normal dos lipídios e, consequentemente, para a formação regular e adequada da barreira.

Os sinais que iniciam esses processos não são perfeitamente conhecidos, porém sabe-se que os íons Ca^{++} podem ter papel crucial no processo de iniciação da resposta à corrupção da barreira.

Na epiderme *in vivo*, observa-se um gradiente de concentração de cálcio com as menores concentrações na camada basal e concentrações progressivamente maiores à medida que as camadas são diferenciadas.

O desaparecimento desse gradiente após a corrupção da barreira provoca aumento no trânsito de água, o que faz com que haja um aumento passivo na perda de cálcio para o estrato córneo.

Sabe-se que a diminuição no conteúdo de cálcio no estrato córneo é associada à secreção de corpos lamelares e à reconstrução do material lamelar na interface entre o estrato córneo e o granuloso.

Embora se saiba que a epiderme é um tecido que se regenera com rapidez, os fatores que regulam a síntese de DNA epidermal não são perfeitamente conhecidos.

As perturbações crônicas ou agudas da função de barreira aumentam a síntese de DNA epidermal na camada basal da epiderme. A magnitude desse aumento é diretamente proporcional ao grau de agressão à barreira. A oclusão também inibe a síntese de DNA, enquanto as membranas permeáveis permitem um acréscimo na síntese em proporções diretas ao seu grau de permeação de vapor.

O aumento na proliferação celular, que ocorre entre seis e vinte horas após a agressão da barreira, fornece células adicionais que contribuem para a sua restauração. O reparo completo da barreira requer de 24 a 36 horas.

Em resumo, temos uma sinalização e a liberação imediata dos corpos lamelares do estrato granuloso para a recomposição da barreira. A seguir, há uma sinalização para a reposição desses corpos lamelares, que ocorre pelo aumento na síntese de colesterol e ácidos graxos livres, por meio da ativação enzimática e do aumento dos níveis de mRNA das enzimas responsáveis pelo controle do processo. Esse processo integrado é mediado por enzimas específicas, que coordenam a expressão gênica desses sistemas.

Embora alguns processos intercelulares na epiderme sejam alterados quando ocorre uma perturbação na barreira (ver quadro 15), essas alterações ocorrem diferentemente nas camadas da epiderme e não influenciam a atividade celular na derme. Nesses eventos, uma série de enzimas são envolvidas, havendo grande controle geral dos eventos (ver quadro 16, p. 123).

Quadro 15. Cascata de eventos na regeneração da barreira cutânea

Evento	Tempo após a quebra da barreira	Mediador bioquímico*/ controle	Inibidores do processo
Formação de novas camadas lamelares	30 minutos a 2 horas		Membrana impermeável
Secreção de corpos lamelares pré-formados das camadas superiores do estrato granular	15 minutos		• Membrana impermeável • Monensina, efeito sobre a exocitose de vesículas • Brefeldin A, bloqueio do movimento dos lipídios e proteínas recentemente preparados • do retículo endoplasmático para o aparelho de Golgi (afeta a produção dos corpos lamelares)
Reposição de corpos lamelares nas células do estrato granuloso	30 a 60 minutos (após 3 a 6 horas, a situação já está normalizada)		Membrana impermeável

(cont.)

Evento	Tempo após a quebra da barreira	Mediador bioquímico*/ controle	Inibidores do processo
Sinalização para o aumento da síntese de colesterol e ácidos graxos		Proteínas ligantes do elemento regulador de esterol (SREBPs), que levam ao aumento dos níveis de mRNA de diversas enzimas dos processos	
Aumento da síntese de colesterol (diretamente proporcional à intensidade da lesão) nas camadas superiores da epiderme	Imediatamente após a perturbação da barreira, retornando ao normal quando a barreira está recomposta	HMG-CoA redutase* (principal; enzima determinante da velocidade do processo de colesterogênese), HMG-CoA sintase,* farnisil pirofosfato sintase* e esqualeno sintase*	Membrana impermeável
Aumento da síntese de ácidos graxos (camadas inferiores da epiderme)	Imediatamente após a perturbação da barreira, retornando ao normal quando a barreira está recomposta	Acetil Co-A carboxilase,* ácido graxo sintase*	Membrana impermeável
Aumento da síntese de esfingolipídios	6 a 7 horas após a quebra da barreira	Serina palmitoil transferase** (etapa inicial da síntese)	
Aumento da conversão de glucosilceramidas a ceramidas		Ativação da β – glucocerebrosidase	Bromo-condritol--βepóxido, inibidor da enzima (composto do tipo conduritol)
Diminuição do cálcio no EG		• Liberação dos corpos lamelares • Aumento da síntese de profilagrina	

* Aumento de atividade e aumento nos níveis de mRNA das enzimas em processo.
** Aumento na atividade.

Fonte: M. Lodén & H. I. Maibach (orgs.), *Dry skin and moisturizers: chemistry and function*. Boca Raton: CRC Press, 2000; P. M. Elias & K. R. Feingold, "Coordinate Regulation of epidermal differentiation and barrier homeostasis". Em *Skin pharmacology and applied skin physiology*, 14 (1), Basileia, 2001.

Quadro 16. Algumas enzimas envolvidas nos processos epidérmicos

Enzima	Processo/ação
Fosfolipase A_2	Conversão de fosfolipídios em ácidos graxos livres
β-glucocerebrosidase	Conversão de glucosilceramidas em ceramidas
SREBPs	Promove o aumento dos mRNA das enzimas envolvidas na síntese de ácidos graxos e colesterol de forma coordenada
Serina palmitoil transferase (SPT)	Catalisa a primeira etapa da síntese de esfingolipídios
Glucosilceramida sintase	Síntese de esfingolipídios
HMG-CoA redutase Farnisil fosfato sintase Esqualeno sintase	Enzimas da rota de síntese de colesterol
Esteroide sulfatase	Conversão de sulfato de colesterol a colesterol
Fosfolipases	Conversão dos diversos fosfolipídios oriundos dos CL a ácidos graxos livres, glicerolipídios e lisolecitina
Esfingomielinase	Conversão de esfingomielinas em ceramidas
Lipases neutras e ácidas	Conversão das acilglucosilceramidas a ceramidas
Ceramidase	Conversão de ceramidas a esfingomielinas
Reação não enzimática	Conversão não enzimática da glutamina a ácido pirrolidonocarboxílico (PCA) – umectante
Histidase	Conversão da histidina a ácido urocânico (absorvente UV)

Fonte: M. Lodén & H. I. Maibach (orgs.), *Dry skin and moisturizers: chemistry and function.* Boca Raton: CRC Press, 2000.

Por exemplo, a síntese de colesterol pode ser triplicada ou quadruplicada na epiderme, enquanto a derme não terá nenhuma alteração, observando-se, ainda, que o aumento de níveis de mRNA das enzimas responsáveis pela colesterogênese e o aumento de suas atividades são maiores nas camadas superiores da epiderme que na camada basal. Já com relação à síntese de esfingolipídios, não se observam diferenças entre os aumentos na síntese em diferentes camadas da epiderme.

Lipídios extracelulares também podem ser importantes na recomposição da barreira. Estudos realizados por meio de marcação isotópica demonstraram que colesterol e ácidos graxos administrados sistemicamente são distribuídos até a epiderme.

Outras evidências experimentais sustentam essa ideia:
- a inibição massiva da síntese de lipídios tem apenas um pequeno efeito na recuperação da barreira;
- ácidos graxos essenciais, obtidos unicamente por meio da dieta, estão presentes em grandes quantidades na epiderme;
- a epiderme não possui atividade Δ^6 e Δ^5 dessaturase, de forma que o ácido araquidônico nela presente deve ser obtido de outras fontes.

DESCAMAÇÃO

O estrato córneo é constantemente renovado por meio da diferenciação terminal dos queratinócitos, e a taxa dessa renovação é determinada pela taxa de proliferação celular na camada basal da epiderme. As camadas mais superficiais do estrato córneo são continuamente liberadas, e esse processo, conhecido como descamação, normalmente ocorre com a liberação de células, resultando em uma aparência suave da superfície, associada a uma condição normal.

No estrato córneo, há um mecanismo de controle para que essa descamação ocorra de maneira regulada, e, sob condições normais, o tempo de renovação desse estrato é de duas a três semanas.

Quando um queratinócito viável do estrato granuloso é transformado em um corneócito do estrato córneo, a célula e o tecido passam a fazer parte de um sistema programado, que irá permitir que a célula seja fortemente ligada às células contíguas por certo tempo, depois do qual sua coesão aos vizinhos diminuirá de tal maneira que ela será liberada da superfície da pele.

A dissociação celular é mediada por proteases endógenas, que digerem os desmossomos, permitindo, então, a liberação dos corneócitos (Harding *et al.*, 2000, pp. 21-52).

Perturbações na descamação (ver quadro 17, p. 125), ocasionadas tanto pelo acréscimo na produção de corneócitos como pela diminuição na velocidade de descamação, resultam em uma superfície celular com aspecto grosseiro, que apresenta grupos de células apenas parcialmente dissociadas e escamas com ou sem um concomitante espessamento do estrato córneo.

Quadro 17. Processos que induzem a alterações na descamação e renovação da barreira

Patologia/ processo	Alteração	Sintoma	Etiologia
Ictiose recessiva X	Concentrações aumentadas de sulfato de colesterol na superfície cutânea, mas o estrato granuloso é normal	Espessamento e descamação (formação defeituosa do manto hidrolipídico)	Genética
Ictiose vulgar	Querato-hialina defeituosa: ausência de filagrina. Não há formação de NMF	Hiperqueratose nas extremidades; o estrato granuloso é muito fino	Genética
Ictiose lamelar	Deficiência na transglutaminase e outras	Escamação generalizada, escamas grandes e espessas, hipoidrose	Genética
Ictiose bulbosa (hiperqueratose epidermolítica)	Mutações na queratina	Formação intensa de bolhas no nascimento; posteriormente, hiperqueratose verrucosa	Genética
Deficiência de ácido linoleico	Ausência de ésteres de ácido graxo e má-formação da barreira	Mau funcionamento da barreira	Má alimentação
Doença de Gaucher tipo I	Deficiência na liberação de fosfolipase A_2	A pele adquire coloração marrom/ amarelada; barreira malformada (defeituosa)	Erro congênito hereditário
Doença de Gaucher tipo II	Deficiência severa na β-glucocerebrosidade	Barreira malformada (defeituosa)	Erro congênito hereditário
Psoríase	Mg, P e K em concentrações elevadas; gradiente de Ca^{++} alterado; alto teor de Fe no estrato córneo	Formação de placas; ciclo celular acelerado; produção anormal de queratina	Autoimune (mediada por imunidade celular)

Fonte: A. Vahlquist, "Ichthyosis: an inborn dryness of the skin". Em M. Lodén & H. I. Maibach (orgs.), *Dry skin and moisturizers: chemistry and function*. Boca Raton: CRC Press, 2000, pp. 121-133.

A enzima mais bem caracterizada no processo de descamação é a enzima quimotríptica do estrato córneo (SCCE), que possui massa molecular de aproximadamente 28 kDa, é parcialmente hidrolisada e tem um pH ótimo, de neutro a alcalino, embora ainda seja ativa a pH 5,5 (Lodén & Maibach, 2000, pp. 121-133).

Os mecanismos para sua ativação ainda não foram completamente esclarecidos, contudo, há evidências de que essa enzima é expressa nos queratinócitos suprabasais da epiderme, estando associada ao processo de diferenciação que leva à formação do epitélio escamoso queratinizado.

Ensaios *in vitro* mostram ainda que a pro-SCCE pode ser ativada por tripsina pancreática, tendo-se observado que extratos obtidos do estrato córneo apresentam enzimas com atividade tripsínica.

A degradação dos desmossomos é um importante pré-requisito para o processo de descamação e, quando essa degradação é atrasada, podem ocorrer acúmulos de escamas.

O espaço intercelular do estrato córneo deve ser considerado como um sistema multifases, composto de uma complexa mistura de lipídios, nos quais proteínas estruturais, enzimas, proteínas não estruturais, uma série de compostos de baixo peso molecular com diferentes graus de hidrofobicidade e água em pequenas, mas significativas concentrações estão dispersas e interagem umas com as outras.

O acúmulo de escamas na superfície da pele pode ser provocado tanto pelo aumento na produção de corneócitos (o que ocorre na psoríase) quanto por uma descamação retardada, como ocorre na ictiose recessiva do cromossomo X (RXI) e na ictiose lamelar.

Os indivíduos com RXI são deficientes na enzima colesterol sulfatase, que catalisa a transformação do sulfato de colesterol em colesterol e sulfato livre. Como resultado, observa-se um aumento da concentração de sulfato de colesterol no espaço intercelular do estrato córneo (Sampaio & Rivitti, 1998).

Esse aumento prejudica a perfeita formação das lamelas intercelulares e impede a produção de esfingomielina, importante protetor do organismo.

O sulfato de colesterol, normalmente presente nos estratos granuloso e espinhoso, também é um inibidor do crescimento dos queratinócitos, além de estar associado ao gradiente de pH observado na pele.

Na ictiose severa, observaram-se mutações no gene da transglutaminase epidermal. Essa enzima tem papel crucial na formação do envelope do corneócito, realizando a ligação cruzada entre as proteínas constituintes.

Já a psoríase é uma hiperproliferação crônica da epiderme, com inflamações da derme e epiderme associadas (Garg *et. al.*, 2001, pp. 53-59).

Esse processo inflamatório é caracterizado pela presença de citocinas e por um acúmulo de células CD4+ nos pacientes afetados. Não existe cura para a doença, mas seus sintomas podem ser controlados ou ainda é possível utilizar-se de terapia supressiva, além de emolientes e agentes hidratantes (Pardasani *et al.*, 2000, pp. 725-733).

Os principais agentes recomendados são:
- a ureia, com ação hidratante, proteolítica, queratolítica e antipruriginosa;
- os α-hidroxiácidos para o controle da hiperqueratose e modulação da proliferação de queratinócitos;
- a suplementação alimentar com ácido eicosapentaenoico e/ou derivados de ômega-3 e 6, para a reconstrução da barreira.

Existem várias outras mutações genéticas que levam a condições de desordem no processo de queratinização (ver quadro 17, p. 125). Atualmente, o fator considerado mais importante para se conseguir um tratamento específico e direcionado dessas patologias é a sua determinação adequada e cuidadosa.

Em indivíduos atópicos, além dos níveis alterados de IgE, provocados pelas reações aos diferentes agentes alergênicos do ambiente, a pele também tende a reagir mais intensamente, tornando-se ressecada, sobretudo no inverno. Nesses indivíduos, observa-se uma diminuição do conteúdo de água, de aminoácidos livres e de ceramidas no estrato córneo em relação a um indivíduo sadio, mesmo em áreas livres de lesões.

Tem-se um significativo aumento da perda de água transepidermal, e as áreas com lesões são mais afetadas que as áreas sem lesão. O pH da superfície também é maior, observando-se a presença de células paraqueratóticas na superfície (células nucleadas), o que não é observado em indivíduos normais.

Alterações semelhantes são observadas em pacientes de hemodiálise (Deleixhe-Mauhin *et al.*, 1994, pp. 130-133), contudo, seus níveis de ceramidas no estrato córneo não são alterados, fazendo com que a perda de água transepidermal também não se modifique.

A LUZ SOLAR E A PELE

REAÇÕES FOTODINÂMICAS

A luz solar é composta de ondas eletromagnéticas com diferentes níveis de energia, indo do infravermelho, composto de ondas menos energéticas (maior comprimento de onda), até o ultravioleta C, com ondas mais energéticas e de menor comprimento (ver quadro 18, p. 130). Ao alcançarem a pele, essas ondas penetram diferentemente, interagindo então com as células da epiderme e da derme e conduzindo a processos degenerativos.

Para compreendermos as diferenças de mecanismo de ação e dos efeitos provocados pela luz solar sobre a pele, precisamos considerar as características particulares e os tipos de reação envolvidos como resposta à absorção de radiação.

Quando uma molécula absorve radiação UV, podem ocorrer transições eletrônicas que levam a diferentes estados eletrônicos. No espectro da região do infravermelho, não há energia para a transferência entre estados eletrônicos, somente ocorrem transições rotovibracionais. Em outros comprimentos de onda, porém, podem ocorrer transições entre diferentes níveis eletrônicos, que são seguidas de decaimento ou de reações químicas (ver figura 29).

Quadro 18. Composição da luz solar atingindo a superfície da Terra

Radiação	Faixa de comprimento de onda (nm)	Faixa de energia (Kcal/mol)	Fenômenos moleculares associados	Ação	Efeito crônico
UVB	280–315	102,4–91,0	Dissociação molecular com geração de radicais livres	• Inibição de síntese de DNA, RNA e proteínas • Inibe mitose • Mutagênico • Eritema tardio	• Danos no tecido conectivo dérmico • Estímulo primário para câncer de pele não melanômico • Elastose solar
UVA	315–400	91,0–71,7	Transições eletrônicas e formação de oxigênio singlete	• Eritema imediato • Bronzeamento menos eficiente na proteção • Danos na derme	• Envelhecimento cutâneo • Elastose solar • Indução de câncer de pele
Visível	400–800 nm	71,7–35,9	Transições eletrônicas	• Utilizada no processo da visão	
Infravermelho	800–1.700	35,9–16,9	Transições eletrônicas vibracionais	• Calor • Queimaduras	• Pode levar a danos celulares

Fonte: R. Lucas et al., Solar ultraviolet radiation: global burden of disease from solar ultraviolet radiation. World Health Organization – Public Health and the Environment, Genebra, 2006.

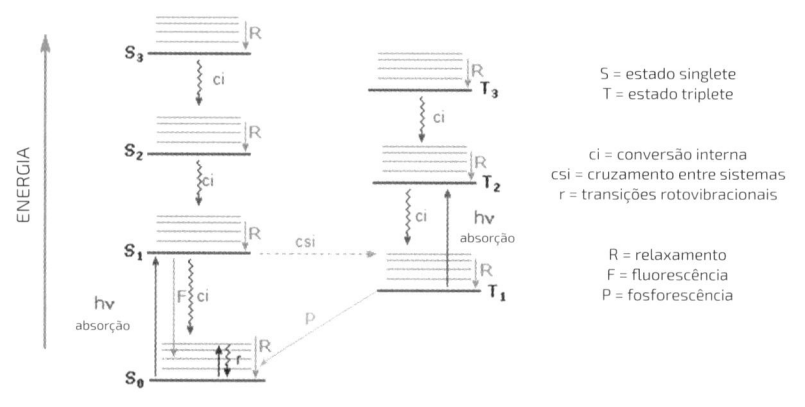

Figura 29. Diagrama de Jablonski: transições eletrônicas após a interação com radiação eletrônica.

Fonte: Modificado a partir de W. Reush. Photochemistry. Disponível em https://www2.chemistry.msu.edu/faculty/reusch/virttxtjml/photchem.htm.

As transições entre um estado e outro podem ocorrer instantaneamente, como na absorção da radiação, ou mais lentamente, como no decaimento por relaxamento não irradiante. Podem ainda emitir luz em outro comprimento de onda, como se observa na fluorescência, que tem decaimento rápido, e na fosforescência, que tem decaimento mais lento (ver quadro 19).

Quadro 19. Escalas de tempo das transições eletrônicas apresentadas no diagrama de Jablonski

Processo	Transição	Escala de tempo (segundos)
Absorção da luz (excitação)	$S_0 \rightarrow S_n$	Aproximadamente 10^{-15}
Conversão interna	$S_n \rightarrow S_1$	$10^{-14}-10^{-11}$
Relaxamento vibracional	$S_n^* \rightarrow S_n$	$10^{-12}-10^{-10}$
Cruzamento entre sistemas	$S_1 \rightarrow T_1$	$10^{-11}-10^{-6}$
Fluorescência	$S_1 \rightarrow S_0$	$10^{-9}-10^{-6}$
Fosforescência	$T_1 \rightarrow S_0$	$10^{-3}-100$
Decaimento não radiativo	$S_1 \rightarrow S_0$ $T_1 \rightarrow S_0$	$10^{-1}-10^{-5}$ $10^{-3}-100$

Fonte: W. Reusch. *Photochemistry*. Disponível em https://www2.chemistry.msu.edu/faculty/reusch/virttxtjml/photchem.htm.

A molécula no estado excitado pode também participar de dois diferentes processos denominados reações fotodinâmicas dos tipos I e II (ver imagens 30, p. 132, e 31, p. 133) (Halliwell & Gutteridge, 1999, p. 87).

Nas reações fotodinâmicas do tipo I, a molécula excitada pode sofrer rearranjos, reações com outras moléculas e decomposição.

Nas reações fotodinâmicas do tipo II, há um processo diferenciado. O decaimento não radiativo ocorre pela transferência de energia para outra molécula, processo chamado de extinção, se pensar na espécie inicialmente formada, ou fotossensibilização, se pensar na nova molécula excitada.

As radiações UVB (280 nm a 320 nm) e o UVA curto (315 nm a 327 nm) possuem energia suficiente para promover a cisão homolítica de ligações covalentes C-H ou C-C, ocorrendo a formação de dois radicais independentes ou a formação de uma espécie birradicalar (ver figura 30). Esse processo é favorecido quando o C tem grupos substituintes que estabilizem o radical formado, como ocorre com os carbonos terciários. Uma vez que ocorra essa dissociação, inicia-se um processo em cadeia que somente será interrompido pela reação entre dois radicais.

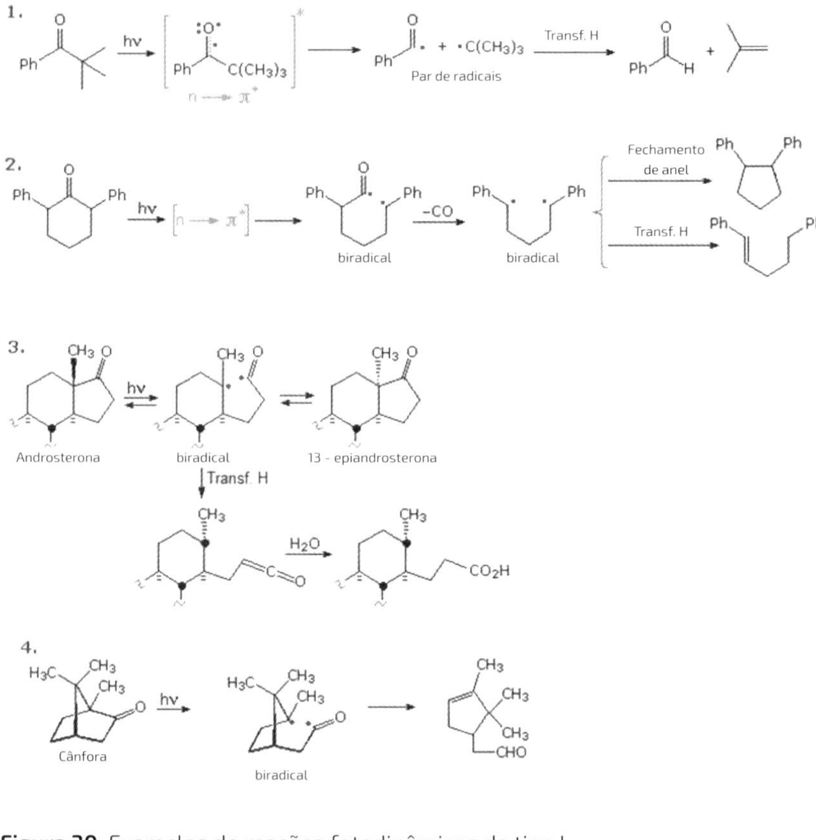

Figura 30. Exemplos de reações fotodinâmicas do tipo I

Fonte: W. Reusch. *Photochemistry*. Disponível em https://www2.chemistry.msu.edu/faculty/reusch/virttxtjml/photchem.htm.

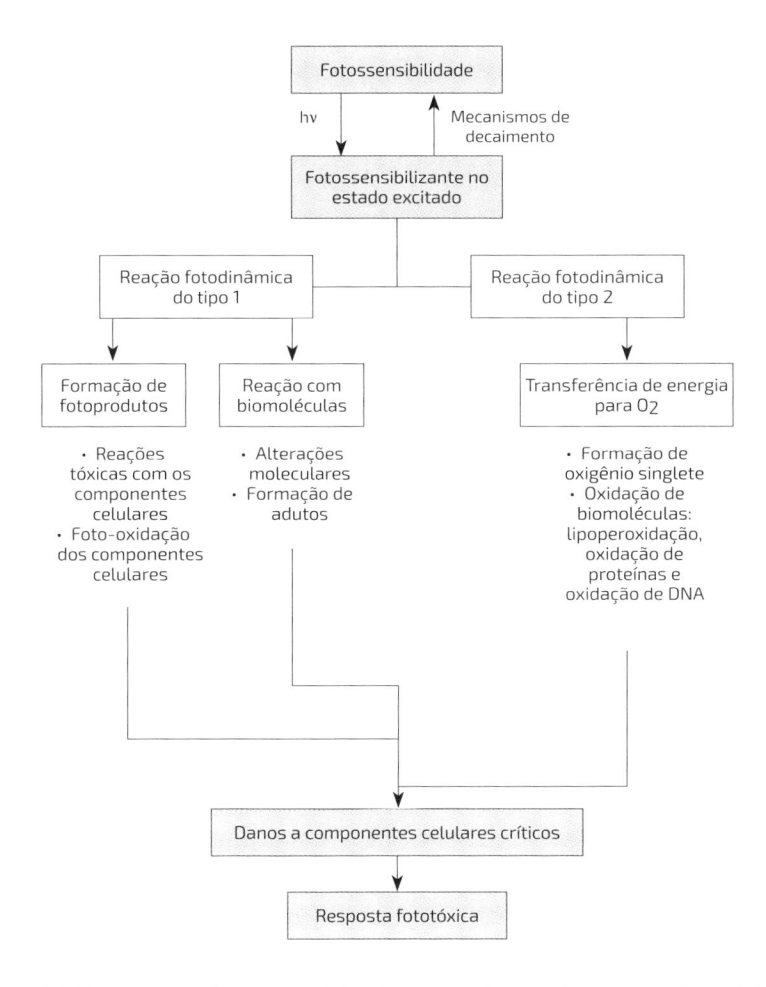

```
                    ┌─────────────────────┐
                    │  Fotossensibilidade │
                    └─────────────────────┘
                         ↑        ↑
                      hv │        │ Mecanismos de
                         ↓        │ decaimento
                    ┌─────────────────────┐
                    │ Fotossensibilizante no│
                    │   estado excitado    │
                    └─────────────────────┘
```

Figura 31. Representação esquemática dos mecanismos da resposta fototóxica.

Por meio dos mecanismos de reação fotodinâmica do tipo I, podem ocorrer a nível celular diversas alterações, como a formação de adutos em DNA, a degradação de biomoléculas e também conjugações.

Essas lesões ocorrem continuamente à medida que a pele é exposta, porém há um sistema de reparo eficiente que é capaz de corrigir a maior parte das lesões quando não há exposição excessiva.

Alguns indivíduos, porém, não possuem esse sistema de reparo de DNA eficiente. Uma lesão, que pode ocorrer em qualquer ser exposto à radiação solar, mas para a qual existe um sistema de reconhecimento e reparo do DNA durante a reprodução celular, nesses indivíduos ocorre e não é reparada, implicando alterações genéticas na próxima geração de células, ocasionando tumores. É o caso, por exemplo, dos indivíduos portadores de xeroderma pigmentoso (XP) (Lenane & Murphy, 2001, pp. 53-57).

Outro exemplo típico de lesões por reações fotodinâmicas do tipo I é a profiria. Nesse caso, tem-se um fotossensibilizante endógeno livre (HEME). Por causa de um defeito genético, o organismo tem um excesso de HEME não conjugado com ferro, tornando-se um fotossensibilizante e causando diversas e sérias reações cutâneas quando o portador se expõe ao sol.

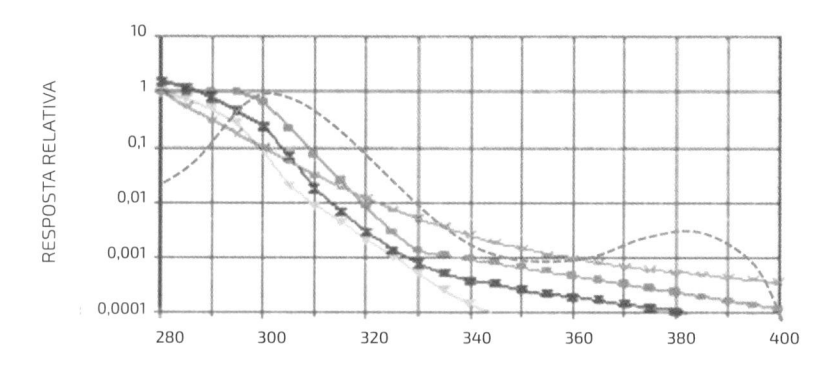

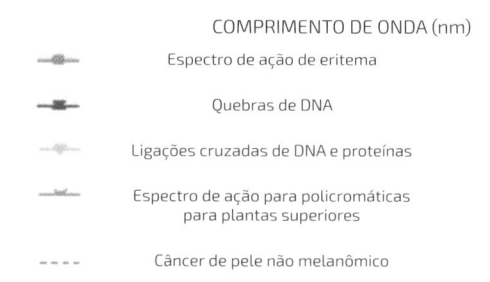

Figura 32. Efeitos da radiação sobre a pele, em diferentes comprimentos de onda.

Fonte: M. Morys e D. Berger, "The accurate measurements of biologically effective ultraviolet radiation", 1993; Weatherhead *et al.*, "Spectral effects of UV on psoriasis", 2013.

Tem-se também o clássico efeito do limão, promovido pela reação fotoquímica dos psoralenos com os componentes da pele.

A radiação UVA longa (320 nm a 400 nm) porém, menos energética, não é capaz de promover a quebra de ligações, mas é capaz de atuar através de moléculas fotossensibilizantes que, quando excitadas, transferem sua energia para outras moléculas ou para o oxigênio, que então podem reagir (reações fotodinâmicas do tipo II). Esses processos induzem, no meio celular, principalmente a produção de espécies oxidadas, o que também pode ser um fator de indução ao câncer de pele não melanômico (ver figura 32, p. 134) (Weatherhead *et al.*, 2013, pp. 47-53).

A radiação no infravermelho, porém, não induz alterações moleculares, e sim modificações em níveis rotovibracionais, produzindo essencialmente alterações na energia cinética das moléculas, ou calor.

EFEITOS BIOLÓGICOS DA RADIAÇÃO SOLAR

Após quinze minutos de exposição à radiação UV, as citocinas da superfície celular e os receptores para fatores de crescimento (EGF), interleucina e o fator de tumoração e necrose α (TNF-α) são ativados. Embora os mecanismos para tais eventos não sejam perfeitamente esclarecidos (Fisher *et al.*, 2002, pp. 1.462-1.470), as espécies reativas de oxigênio (ERO) parecem estar envolvidas na inibição das proteínas tirosinas fosfatases, que atuam como opositores naturais da proteína tirosina quinase receptora quando ativada. Como resultado, ocorre um aumento global na ativação dos receptores. Essa ativação dos receptores dispara os mecanismos de transdução, estimulando, por exemplo, a produção de peróxido de hidrogênio, que se acumula por até sessenta minutos após a irradiação.

A exposição à radiação UV também altera a biossíntese de colágeno, inibindo os fatores de transcrição e a sua expressão, contribuindo com a desorganização final do tecido, observada como um resultado crônico do fotoenvelhecimento. Além disso, observa-se também um aumento da expressão de metaloproteinases (MMP) que contribuem ainda mais com a desorganização da rede estrutural da derme (Kim *et al.* 2010, pp. 19-26).

Com a incidência de radiação UV, observa-se ainda o aumento na transcrição dos genes das proteínas do choque térmico (heat shock proteins – HSPs) (Trautinger, 2001, pp. 70-77), que é seguido por um estado transiente de resistência aumentada a ataques posteriores. Esse é um estado representante do mecanismo de adaptação conservativa a ambientes hostis.

Igualmente, observa-se um quadro inflamatório, no qual, como resposta à incidência de radiação UV, a expressão de COX-2 e interleucina IL-1β são aumentadas.

Com a idade, há uma perda na capacidade de resposta à agressão, atribuída principalmente às deficiências de barreira e a uma maior susceptibilidade aos processos inflamatórios observados nos indivíduos idosos (Declercq *et al.*, 2002, pp. 125-132), de forma que a idade e a exposição solar são fatores que contribuem sinergicamente para o envelhecimento cutâneo.

Na exposição crônica, essas alterações acabam por comprometer a estrutura e o funcionamento das células, fazendo com que haja uma redução geral nos processos biossintéticos dos fibroblastos e queratinócitos, potencializada pela sobreposição dos fatores de envelhecimento e fotoexposição.

ÍNDICE UV E RESISTÊNCIA À RADIAÇÃO SOLAR

As diferentes faixas de radiação atuam por mecanismos distintos: enquanto a radiação UVB atua principalmente pelas reações fotodinâmicas do tipo I, ou seja, pelo estímulo direto de moléculas passíveis de fotossensibilização, a radiação UVA pode atuar também por meio dos processos fotodinâmicos do tipo II, dando início a processos oxidativos (Harris, 2009, pp. 10-11). Com isso, observam-se respostas diferenciadas quando da exposição às radiações UVA ou UVB: a radiação UVB provoca maior índice de lesões em DNA, como troca de cromátides irmãs e formação de dímeros de pirimidina, enquanto a radiação UVA provoca mais lesões de natureza oxidativa, induzindo, por exemplo, à apoptose em maior intensidade (ver figura 33, p. 142).

Porém, embora os mecanismos de ação sejam diferenciados, o que se observa na situação real de exposição é uma somatória desses efeitos, acentuada por condições como a diminuição da proteção natural pela camada de ozônio na atmosfera e também por hábitos pessoais.

O ozônio presente na atmosfera absorve significativamente a radiação UVB, tendo apenas um pequeno efeito sobre a quantidade de radiação UVA que chega à superfície. Com o surgimento do buraco na camada de ozônio, as taxas de radiação UVB vêm aumentando ano após ano. Desde a década de 1990, há uma forte preocupação mundial em controlar essa situação.

O índice UV (IUV), desenvolvido no Canadá, posteriormente padronizado pela Organização Mundial de Saúde (OMS) e adotado em todo o mundo, é uma medida que reflete a taxa de energia ultravioleta total que chega à superfície. É definido como a quantidade total de energia que atinge a região durante o período de uma hora, entre 12 e 13 horas, correspondendo uma unidade de IUV a aproximadamente 0,024 W/m^2 (ou 24 J/cm^2 durante uma hora de exposição).

Assim, considerando a susceptibilidade individual, é possível saber qual o tempo necessário para um indivíduo apresentar eritema em função do índice UV (ver quadro 20, p. 138). Diversas páginas disponíveis na internet, como o Weather Channel, apresentam a previsão de índice UV e os dados meteorológicos para cada cidade.

Como o IUV varia com o horário, a latitude e a estação do ano, é importante considerar todos esses dados ao avaliar a necessidade de fotoproteção. Durante o dia, há um aumento gradativo do índice UV. Nas primeiras horas do dia, ele é praticamente nulo, crescendo rapidamente após 9 e 10 horas, atingindo seu máximo em torno das 12 horas e diminuindo posteriormente. O pico de índice UV ocorre no verão, no hemisfério sul, entre os meses de dezembro e março, e no hemisfério norte, entre junho e setembro. Nos meses de verão, no Brasil, o horário entre 10 e 15 horas é considerado crítico, em razão da alta incidência de radiação UV.

Usualmente, considera-se que ao longo do dia a quantidade total de radiação é equivalente a três horas de exposição ao máximo, e também a exposição em dias consecutivos é considerada como uma somatória, ou seja, para avaliar a quantidade total de radiação durante um feriado prolongado de três dias, deve-se estimar um total de nove horas de exposição no pico de índice UV (três dias × três horas por dia × IUV previsto). Independentemente da necessidade de reaplicação do fotoprotetor, que deve ser realizada em média a cada duas horas principalmente por causa da transpiração, ele deve ser adequado à necessidade de cada pessoa. A fotoproteção necessária para proteger um indivíduo pode ser estimada (ver quadro 20).

Quadro 20. Exemplo de cálculo – tempo necessário para surgimento de eritema em função do fotoprotetor utilizado.

	Dose eritematosa mínima (valor médio)		Sem FPS				FPS15				FPS30				FPS60			
	em J/cm²	em IUV	(tempo em horas)				(em dias, 3h/dia)				(em dias, 3h/dia)				(em dias, 3h/dia)			
Indice UV			1	5	10	13	1	5	10	13	1	5	10	13	1	5	10	13
Fototipo I	0,029	1,2	1,2	0,2	0,1	0,1	6	1,2	0,6	0,5	12	2	1	1	24	5	2	2
Fototipo II	0,036	1,5	1,5	0,3	0,2	0,1	8	1,5	0,8	0,6	15	3	2	1	30	6	3	2
Fototipos III a, b	0,043	1,8	1,8	0,4	0,2	0,1	9	1,8	0,9	0,7	18	4	2	1	36	7	4	3
Fototipo IV	0,058	2,4	2,4	0,5	0,2	0,2	12	2,4	1,2	0,9	24	5	2	2	48	10	5	4

Fonte: M. I. N. C. Harris, "Fotoproteção na medida certa". Em *A fórmula*, nº 40, Campinas, 2009, pp. 10-11.

De acordo com nossa herança genética, temos maior ou menor resistência à radiação solar e, consequentemente, uma variação na resposta que apresentamos ao sol. Assim, quanto mais escura a pele, maior a quantidade de energia necessária para provocar um eritema (ver quadro 20). Quando estamos bronzeados, nosso índice de melanina aumenta de forma que a quantidade mínima de radiação necessária para provocar um eritema (vermelhidão) também aumenta e, assim, observamos uma maior heterogeneidade de resposta nos grupos de indivíduos com alguma capacidade de desenvolver bronzeado. À medida que envelhecemos, nossa capacidade de resistir aos efeitos deletérios da radiação solar diminui. Embora o nível energético celular seja mantido após agressões moderadas mesmo em indivíduos idosos, observa-se que as células envelhecidas, assim como aquelas fotoenvelhecidas, necessitam de maior tempo para se recuperar (Declercq *et al.*, 2002, pp. 125-132).

Enquanto em um indivíduo com menos de 25 anos, após cerca de quatro horas de exposição à radiação UV, os níveis energéticos estão repostos, em um com mais de 55 anos essa recuperação pode levar mais de 24 horas, observando-se ainda que a radiação na faixa UVA (320 nm a 400 nm) exerce efeito imunossupressivo mais significativo que a radiação UVB (280 nm a 320 nm) (Baron & Stevens, 2002, pp. 933-937).

Além da melanina, substância responsável pela coloração da pele e pelo bronzeamento, na superfície da pele existem também substâncias oriundas do sebo que formam um fino filme, auxiliando na fotoproteção. Entre essas moléculas, encontram-se a vitamina E e o esqualeno. O colesterol, presente no estrato córneo e oriundo dos corpos lamelares, também exerce efeito fotoprotetor. Essas moléculas são capazes de extinguir os radicais livres e também de reagir com o oxigênio singlete, ambos formados pela exposição à radiação UVB e UVA, respectivamente (Kostyuk *et al.*, 2012).

A formação dos produtos de fotodegradação de vitamina E e esqualeno são a primeira linha de defesa contra a radiação solar. Além de eliminar agentes agressores, os produtos de oxidação do esqualeno são moléculas de sinalização para os queratinócitos, ativando as respostas inflamatórias, de proteção metabólica e atividade proliferativa nos queratinócitos. No entanto, após a exposição crônica à radiação UV ou quando as vias celulares e moleculares estão desreguladas, como ocorre na pele envelhecida ou em patologias, os produtos de oxidação do esqualeno podem causar processos inflamatórios, promovendo o estresse cutâneo.

O resultado final da coloração da pele depende, portanto, de uma hierarquia complexa de eventos sobre os quais se pode exercer algum controle por meio do uso de substâncias tópicas, sistêmicas ou ainda de tecnologias, como irradiação UV e laser.

No caso das substâncias tópicas, utiliza-se tanto as substâncias fotoprotetoras como as estimuladoras do bronzeado ou que promovem uma pigmentação semipermanente na epiderme sem interferir na produção de melanina.

Já para os processos de descoloração, isto é, a remoção de hiperpigmentações ou homogeneização da coloração da tez, os mecanismos mais comumente utilizados são a inibição da transcrição da tirosinase e de proteínas a ela relacionadas (TRPs), a inibição da captação e organização dos melanossomas nos queratinócitos ou ainda a degradação da melanina, dos melanossomas ou das taxas de melanização (Briganti *et al.*, 2003, pp. 101-110; Parvez *et al.*, 2006, pp. 921-934).

Deve-se considerar, porém, que os desenvolvimentos na área de discromias requerem intensa pesquisa e cuidados, uma vez que os melanócitos são células que, se alteradas, podem levar a quadros clínicos graves, como os melanomas. Além disso, as alterações observadas (discromias) podem ser indicativas de outras patologias mais sérias, como o próprio melanoma ou desordens hormonais, que, se não tratadas adequadamente, podem evoluir impactando seriamente a saúde e mesmo colocando em risco a vida do indivíduo.

PRODUÇÃO DE VITAMINA D

Um famoso provérbio, atribuído a Paracelso, diz que a diferença entre o medicamento e o veneno é a dose, trazendo em seu cerne exatamente o que hoje se vê com relação à exposição solar: muita exposição pode provocar diversos malefícios à pele, como o envelhecimento e o câncer de pele, mas a carência de vitamina D, que pode ser obtida da dieta ou sintetizada na pele pela ação dos raios UVB, também pode ser igualmente prejudicial à saúde.

Com toda a divulgação dos malefícios da exposição solar, a falta de tempo para a prática de atividades ao ar livre e também por causa da maior eficácia e qualidade dos fotoprotetores, hoje em dia é comum encontrar pessoas com pouco ou nenhum bronzeado, o que, se por um lado preserva a pele evitando o fotoenvelhecimento, pode ser um dos fatores responsáveis pela redução dos níveis séricos de vitamina D.

A exemplo do que se observa em todo o mundo, há uma grande incidência de hipovitaminose D na população brasileira, apesar de estarmos em um país cujos níveis de insolação são elevados na maior parte do ano, atingindo valores máximos de índice UV em diversas áreas por meses. No Brasil, observa-se que a prevalência da hipovitaminose D atinge aproximadamente dois terços da população de idosos e mulheres menopausadas (Neves *et al.*, 2012).

É necessário, portanto, compreender as fronteiras entre os níveis de fotoexposição necessária e tóxica, procurando-se encontrar assim um ponto de equilíbrio.

No fim do século XIX, as consequências da hipovitaminose D já eram uma preocupação, principalmente no tocante à saúde infantil, posto que o raquitismo pode levar ao atraso no desenvolvimento do esqueleto e a deformações. Tendo-se constatado que o raquitismo afetava até 90% das crianças vivendo nos centros urbanos da Europa Ocidental e nos Estados Unidos, enquanto crianças vivendo em regiões mais ensolaradas e nas zonas rurais praticamente não eram afetadas, a exposição solar como forma de prevenção ao raquitismo começou a ser promovida. Paralelamente ao estímulo, iniciou-se a venda de lâmpadas UV, para que os pais pudessem prevenir o raquitismo de seus filhos. Além da exposição solar, a ingestão de óleo de fígado de bacalhau tornou-se popular. Do conhecimento folclórico nórdico e comprovado experimentalmente, seus efeitos e composição passaram a ser estudados, assim como alternativas, como, a irradiação com UV de leite, fermentos e outros alimentos observando-se igual efeito quando animais ou crianças eram alimentados com esses produtos.

Com base na irradiação de fungos, desenvolveu-se a síntese industrial do ergosterol (vitamina D2), que passou a ser um popular aditivo alimentar em laticínios e derivados e em outros alimentos, incluindo salsichas e cervejas. No início dos anos 1950, porém, dada uma epidemia de hipercalcemia, a prática foi reconsiderada e atualmente a fortificação de alimentos na Europa não é mais praticada. Deve-se observar que a vitamina D é pouco tóxica, e são necessárias concentrações muito elevadas mantidas por um período muito extenso, e geralmente associadas à hipercalcemia, para que se manifestem efeitos deletérios (Holick, 2010).

A vitamina D pode ser obtida por alimentos, mas também é produzida pela conversão na pele da provitamina D3, através da radiação UVB (ver figura 33, p. 142).

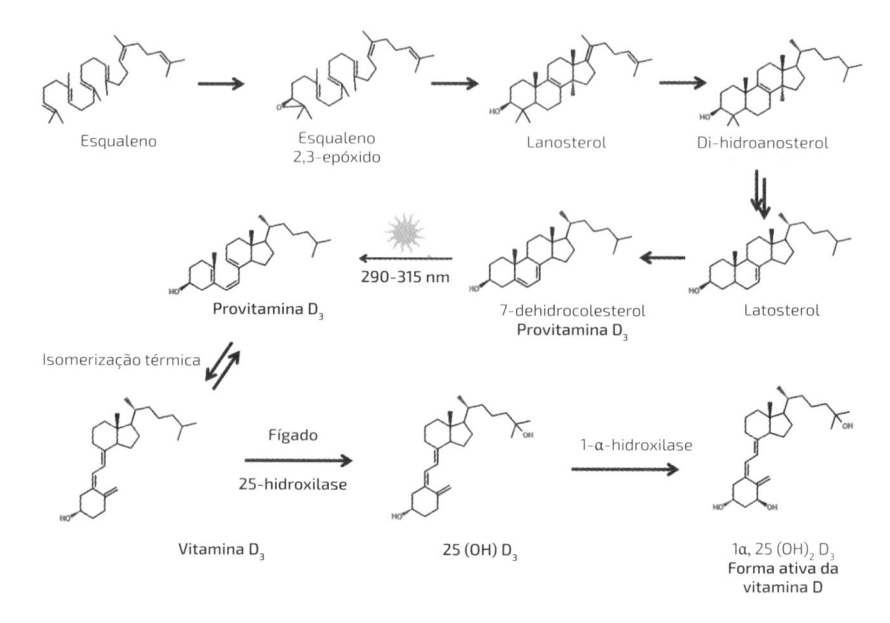

Figura 33. Biossíntese da forma ativa da vitamina D.

Fonte: R. B. Jäpelt & J. Jakobsen. "Vitamin D in plants: a review of occurrence, analysis, and biosynthesis". Em *Fronties in Plant Science*, 4 (136), 2013.

A 25-hidróxivitamina D_3, 25(OH)D_3, é a forma circulante predominante de vitamina D e sua quantificação é utilizada para avaliar os níveis orgânicos de vitamina D. É uma forma inativa, transportada até os rins pela proteína de ligação de vitamina D, onde é convertida à forma ativa (1-α-25-dihidroxi-vitamina D, 1α,25 (OH)$_2$). A 1α,25(OH)$_2$$D_3$ aumenta a absorção de cálcio e fósforo no intestino e sua deficiência pode, entre outros, levar à osteopenia e à osteoporose.

A diminuição da absorção de cálcio pelo intestino delgado resulta em uma diminuição no cálcio ionizado, o que é um sinalizador para que as glândulas paratireoides aumentem a produção e secreção de hormônio da paratireoide (PTH). O PTH mantém os níveis de cálcio sérico aumentando a reabsorção tubular de cálcio nos rins. Através de seu receptor nos osteoblastos, o PTH estimula a formação de osteoclastos, que, por sua vez, se dissolvem na matriz óssea e mineral para libertar o cálcio para o espaço extracelular. Esse processo, conhecido como hiperparatireoidismo secundário, pode precipitar e agravar a osteopenia e a osteoporose, aumentando o risco de fraturas. O PTH também aumenta a perda de fósforo pela urina, resultando em um nível baixo de fósforo no soro.

Estima-se que aproximadamente metade das mulheres terá pelo menos uma fratura relacionada à osteoporose após a menopausa. Contudo, a suplementação alimentar com vitamina D (até 400 UI/dia) associada ao cálcio não é recomendada pela Agency for Healthcare Research and Quality, pois, além de nessas dosagens não haver real efeito de redução das fraturas por osteoporose, sabe-se que há a possibilidade de desenvolvimento de cálculos renais, embora existam níveis recomendados de ingestão diária de vitamina D e cálcio, conforme se pode notar na tabela 1. (AHRQ, 2014).

Tabela 1. Níveis recomendados de ingestão diária de vitamina D e cálcio

População	Vitamina D	Cálcio
Mulheres 19–50 anos 51–70 anos > 70 anos	600 UI/dia 600 UI/dia 800 UI/dia	1.000 mg/dia 1.200 mg/dia 1.200 mg/dia
Mulheres gestantes < 18 anos > 18 anos	600 UI/dia 600 UI/dia	1.300 mg/dia 1.000 mg/dia
Mulheres lactantes < 18 anos > 18 anos	600 UI/dia 600 UI/dia	1.300 mg/dia 1.000 mg/dia
Homens 19–50 anos 51–70 anos > 70 anos	600 UI/dia 600 UI/dia 800 UI/dia	1.000 mg/dia 1.000 mg/dia 1.200 mg/dia

A $25(OH)D_3$ é convertida nos rins a $1\alpha,25(HO)_2D_3$, que, além de promover a absorção de cálcio e fósforo no intestino, também inibe a liberação de renina nos rins, o que promove a liberação de insulina pelas células β do pâncreas.

Inicialmente, acreditava-se que a conversão a $1\alpha,25(OH)_2 D_3$ ocorresse apenas nos rins, porém hoje é conhecido que ela também acontece localmente nas mamas, no cólon, na próstata e em outras células, regulando uma grande variedade de genes que controlam a proliferação, incluindo p21 e p27, assim como genes que inibem a angiogênese e a apoptose. Atualmente, são descritos mais de 2 mil genes que são regulados direta ou indiretamente pela 1α,25(HO)$_2$D$_3$, e sabe-se que a maior parte da produção local de 1α,25(HO)$_2$D$_3$ não é liberada na corrente sanguínea, não contribuindo, portanto, com o aumento dos níveis séricos totais de vitamina D. Os efeitos locais da 1α,25(HO)$_2$D$_3$ são a diminuição da proliferação e o aumento da diferenciação e da sobrevivência celulares (Gallagher & Sai, 2010). A deficiência de vitamina D também é associada ao aumento do risco de câncer, incluindo o da mama, da próstata, do cólon e dos ovários. Mulheres com níveis adequados de 25(OH)D, que fizeram suplementação alimentar com vitamina D, assim como aquelas que tiveram maior exposição solar quando eram adolescentes ou jovens adultas, apresentam riscos reduzidos para câncer de mama. Por outro lado, a deficiência de vitamina D é associada diretamente ao risco aumentado de câncer colorretal e adenoma colorretal.

Na deficiência de vitamina D, observa-se também risco aumentado para diversas doenças crônicas, e a suplementação alimentar leva a uma melhoria no cenário de riscos para doenças cardíacas, diabetes tipo 2, doenças autoimunes e infecciosas, asma, esclerose múltipla, artrite reumatoide e outros distúrbios (Japelt & Jakobsen, 2013; Gallagher & Sai, 2010; Schuch, 2009; Marques, 2010).

A PANDEMIA DE HIPOVITAMINOSE D

Considera-se adequada a concentração sérica na faixa entre 30 a 60 ng/mL de 25(OH)D$_3$ e a classificação como hipovitaminose D é dada sempre que valores abaixo do de referência são reportados (WHO, 2003). Quando os níveis encontram-se entre 20 a 29 ng/mL, são insuficientes e abaixo de 20 ng/mL é considerado deficiência de vitamina D (ver tabela 2, p. 145) (Holick, 2007).

Tabela 2. Indicadores de saúde para níveis séricos de vitamina D

25(OH)D_3 (ng/mL)	25(OH)D_3 (nmol/mL)	Indicador de saúde
< 20	< 50	Deficiência
20–32	50–80	Insuficiência
32–100	80–250	Suficiência
54–90	135–225	Normal em países ensolarados
> 100	> 250	Excesso
> 150	> 325	Intoxicação

Em todo o mundo há um cenário de pandemia, com um grande aumento nos quadros de deficiência/insuficiência de vitamina D, estimando-se que mais de 1 bilhão de indivíduos são afetados. As principais causas às quais se atribui esse cenário são a obesidade, alterações de estilo de vida, diminuição no consumo de leite e aumento da fotoproteção. Mesmo nos países onde a fortificação do leite ocorre há décadas, ainda se observam deficiências importantes relacionadas a latitude, estação do ano, gênero, idade e condições sociais, e a exposição adequada à radiação solar é considerada o meio essencial para promover o aumento dos níveis séricos de vitamina D.

Em países como o Brasil, apesar do elevado índice UV durante todo o ano, também se observa deficiência de vitamina D na população, em especial nos idosos. Uma das razões para que isso ocorra é que no organismo idoso há a perda da capacidade de conversão do 7-dehidrocolesterol para cerca de 20% quando comparada à de um jovem (Bandeira *et al.*, 2010).

Estudos clínicos realizados no Japão (Miyauchi *et al.*, 2013) mostraram que a exposição de uma superfície equivalente à área da face e das mãos (cerca de 18% da superfície corporal) por no máximo 15 minutos durante o verão já seria suficiente para a produção da quantidade necessária de vitamina D. Já no inverno, pode ser necessário um período maior de exposição, por causa da baixa incidência de radiação UV. Os dados obtidos são extrapoláveis para o Brasil, principalmente se considerado o pior caso, que é a faixa de território da região Sul, com latitudes entre aproximadamente 23°S e 35°S (ver tabela 3, p. 146).

Tabela 3. Tempo de exposição de superfície equivalente a 600 cm², necessário para produzir a dose diária recomendada de vitamina D

	Verão			Inverno		
Latitude	9 h	12 h	15 h	9 h	12 h	15 h
26°12'N *	9 min	3 min	5 min	78 min	8 min	17 min
43°04'N	8 min	5 min	13 min	500 min	76 min	2.700 min

Fonte: Tabela adaptada de M. Miyauchi *et al.* "The solar expasure time required for vitamin D3 synthesis in the human body estimated by numerical simulationand observation in Japan". Em *The Journal of Nutritional Science and Vitaminology*, 59. 2013. *índice UV médio: julho ≥ 11; dezembro > 3.

Comparando-se a exposição necessária para a produção adequada de vitamina D, apresentada acima, e a exposição necessária para que se observe eritema, é possível concluir que há uma boa margem de segurança de forma que garanta um nível de exposição seguro para a síntese de vitamina D, sem que se alcance os níveis necessários para a manifestação dos efeitos tóxicos da radiação solar.

Por conta do exagerado receio da exposição solar, com uso de produtos com elevados fatores de proteção mesmo quando desnecessário, mas principalmente por causa do aumento da realização de atividades em ambientes fechados, tanto por adultos como por crianças, que passam cada vez mais tempo em atividades recreacionais em academias fechadas e nos computadores, observa-se um cenário crítico: um estudo mostrou que 87% dos dermatologistas australianos apresentavam níveis de 25(OH)D < 20 ng/mL no fim do verão (Holick, 2010).

Dessa forma, é necessário que se busque um balanço da situação, promovendo a exposição solar a níveis sadios, evitando os horários em que o índice UV é elevado, mas procurando, ao menos alguns minutos por dia, realizar atividades em ambientes abertos, permitindo a exposição da pele.

O CONTROLE CRONOBIOLÓGICO
DA PELE

Durante toda a nossa vida, desde a concepção até a morte, participamos de diferentes processos cíclicos, governados por diversos fatores. A própria vida pode ser considerada um ciclo completo, sendo cada geração um novo ciclo, composto de vários outros ciclos de evolução e transformação.

O segmento da ciência que engloba os estudos de sistemas biológicos afetados pelo tempo chama-se cronobiologia. Estão incluídos o envelhecimento, os ritmos biológicos e os fenômenos cíclicos (BIREME, 2008). A cronobiologia pode ainda ser subdividida em cronofisiologia, responsável pela investigação dos processos rítmicos normais, a cronofarmacologia, que estuda as flutuações das respostas orgânicas a drogas ou o efeito das drogas em função dos ritmos orgânicos, a cronopatologia, que estuda as relações entre os ritmos anormais e doenças, e a cronoterapêutica, que aplica os conhecimentos das áreas da cronobiologia em processos terapêuticos (Curtis, 1972, pp. 253-256).

Como regra geral, a nossa vida cotidiana é estruturada por três diferentes relógios (sincronizadores), e o equilíbrio entre eles é considerado um importante fator na manutenção da qualidade de vida e na preservação da saúde física, mental e social.

O relógio solar fornece diariamente luz e variações de temperatura, interferindo na regulação orgânica por meio da ação da radiação UV sobre a retina e consequentemente na produção de melatonina e serotonina pela glândula pineal. Além disso, ele controla as estações do ano, provocando o que denominamos de variações sazonais. Com o aumento da radiação UV no verão, além da maior produção de vitamina D, observamos uma tendência no aumento da renovação celular. Em temperaturas mais altas, há uma maior transpiração e dilatação de poros e aumento da circulação sanguínea. Já no inverno, as baixas temperaturas e menor umidade fazem com que ocorra um espessamento do estrato córneo e contração de poros e vasos, para inibir ou minimizar a perda de água (Mehling & Fluhr, 2006, pp. 182-189).

O segundo relógio que sincroniza nossas atividades é o relógio social, que se baseia no trabalho ou em fatores relacionados à família. Ajustamos nossos horários de sono às nossas práticas diárias, nem sempre em sintonia com as nossas necessidades orgânicas.

O terceiro é o relógio biológico interno, controlado principalmente no núcleo supraquiasmático no hipotálamo, o principal centro integrador das atividades dos órgãos viscerais e um dos principais responsáveis pela homeostase corporal, exercendo o controle do relógio biológico dos ciclos serotoninérgico e melatoninérgico.

O relógio biológico é influenciado também pela ação genética, manifestada por genes específicos que controlam os ciclos orgânicos. Quando alterados, eles perdem a sua sincronicidade e o seu ritmo (Young & Kay, 2001, pp. 702-715).

Como um resultado bioquímico geral, observa-se uma flutuação na liberação de diferentes substâncias em diferentes períodos, cujos ciclos variam desde algumas horas até o padrão anual (ver quadro 21, p. 149).

A glândula pineal é o primeiro controle do relógio biológico. Em função da radiação e luminosidade, ela regula o ciclo de produção de melatonina ou serotonina, sendo a mensagem então transmitida à glândula pituitária para a condução do processo.

A hipófise, ou glândula pituitária, é uma glândula endócrina, situada na base do cérebro, na região conhecida como sela turca. Produz numerosos e importantes hormônios e, por isso, é reconhecida como glândula mestra do sistema nervoso. Possui dimensões aproximadas a um grão de ervilha e está dividida em duas partes, o lobo anterior (adeno-hipófise) e o lobo posterior (neuro-hipófise). O sistema nervoso central manifesta seu controle sobre a hipófise através do hipotálamo via ligações nervosas ou substâncias parecidas com hormônios, conhecidas como fatores de liberação.

Entre as substâncias liberadas pelo hipotálamo está o hormônio liberador de gonadotrofinas, responsável pela liberação do hormônio folículo-estimulante e do hormônio luteinizante, que atuarão sobre as gônadas, controlando a produção dos hormônios androgênicos e estrogênicos.

Quadro 21. Terminologia em cronobiologia

Ciclo	Peridiocidade
Ultradiano	Menor que 20 horas
Diurno	Durante o dia
Noturno	Durante a noite
Nictemeral	De um dia e uma noite
Circadiano	De 24 horas (entre 20 e 28 horas)
Infradianos	Todos os ciclos com mais de 28 horas
Circaseptano	7 ± 3 dias
Circadiseptano	14 ± 3 dias
Circavingitano	20 ± 3 dias
Circalunar	30 ± 5 dias
Circanual	1 ano

Fonte: American Association for Medical Chronobiology and Chronotherapeutics (AAMCC), *Glossário*. Disponível em http://www.aamcc.net/glossary.htm; BIREME, "Descritores em Ciências da Saúde (DeCS)". Disponível em http://decs.bvs.br/P/decswebp2008.htm.

Uma vez enviada a sinalização (fatores de liberação), a hipófise realiza a liberação de hormônios, alguns dos quais denominados hormônios tróficos ou trópicos, que atuam sobre outras glândulas endócrinas, regulando suas secreções. Essas, por sua vez, realizam um processo de retroalimentação, informando o hipotálamo sobre a necessidade ou não de liberação de determinado hormônio. Os hormônios liberados pela hipófise e seus alvos são apresentados no quadro 22, p. 151.

Com a ação do ACTH na glândula suprarrenal, há a liberação de três outros tipos de hormônios que regulam diversos ciclos biológicos: os glicocorticoides, os mineralocorticoides e os hormônios androgênicos.

O principal glicocorticoide produzido é o cortisol, que estimula as taxas metabólicas orgânicas, favorecendo o aumento das taxas de glicose sanguínea e minimizando a resposta inflamatória.

Os mineralocorticoides aumentam a reabsorção de água e o equilíbrio de eletrólitos nos microtúbulos renais, resultando na absorção de sódio e eliminação de potássio e contribuindo para o aumento da pressão arterial. O principal mineralocorticoide é a aldosterona.

Os hormônios androgênicos produzidos pela suprarrenal são o sulfato de deidroepiandrosterona (DHEA-sulfato) e a androstenodiona (A-diona), que atuam principalmente no desenvolvimento e na manutenção dos caracteres sexuais masculinos, além de atuar em sistemas como a produção de sebo e a involução do folículo pilossebáceo.

Os produtos da rota serotoninérgica/melatoninérgica cutânea exercem suas ações modulando a proliferação e a viabilidade celular, enquanto os hormônios adrenocorticotróficos atuam principalmente nas respostas inflamatórias e nos casos de estresse.

Assim, apresentamos ciclos circadianos característicos na pele: a produção de sebo, a perda de água transepidermal e o pH variam conforme o horário do dia, a época do mês (principalmente para mulheres, por causa do ciclo hormonal) e o período da vida.

Por exemplo, enquanto temos um pico de produção de sebo em torno do meio-dia, o fluxo sanguíneo e a perda de água transepidermal apresentam ciclos ultradianos, com picos no início da manhã, no entardecer e no fim da noite. Essas alterações interferem até mesmo na nossa própria percepção de padrões de rugosidade: pela manhã, a pele do rosto está mais hidratada, enquanto à noite apresenta-se menos hidratada, tornando pequenas rugas secundárias mais evidentes.

Quadro 22. Hormônios produzidos pela hipófise e seus alvos

Hormônio	Tecidos que apresentam receptores	Efeitos principais
Tirotrofina (ou hormônio estimulador da tireoide – TSH)	Sistema nervoso e células da glândula tireoide	Estimula a tireoide e a formação de tiroxina
Adrenocorticotrófico (ACTH)	Glândula suprarrenal	Estimula a produção de corticosteroides e pode ser precursor de MSH
Folículo-estimulante (FSH)	Gônadas femininas e masculinas	Estimula a formação do folículo de Graaf do ovário e dos túbulos seminíferos do testículo
Luteinizante (LH)	Gônadas femininas e masculinas	Regula a produção e liberação de estrogênio, progesterona e testosterona
Prolactina	Glândulas mamárias, ovários, testículos, fígado e hipotálamo	Estabiliza a secreção do estrogênio e da progesterona e estimula a secreção de leite
Somatotrofina (ou hormônio do crescimento – GH)	Diversos tecidos, incluindo ossos, músculos e pele	Estimula mitose, diferenciação e crescimento celular
Hormônio estimulador de melanócitos (MSH)	Pele e cérebro	Estimula a síntese e distribuição de melanina
Ocitocina	Útero e glândulas mamárias	Estimula contrações e facilita a secreção do leite
Vasopressina (ADH)	Vasos sanguíneos	Regula a pressão arterial
	Rins	Tem ação antidiurética sobre os microtúbulos
Endorfinas	Cérebro e pele	Atua sobre receptores µ
Encefalinas	Cérebro e pele	Provável anti-inflamatório

A PELE E OS HORMÔNIOS

Entre os diferentes tecidos e órgãos sob o controle hipotalâmico encontra-se a pele, que possui todos os componentes necessários para a síntese esteroidal (denominada síntese periférica), e receptores específicos para diversos estímulos hormonais produzidos localmente ou que chegam pela corrente sanguínea (Zouboulis, 2000, pp. 230-242), o que estabelece um padrão de controle para diversas funções e atividades celulares (ver quadro 23, p. 154).

Por isso, a pele é considerada um órgão endócrino, possuindo não apenas receptores hormonais como também as vias metabólicas completas para os hormônios serotoninérgicos e melatoninérgicos (Slominski *et al.*, 2005, pp. 176-194), adrenocorticotróficos (Okada *et al.*, 2006, pp. 414-425) e gonadotróficos (Kariya *et al.*, 2005, pp. 317-325), hormônio estimulante de melanina e hormônio liberador de corticotrofina (Slominski *et al.*, 2001, pp. 1.678-1.693).

A expressão gênica de proteínas específicas faz com que as células da pele sejam capazes de exercer uma regulação fina de vários sistemas, como os controles parácrino, autócrino e intrácrino da regulação da síntese de melanina.

Há os hormônios esteroides sexuais, também denominados hormônios esteroides gonadais, que são os hormônios esteroidais produzidos pelas gônadas: hormônios androgênicos nos testículos e estrogênicos nos ovários.

A testosterona (andrógeno), cuja síntese é estimulada pelo hormônio luteinizante da hipófise, promove o desenvolvimento e o crescimento dos testículos, além do desenvolvimento dos caracteres sexuais secundários masculinos e do aumento da libido (desejo sexual), da massa muscular e da agressividade.

Os hormônios estrogênicos são produzidos nos ovários cíclicos e também são responsáveis pelo desenvolvimento dos caracteres sexuais femininos e da parede uterina (endométrio); estimulam o crescimento e a calcificação óssea, inibindo a remoção desse íon do osso e protegendo contra a osteoporose; protegem também contra a aterosclerose (deposição de placas de gorduras nas artérias). Há ainda a progesterona, que promove as modificações orgânicas da gravidez, como a preparação do útero para a aceitação do óvulo fertilizado e das mamas para a lactação, inibe as contrações uterinas, impedindo a expulsão do feto em desenvolvimento, e atua como precursora para outros hormônios.

Além dos hormônios produzidos pelas gônadas e pela adrenal, a pele humana também realiza a síntese de hormônios esteroidais:
- testosterona nas mulheres;
- 5-diidrotestosterona em ambos os sexos;
- estradiol no tecido adiposo de mulheres pós-menopausa e homens.

A síntese dos hormônios esteroidais das gônadas e da suprarrenal apresenta diversos intermediários comuns (ver figura 34), e após atingirem os tecidos-alvo esses hormônios podem sofrer transformações ou exercer seus efeitos diretamente, havendo padrões de diferenciação típicos em cada tecido.

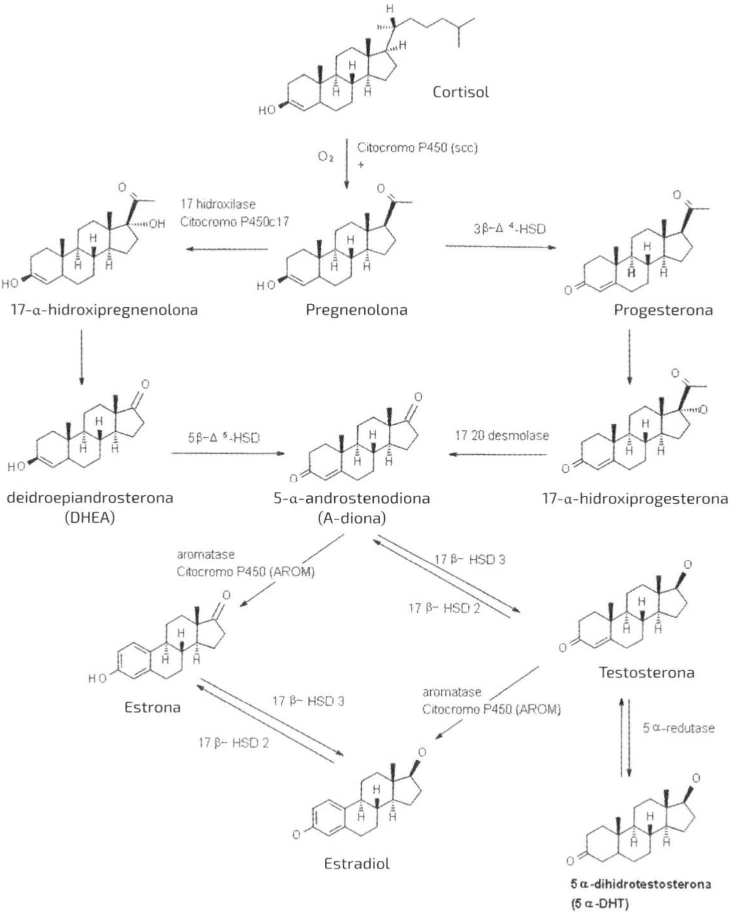

Figura 34. Síntese de hormônios esteroidais

Os hormônios esteroidais são produzidos nas gônadas, na glândula suprarrenal a partir do cortisol e nos sebócitos a partir do esqualeno, que produz o cortisol e a vitamina D.
17β-HSD 3 = 17β-hidroxiesteroide desidrogenase tipo 3/17-ceto redutase tipo 3; 17β-HSD 2 = 17β-hidroxiesteroide desidrogenase tipo 2/17-cetoredutase tipo 2; 5α-Δ5-7-HSD = 5α-hidroxiesteroide desidrogenase; 3β-Δ4-5 HSD =3β-hidroxiesteroide desidrogenase.

Fonte: Y. Kariya et al., "Sex steroid hormone receptors in human skin appendage and its neoplasms". Em *Endocrine Journal*, 52 (3), 2005.

Nas glândulas sebáceas da pele e dos cabelos, a testosterona é convertida a 5-α-dihidrotestosterona pelas enzimas 5-α-redutase I e II, respectivamente. Já em outros tecidos, ela é convertida a estradiol por meio da ação da aromatase, também referida como citocromo P450 (AROM) ou CYP19 (Fritisch et al., 2001, pp. 793-800).

A aromatase é ligada à membrana localizada no retículo endoplasmático das células produtoras de estrógeno dos ovários, placenta, testículos e tecidos adiposo e encefálico. A aromatase é codificada pelo gene CYP19 e atua na formação do complexo Nadph-Ferri-Hemoproteína Redutase no sistema do citocromo P -450.

Quadro 23. Receptores específicos presentes na pele

Célula	Receptores presentes
Queratinócitos	α-MSH, ACTH, epinefrina, CRH, vitamina D, cortisol, RAR, eicosanoides
Folículo capilar	ACTH, α-MSH, b-endorfinas, CRH
Nervos cutâneos	CRH
Sebócitos	Andrógenos, estrógenos, vitamina D, cortisol, RAR
Melanócitos	IGF-1, ACTH, α-MSH, CRH
Fibroblastos	IGF-1 e 2, IGFBP-3, ACTH, α-MSH, b-endorfina

Fonte:Y. Kariya et al., "Sex steroid hormone receptors in human skin appendage and its neoplasms". Em *Endocrine Journal*, 52 (3), 2005.

As células da pele expressam todas as enzimas metabólicas androgênicas requeridas para uma síntese cutânea independentemente de andrógenos e o desenvolvimento de condições associadas ao hiperandrogenismo, como seborreia, acne, hirsutismo e alopecia androgenética.

Não são observadas diferenças óbvias na expressão dos dois receptores estrogênicos no escalpo ou nas glândulas sebáceas (Thornton, 2003, pp. 181-190) de homens ou mulheres não calvos, sendo que se encontram as proteínas receptoras de hormônios sexuais nas peles masculinas e femininas (estrógenos receptores – ER-α, ER-β; receptores de progesterona – PRA e PRB e adrenorreceptor – AR).

Os receptores para os hormônios androgênicos são encontrados na papila dermal do folículo capilar, nos queratinócitos, nos sebócitos e nas células basais das glândulas sebáceas. Nas glândulas sudoríparas écrinas, observa-se apenas uma baixa expressão desses receptores.

Os receptores α-estrogênicos são fracamente expressos, concentrando-se na camada basal dos sebócitos.

Em contraste, o receptor β-estrogênico é largamente expresso na epiderme, nos vasos sanguíneos, nos fibroblastos e na glândula sudorípara écrina. Na glândula sebácea, o receptor beta é expresso tanto nas células basais como nas células diferenciadas, enquanto no folículo capilar é encontrado nas células das bainhas interna e externa da matriz proliferativa e das células da papila dermal e em grande intensidade nas células do bulge, livre de receptores androgênicos e α-esteroidal.

Os receptores de progesterona localizam-se nos núcleos de diversas células da pele: queratinócitos, células basais, sebócitos, papila dermal dos folículos capilares e nas glândulas sudoríparas écrinas.

Nos nervos dermais, próximos às glândulas sudoríparas, tem-se também o controle realizado pelo polipeptídio ativador da adenilato ciclase pituitária (*pituitary adenylate cyclase activating polypeptide* – PACAP), que atua sobre os mastócitos da pele, promovendo a liberação de histamina na pele (Odum *et al.*, 1998, pp. 488-492).

Os andrógenos afetam várias funções normais da pele, como crescimento e diferenciação das glândulas sebáceas, o crescimento dos cabelos, a homeostase do manto hidrolipídico da epiderme e a cicatrização (Zouboulis & Degitz, 2004, pp. 5-10). Observam-se significativas diferenças entre o colágeno da pele masculina e o da feminina: a pele masculina é mais rica em colágeno, seu principal componente estrutural, sendo, portanto, mais resistente (Markova *et al.*, 2004, pp. 1.052-1.056).

A INFÂNCIA

Quando se fala em "pele infantil", é necessário, primeiramente, definir de que fase da infância se trata. Isso porque, durante o período que antecede a adolescência, a pele passa por diferentes momentos de maturação, assim como todo o organismo. Esse conhecimento é essencial não apenas em termos de preservação da pele em si, mas também quando pensamos em sua funcionalidade e na preservação da saúde como um todo (Paller *et al.*, 2011, pp. 92-102).

Segundo a OMS, o termo recém-nascido aplica-se a crianças entre 1 e 28 dias de vida. Entre 1 e 12 meses, são considerados bebês, e são chamadas crianças aquelas entre 1 e 10 anos de idade. Quando a criança de 2 a 3 anos de vida está aprendendo a caminhar e utiliza fraldas, é considerada bebê por causa dessas características especiais. Segundo um estudo do Centro Nacional de Estatísticas em Saúde dos Estados Unidos (NCHS) (Jackson *et al.*, 2013), o número de crianças apresentando alergias praticamente dobrou em 20 anos, passando de 7,4% em 1997-1999 para 12,5% em 2009-2011. Não há ainda explicações claras sobre esse fenômeno, porém a compreensão da barreira cutânea oferecida pela pele infantil com certeza pode ser um importante auxiliar no combate a essa questão.

A maturação da epiderme se inicia ainda durante a vida intrauterina, a partir do terceiro trimestre de gestação, sendo que com 34 semanas as microvilosidades derme-epiderme e as indentações da pele (impressão digital) já são visíveis. Após o nascimento, esse processo continua a se desenvolver.

Após o nascimento, e durante o primeiro ano de vida, a barreira cutânea ainda está em desenvolvimento. Embora as estruturas básicas estejam presentes no nascimento, no caso de uma criança nascida a termo (38 a 42 semanas de gestação), a barreira cutânea ainda é frágil.

Nos primeiros seis meses de vida, a taxa de proliferação da epiderme é aproximadamente o triplo daquela observada em adultos, e, após os seis meses, aproximadamente o dobro. Com um ano de vida, a proliferação da epiderme já tem a velocidade igual à de um adulto (Stamatas, 2010, pp. 125-131).

Na criança, a perda de água transepidermal é maior que em um adulto, assim como a capacidade de absorver e reter água quando molhada. O excesso de água também é perdido mais rapidamente na criança, mas a pele infantil apresenta um conteúdo hídrico maior. Na criança prematura, essas diferenças são ainda mais gritantes, podendo-se observar perda de água transepidermal dez vezes maior que em um adulto, conforme a figura 35. (Rutter, 2003, pp. 226-230).

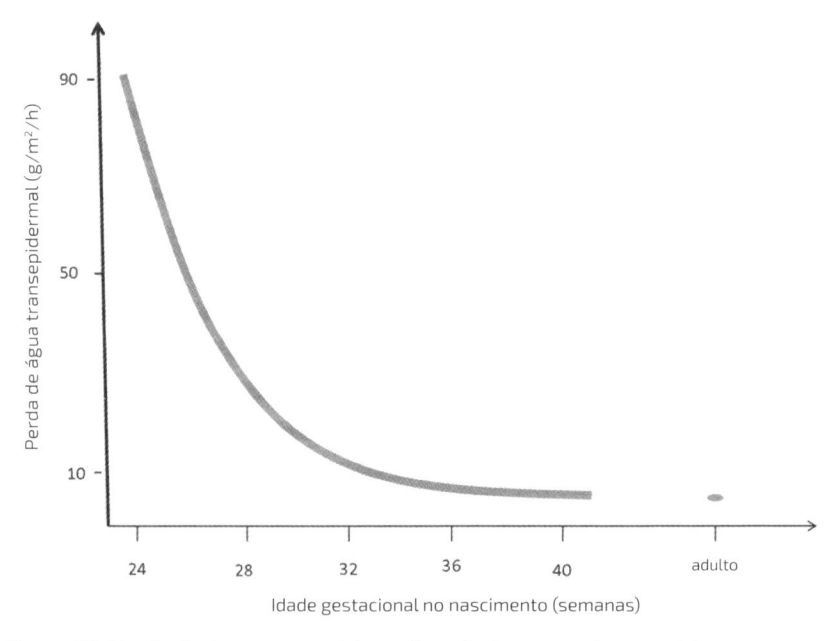

Figura 35. Perda de água transepidermal avaliada em recém-nascidos.

Estruturalmente, as peles de um adulto e de uma criança são diferentes, o que justifica parcialmente essas propriedades distintas.

Nas crianças, as células do estrato córneo e do estrato espinhoso são menores (ver quadro 24). O arranjo celular também é diferenciado, encontrando-se um microrelevo mais denso e compacto (maior número de linhas por área) nas crianças que nos adultos. Embora os sulcos tenham profundidades semelhantes àquelas observadas na pele de um adulto, as "ilhas" entre as linhas de relevo são mais arredondadas e cheias nas crianças, e suas bordas menos definidas, ao passo que na pele adulta essas ilhas são achatadas, planares, com bordas mais definidas (Stamatas, 2010, pp. 125-131).

A estrutura da derme também é diferenciada, não sendo observadas nas crianças distinção tão intensa entre a derme papilar e a derme reticular, com uma transição muito mais gradual entre uma e outra região (Stamatas, 2010, pp. 125-131).

Quadro 24. Comparações entre a pele infantil e a pele adulta

	Criança	Adulto
Espessura dos corneócitos (μm)	7,3 ± 1,1	10,5 ± 2,1
Espessura da epiderme suprapapilar (μm)	29,7 ± 3,4	36,2 ± 5,2
Área do corneócito (μm^2)		
Antebraço interno	949,9 ± 19,1	10.777 ± 26,9
Dorso do braço	907,3 ± 23,4	1.071 ± 25,7
Coxas	953,0 ± 23,8	1.154,4 ± 33,7
Área dos queratinócitos no estrato granuloso (μm^2)	443,6 ± 6,2	475,9 ± 8,3
Densidade dos queratinócitos no estrato granuloso (células/ mm^2)	1.577,8 ± 45,4	1.382,6 ± 37,4
Profundidade dos sulcos das linhas de Langer (μm)	~ 90	~ 90
Relação lipídios/proteínas	0,37 ± 0,012	0,91 ± 0,027
Concentração aparente de melanina (UA)	1,4 ± 0,017	1,7 ± 0,014

Fonte: Stamatas, G. N. et al. "Infant skin microstructure assessed *in vivo* differs from adult skin in organization and at the cellular level", 2010; Paller et al. "New Insights About Infant and Toddler Skin: Implications for Sun protection". Em *Pediatrics*, vol. 128, 2011.

Além de ser uma pele mais frágil em termos de barreira, a pele da criança também é mais fina e contém menos melanina, oferecendo assim menor proteção contra a radiação UV que a pele de um adulto. Acredita-se que o nível de exposição solar ao qual um indivíduo é exposto durante a infância é diretamente relacionado à incidência de câncer de pele na fase adulta.

As alterações ambientais também são preocupantes, pois o aumento do índice UV por causa das falhas na camada de ozônio tornam essa questão ainda mais séria.

Em 1935, por exemplo, a expectativa, ao nascer, de se vir a ter um melanoma era da ordem de 1:1.500 e hoje, esse mesmo risco é estimado como sendo 1:33.

A região de fraldas tem um complicador. Além da umidade pela própria oclusão da área e da amônia gerada pela decomposição térmica da ureia contida na urina durante as primeiras semanas de vida, a criança elimina nas fezes estearases, que tinham seu papel no intestino enquanto feto mas não são mais úteis. Essas substâncias, se mantidas em contato com a pele, podem provocar reações químicas de hidrólise, destruindo não apenas as moléculas lipídicas do manto hidrolipídico mas também as ligações de desmossomas que unem os corneócitos. Essas quebras levam a um quadro de irritação, que dispara uma resposta inflamatória, o que se conhece por assaduras (Visscher, 2009, pp. 31-47).

Uma vez formada uma assadura, a região está sujeita à permeação de bactérias, pois a proteção da barreira foi rompida, o que pode causar outras doenças na criança.

A proteção da pele do neonato é um fator crítico, havendo evidências de que ações simples que promovem a oclusão da pele e a melhora da barreira, como a aplicação de óleos de girassol ou cremes emolientes, podem reduzir os índices de contaminação microbiana (Darmstadt *et al.*, 2005, pp 1.039-1.045), levando a reduções da ordem de 30% na mortalidade de prematuros (Darmstadt, *et al.*, 2008, pp. 522-529).

Várias são as medidas preventivas que se pode tomar para proteger a pele do bebê e da criança, destacando-se:
- trocar as fraldas com frequência, estabelecendo uma rotina de higiene adequada, eliminando resíduos das áreas da superfície;

- usar de preferência água na limpeza das áreas de fraldas, ou produtos contendo apenas tensoativos muito suaves, evitando-se excesso de exposição aos sabonetes, shampoos e lenços de limpeza que podem deslipidizar ainda mais a pele;
- no banho diário, utilizar sabonetes suaves e em pequena quantidade, evitando-se o contato prolongado da pele com o produto;
- usar cremes protetores, contendo agentes protetores, como alantoína, calamina e outros, em áreas de fralda;
- usar componentes lipídicos, como óleo vegetal (óleo de girassol e de soja), manteiga e vaselina, que formem um filme protetor impermeável, evitando a ação química das substâncias contidas nas fezes e urina.

Especialmente no caso de neonatos prematuros, que já possuem essa barreira muito frágil e que estão naturalmente mais sujeitos a processos infecciosos e são muito susceptíveis às assaduras, podem ser necessários anti-inflamatórios tópicos e outros medicamentos (Kuller, 2001, pp. 35-42), exigindo por isso cuidados e atenção médica especializada para que sejam evitadas outras complicações.

A ADOLESCÊNCIA

A adolescência é um período de transição entre a infância e a vida adulta, no qual, além de diversas alterações comportamentais, também ocorre a transformação corporal com o surgimento das características sexuais secundárias.

Por outro lado, a puberdade é definida como o fenômeno biológico que se refere às mudanças morfológicas e fisiológicas (forma, tamanho e função) resultantes da reativação dos mecanismos neuro-hormonais do eixo hipotalâmico--hipofisário-adrenal-gonadal. Essas mudanças são a finalização do desenvolvimento, que se inicia durante a vida fetal e termina com o completo crescimento e fusão total das epífises ósseas, com o desenvolvimento das características sexuais secundárias e com a completa maturidade reprodutiva e que garante a perpetuação da espécie (Eisenstein, 2005, pp. 6-7).

Segundo a Organização Mundial de Saúde (OMS) (WHO, 1986), a adolescência é caracterizada por:
- desenvolvimento biológico, atingindo a maturidade sexual e reprodutiva;
- desenvolvimento psicológico, com a transição dos padrões cognitivos e emocionais característicos da infância para aquele dos adultos;
- transição de um estado de completa dependência socioeconômica para uma independência relativa.

Em termos de faixa etária, as alterações fisiológicas da adolescência ocorrem entre 10 e 19 anos, segundo a OMS, e entre 13 e 18 anos, segundo o DeCS, embora possam haver variações, como crianças entrando na puberdade antes dos 10 anos de idade e jovens adultos ao redor dos 20 anos que ainda estão finalizando a consolidação das epífises ósseas dos membros (Acinas *et al.* 2008, pp. 22-38).

Independentemente da faixa etária em que se inicie a adolescência, a pele e seus anexos sofrem intensas alterações nesse período e, em alguns casos, pode-se observar eventos que impactam muitas vezes sobre a sociabilização e mesmo sobre a saúde da pele e do indivíduo adulto.

Na puberdade, os níveis circulantes de andrógenos aumentam dramaticamente, e esse aumento associado à presença do hormônio de crescimento *insulin-like 1* (IGF-1) causa a maturação de vários anexos da pele (Turgeon, 1986, pp. 2.427-2.432). Assim, alguns folículos que antes apresentavam apenas velos (pelos incolores e finos) são estimulados e crescem, apresentando pelos terminais. Nos braços e nas pernas, por exemplo, esses pelos se desenvolvem tanto nos homens quanto nas mulheres e são considerados pelos sem características sexuais. Nas taxas femininas de esteroides, porém, outras regiões, como axilas e triângulo púbico baixo, têm seus folículos desenvolvidos, enquanto os folículos da face (barba, bigode e nariz), da orelha, do peito e do triângulo púbico alto precisam de taxas masculinas de esteroides para se desenvolver (ver quadro 25).

Quadro 25. Dependência androgênica e distribuição dos pelos

Tipo	Dependência de esteroides	Topografia
Sem caráter sexual	0	Couro cabeludo,* cílios, supercílios, antebraço, pernas
Em ambos os sexos	Em taxas femininas de esteroides	Triângulo púbico baixo, axilas, alguns pelos dos membros
Caráter sexual masculino	Em taxas masculinas de esteroides	Triângulo púbico alto, tórax, alguns outros folículos do corpo, orelhas, nariz, barba

* Alguns folículos estão sujeitos à interferência androgênica, tendo uma involução na presença de andrógenos (alopecia androgenética).

As glândulas sudoríparas apócrinas, concentradas principalmente nas axilas e na região pubiana e perineal, também começam a funcionar durante a adolescência, produzindo uma secreção inodora mas que, alterada pela fauna microbiana local, produz odores característicos e muitas vezes desagradáveis (Rutter, 2003, pp. 226-230).

Sob a ação dos hormônios androgênicos e IGF-1, as glândulas sebáceas crescem em tamanho e os sebócitos aumentam sua produção de sebo e sua atividade mitótica. Esse sebo pode, como dito anteriormente, contribuir com a proteção do manto hidrolipídico, auxiliando na formação de um filme oclusivo ao ser absorvido nas camadas superficiais do estrato córneo. Por ele também ser rico em triglicerídeos, pode ser processado pelas bactérias e fungos da pele, gerando principalmente ácidos graxos livres que podem ser irritantes (Turgeon, 1986, pp. 2.427-2.432).

Além dos anexos cutâneos, os próprios queratinócitos sofrem grande influência dos hormônios esteroidais, que provocam aumento da taxa de proliferação da epiderme, levando ocasionalmente à hiperqueratose e descamação excessiva.

A ACNE

Com certeza, a aceitação e satisfação com a aparência é um dos principais desafios da adolescência, e nesse aspecto a acne recebe uma grande atenção.

Característica da adolescência, afetando entre 75% e 98% dos adolescentes entre 16 e 18 anos em algum grau, a acne afeta também crianças e adultos. As crianças são afetadas em menor grau, porém, quando se pensa em adultos acima dos 25 anos, estudos epidemiológicos apontam que a acne chega a afetar 40% dos homens e 54% das mulheres. Curiosamente, a acne é uma manifestação muito mais presente na população urbana do que nas regiões rurais.

A acne sofre interferência genética e ambiental. Estudos conduzidos com gêmeos apontam que, embora a produção de sebo seja regulada geneticamente, a manifestação clínica está muito relacionada à exposição ambiental do indivíduo (Walton *et al.*, 1989, pp. 144-145).

Outros fatores que afetam diretamente a produção de sebo, como os níveis de melanocortinas (α-MSH e hormônio adrenocorticotrófico), também podem aumentar a produção de sebo (Thiboutot, 2004, pp. 419-428).

A acne é resultante da associação simultânea de três fatores independentes (ver figura 36): a hiperseborreia, a hiperqueratose e a colonização do folículo por *Propionibacterium acnes*.

A associação dos três fatores leva ao quadro inflamatório que pode evoluir para um quadro infeccioso.

O *P. acnes* é um microrganismo encontrado frequentemente na superfície da pele humana, porém, por ser anaeróbico, não encontra normalmente condições de proliferação. Quando há a hiperqueratose induzida pela associação entre os hormônios androgênicos e IGF-1, pode ocorrer a descamação irregular com a oclusão do folículo sebáceo. Com a oclusão, o folículo que, pela ação dos mesmos hormônios, também está com atividade mitótica dos sebócitos e produção de sebo aumentados, oferece as condições para a proliferação do *P. acnes*. Esse microrganismo, por sua vez, produz diversas substâncias secretadas no meio extracelular, como lipases, proteases, hialuronidase e fatores quimiotáticos que induzem ao quadro inflamatório local (WHO, 1997).

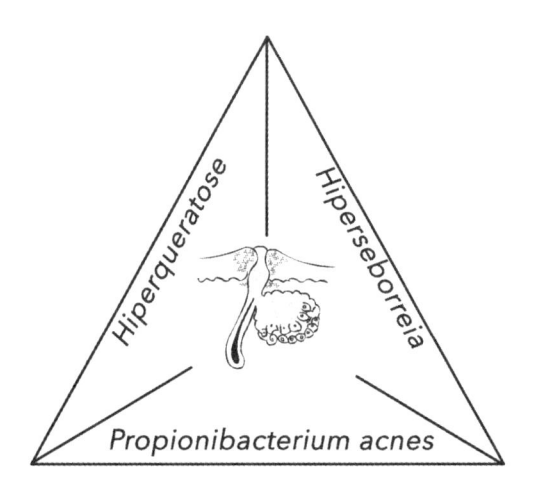

Figura 36: O "triângulo da acne"
Ilustração: Bruno Mazzilli
Adaptada dos materiais de aula da autora.

ABORDAGENS PARA GERENCIAMENTO E TRATAMENTO DA ACNE

A acne é classificada de acordo com o número de lesões e a intensidade do quadro. Quando se fala de acne suave é possível realizar interferências com o uso de cosméticos ou ainda por meio de diversas técnicas estéticas de limpeza de pele e calmantes, realizadas por esteticistas. Mas as acnes moderada e severa exigem acompanhamento médico por se tratarem de quadros infecciosos (ver quadro 26, p. 168).

Na acne suave, observa-se a presença apenas de comedões e algumas pápulas e pústulas. Na acne moderada observa-se também muitas pápulas e pústulas, podendo ocorrer a presença de alguns nódulos. Na acne severa ocorrem muitos nódulos e cistos.

Até a década de 1970, os quadros de acne eram tratados frequentemente com antibióticos, porém em 1979 foram publicados os primeiros trabalhos reportando a ocorrência de cepas de *P. acnes* resistentes a macrolídeos, erythromicina, lincosamida e clindamicina. A partir de 2004, o quadro da progressão da resistência tornou-se mais evidente, tendo-se observado que pacientes de acne severa apresentavam maior incidência de *P. acnes* resistente a antibióticos.

A questão da resistência microbiana é um problema ambiental bastante preocupante, havendo evidências de que o uso indiscriminado de antibióticos durante o século XX foi o principal causador dessa resistência.

Por outro lado, o uso de derivados de ácido retinoico oferece riscos a serem ponderados com cautela por médico e paciente. Para as adolescentes e adultas jovens, o risco de teratogênese deve ser muito balanceado, pois se trata de jovens em idade reprodutiva e na maioria das vezes ativas sexualmente, sendo portanto real o risco de uma gestação não programada: por exemplo, em 2012, um estudo do IBGE mostrou que cerca de 15% das mães da região sudeste do Brasil estavam na faixa etária entre 15 e 19 anos, chegando esse índice a 22% na região norte do país (Calgaro, 2012).

Além disso, o uso de ácido retinoico e derivados vem sendo associado cada vez mais à incidência de depressão e suicídio entre adolescentes (Bremner *et al.*, 2012, pp. 37-50), embora a Associação Americana de Pediatria considere o uso de retinoides tópicos como de primeira escolha para a acne suave, tanto para crianças como para adolescentes (Eichenfield, 2013, pp. 163-186).

Uma boa alternativa para o gerenciamento da acne é procurar interferir sobre o ciclo de seu desenvolvimento, ou seja, interferindo sobre um dos elementos que compõem o "triângulo da acne".

No gerenciamento médico da acne, o uso de retinoides tópicos é considerado de primeira escolha na acne em qualquer grau, associados ou não ao uso de agentes antimicrobianos, antibióticos e esfoliantes. Na acne conglobata, o uso de retinoides de uso oral faz-se necessário, conforme se nota no quadro 26 (Savage & Layton, 2010, pp. 563-580). Além disso, a retirada física dos comedões e a desobstrução dos folículos devem ser sempre consideradas como uma alternativa.

Quadro 26. Recomendação de terapias médicas para acne

Classificação	Suave		Moderada		Severa
Tipo de lesões	Comedões	Pápulas e pústulas	Pápulas e pústulas	Nodular	Nodular/ conglobata
Primeira escolha	Retinoide tópico	Retinoide e antimicrobiano tópicos	Antibiótico oral + retinoides tópicos + peróxido de benzoíla	Antibiótico oral + retinoides tópicos + peróxido de benzoíla	Isotretinoina oral
Alternativas	Ácido azelaico ou ácido salicílico	Agentes antimicrobianos tópicos alternativos + retinoides alternativos ou ácido azelaico	Antibiótico oral alternativo + retinoides alternativos + peróxido de benzoíla	Isotretinoina oral ou antibiótico oral alternativo + retinoides alternativos + peróxido de benzoíla	Alta dose de antibiótico oral + retinoide tópico + peróxido de benzoíla
Alternativas para mulheres	Primeira escolha	Primeira escolha	Antiandrogênico oral + retinoides tópicos ou ácido azelaico +/- peróxido de benzoíla	Antiandrogênico oral + retinoides tópicos ou ácido azelaico +/- peróxido de benzoíla	Antiandrogênico oral em alta dose + retinoides tópicos +/- antimicrobiano tópico
Manutenção	Retinoide tópico	Retinoide tópico	Retinoide tópico + peróxido de benzoíla	Retinoide tópico + peróxido de benzoíla	Retinoide tópico + peróxido de benzoíla

Fonte: Savage et al., 2010, pp. 563-580.

É recomendada a terapia tópica combinada alternativamente, por exemplo, associando-se antibiótico ao peróxido de benzoíla ou a um queratolítico como a próxima escolha. Em um nível posterior estariam a terapia sistêmica com antibióticos e a terapia fotodinâmica (Pollock *et al.*, 2004, pp. 616-622) Somente quando não há resultados, é recomendado dar entrada na terapia com retinoides ou terapia com anticoncepcionais associada a antibióticos, sendo que essa última apresenta os mesmos resultados que a terapia com retinoides, sem oferecer os mesmos riscos (Doyle, 2014).

No quadro 27, apresentamos uma breve relação de alguns métodos e ingredientes utilizados frequentemente em produtos cosméticos e medicamentos destinados ao tratamento da acne, havendo ainda diversos extratos botânicos e matérias-primas complexas (*blends*) que atuam como seborreguladores, queratolíticos e anti-inflamatórios.

Quadro 27. Ativos frequentemente utilizados no tratamento e gerenciamento da acne e os mecanismos de ação reportados

Fator de ação	Hiperseborreia		Hiperqueratose		P. acnes	Geral
Agente	Inibidor de 5-α-redutase	Inibidor de proliferação de sebócitos	Inibidor de proliferação de queratinócitos	Queratolítico	Antimicrobiano	Anti-inflamatório
Ácido azelaico*	X			X	X	X
Ácido levulínico associado à terapia fotodinâmica*		X	X			
Ácido salicílico e derivados				X		
Ácido nordihidroguaiarético			X			X
Ácido oleanólico	X					
AHAs e BHAs				X		

(cont.)

Fator de ação	Hiperseborreia		Hiperqueratose		P. acnes	Geral
Agente	Inibidor de 5-α-redutase	Inibidor de proliferação de sebócitos	Inibidor de proliferação de queratinócitos	Queratolítico	Antimicrobiano	Anti-inflamatório
Alantoína						X
Bisabolol						X
Clindamicina*					X	
Eritromicina*					X	
Esfoliação física				X		
Finasterida	X					
Nicotinamida						X
Óleo de melaleuca					X	
Óleo essencial de lavanda						X
Peróxido de benzoíla				X	X	X
Retinoides*		X	X	X		X
Tetraciclina*					X	
Vitamina E						X

* Proibidos em produtos cosméticos.

MANIFESTAÇÕES ACNEIFORMES

Frequentemente, outras manifestações como a acne cosmética, a queratose pilar e a pseudofoliculite são algumas vezes confundidas com a acne.

A chamada acne cosmética é assim denominada porque a manifestação é, aparentemente, igual à da acne comum. Na acne cosmética também são observadas pequenas protuberâncias avermelhadas usualmente acompanhadas de prurido, ocorrendo na face, no queixo, e na testa.

A acne cosmética se diferencia da acne comum porque nessa situação não se observa um quadro de infecção por *P. acnes* e, além disso, muitas vezes também não há quadro de excesso de sebo, embora seja mais frequente na pele oleosa. Esse tipo de manifestação pode durar semanas ou meses, e usualmente é provocado pelo uso de cosméticos irritantes ou comedogênicos, que provocam obstrução do folículo, o que causa a retenção do sebo e da inflamação.

QUERATOSE PILAR

No caso da queratose pilar, tem-se um processo de hiperqueratose em folículos de pelos terminais dos braços, ombros e coxas. Esses folículos usualmente não possuem glândulas sebáceas volumosas, e não há portanto sebo em grande quantidade acumulado. Contudo, pelo aumento na quantidade de corneócitos ao redor do folículo, a região torna-se mais áspera, com pequenas protuberâncias, e pode haver inflamação do folículo.

A queratose pilar é uma condição genética benigna, que afeta de 50% a 80% dos adolescentes e menos frequentemente adultos. Ela é muitas vezes associada à pele ressecada, e menos comumente à dermatite atópica (Hwang & Schwartz, 2008, pp. 177-180).

Curiosamente, a presença de queratose pilar moderada a severa nos braços é associada com uma baixa prevalescência de acne vulgar e com a menor severidade das lesões faciais, quando ocorrem (Schimitt *et al.*, 2014).

PSEUDOFOLICULITE

Essa manifestação, também denominada "pelo encravado", é mais comum em homens negros, chegando a atingir 45% desses. Surge na adolescência, com o engrossamento e adensamento dos folículos, mas pode permanecer por toda a vida adulta. Como surgem irritações e pequenas inflamações, há o risco de haver infecções, pois a barreira cutânea é rompida.

A pseudofoliculite ocorre por dois diferentes mecanismos (ver figura 37, p. 172) (Ribera *et al.*, 2010, pp. 749-757): o primeiro, ao barbear o pelo muito curvo, ele se torna uma lâmina que, por se enovelar em volta da superfície da epiderme, ao penetrá-la, gera uma inflamação. Se esse pelo não for cortado, ao crescer ele se desprende da superfície e se enovela, não mais voltando a perfurar a superfície. Assim, a melhor forma de eliminar o problema é deixar a barba crescer.

O segundo, quando cortado muito rente, especialmente ao escanhoar a barba ou esticar a pele, o pelo sofre uma retração. Ao crescer, ele acaba não conseguindo se alinhar novamente ao infundíbulo, perfurando-o. Contudo, a inflamação não ocorre, em nenhum dos casos, dentro do folículo em si.

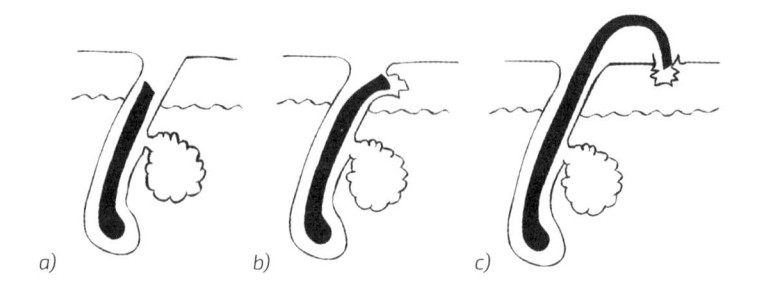

Figura 37. Pseudofoliculite.
a) haste recolhida após escanhoar, b) crescimento do pelo curvo que foi recolhido ao escanhoar, c) crescimento do pelo curvo que retorna na direção da superfície e perfura a epiderme.
Ilustração: Bruno Mazzilli
Figura adaptada de Ribera et al., "Pseudofoliculitis barbae", em *Actas dermo-sifiliográficas*, vol. 101, nº 9, 2010, pp. 749-757.

A correção da técnica empregada para barbear normalmente é o melhor "tratamento", mas em algumas situações crônicas o uso de corticosteroides tópicos, antibióticos orais e tópicos e retinoides, assim como cirurgias a laser ou terapia fotodinâmica, pode ser necessário (Diernaes & Bigum, 2013, pp. 651-653).

Dentre as principais atitudes, deve-se procurar fazer a barba com os pelos bem umedecidos, utilizar um creme de barbear suave, preferencialmente fazer a barba após ter aquecido a pele e fazer o alinhamento adequado da lâmina respeitando a tricologia da barba, sem esticar a pele com a outra mão e evitando escanhoar (passar a lâmina no sentido contrário dos fios).

A GESTAÇÃO

Com a gestação, diversas alterações orgânicas ocorrem (Muallem & Rubeiz, 2006, pp. 80-83) e, consequentemente, a pele também refletirá várias dessas modificações. Várias dessas alterações são transientes, outras podem exigir mais cuidados, mas, considerando a exposição do feto e do bebê, durante a lactação, qualquer intervenção sobre o organismo nesses períodos deve ser muito bem avaliada.

MELANINA

Durante a gestação, a produção de melanina é alterada, observando-se o surgimento de manchas e regiões hiperpigmentadas em cerca de 90% das gestantes. Essas alterações são mais intensas nos lábios, nos mamilos, na genitália, nas axilas, na linha alba e na região periumbilical, desaparecendo espontaneamente na maior parte dos casos. Em aproximadamente 75% das gestantes também são observados os denominados melasmas, que histologicamente caracterizam-se pelo aumento da concentração de melanina depositada na epiderme e nos macrófagos da derme, acreditando-se que também ocorre aumento do número de melanócitos.

Os melasmas são reconhecidos como uma hiperpigmentação característica observada na face (bochechas, nariz e queixo), regredindo na maior parte dos casos após o parto. Havendo persistência após o parto, podem-se aplicar agentes clareadores como ácido kójico, vitamina C ou treitinoína, recomendando-se o acompanhamento dermatológico uma vez que alterações pigmentares podem ser agravadas como um "efeito rebote" a certas terapias, além do fato de que alterações pigmentares também podem ser decorrência de outras manifestações clínicas. Para minimizar a formação dos melasmas, é indicado minimizar a exposição solar e fazer uso de fotoprotetores durante a gestação.

NEVOS

Na gestante, observam-se também alterações significativas nos nevos entre o início e o final da gestação, com um escurecimento da lesão e aumento da irregularidade na pigmentação. Após um ano do parto, embora parâmetros como a coloração e o contraste das lesões retornem à situação inicial, observa-se que a irregularidade provocada nas lesões se mantém a níveis significativamente diferentes da situação no início da gestação (Rubegni *et al.*, 2007, pp. 143-147).

Ainda que não existam evidências clínicas da implicação da gestação na indução ou piora de quadros de melanomas, deve-se observar que alterações intensas de nevos podem ser preocupantes e devem ser avaliadas por um profissional especializado.

PRODUÇÃO DE SEBO

Na gestação, há um aumento de atividade das glândulas sebáceas, resultado do aumento de estrógenos circulantes, sendo a ocorrência de episódios de acne considerada imprevisível.

BARREIRA CUTÂNEA

Durante a gestação, observa-se um aumento da produção écrina em todo o organismo, exceto na região palmar. Esse aumento leva a epiderme a apresentar um maior conteúdo hídrico, ou seja, ela torna-se mais molhada. Dessa forma, há uma modificação da barreira cutânea, ocorrendo um aumento da permeabilidade de substâncias hidrossolúveis, a exemplo do que ocorre nas crianças.

CRESCIMENTO E QUEDA DOS CABELOS

O ciclo capilar é alterado durante a gestação. A partir do segundo semestre da gestação, até aproximadamente uma semana após o nascimento do bebê, 95% dos folículos permanecem na fase anágena. Posteriormente, essa taxa cai lentamente e, após seis semanas, chega a 76%, assim permanecendo durante três meses, aproximadamente. Finalizado esse eflúvio telógeno, o cabelo retorna às taxas normais de folículos na fase anáfase (85%) e telófase (12% a 14%).

A PELE E O ESTRESSE

Além do envelhecimento e dos efeitos nocivos da radiação solar, a pele também está sujeita a outra importante adversidade que apenas na última década vem sendo mais intensamente investigada: o estresse psicológico.

Sob condições de estresse, a pele pode diminuir a sua velocidade de reparo como barreira, deixando de exercer adequadamente sua função, passando a permitir a permeação de diferentes substâncias e facilitando a perda de água do organismo. Cria-se então uma nova condição considerada um gatilho para o disparo de outros processos deletérios sobre a pele.

Entre os agentes estressantes encontram-se as tensões psicológicas, entrevistas (Altemus *et al.*, 2001, pp. 309-317) ou exames escolares (Garg *et al.*, 2001, pp. 53-59), a privação de sono, o convívio em ambientes de alta densidade populacional (Aioi *et al.*, 2001, pp. 189-197), as mudanças de ambiente (Denda *et al.*, 2000, pp. 367-372) e a exposição à radiação (Lefaix & Mignot, 1999, pp. 177-181) e à poluição, elementos responsáveis por diversas manifestações cutâneas relacionadas a alterações na capacidade de recuperação de barreira e, consequentemente, na permeação cutânea.

Diversos estudos mostram que essas alterações podem ser minimizadas pelo emprego de agentes antioxidantes (Podda & Grundmann-Kollmann, 2001, pp. 578-582, vitaminas C e E, ácido α-lipoico, licopeno, α, β e γ-caroteno, luteína e os compostos fenólicos, como o ácido cafeico, devendo-se salientar a frequente ocorrência de efeitos sinérgicos pelo emprego de sistemas antioxidantes associados à reposição do conteúdo lipídico ou até mesmo pela aromaterapia (Moison *et al.*, 2002, pp. 1.185-1.193; Thiele *et al.*, 2001, pp. 26-42; Podda & Grundmann-Kollmann, 2001, pp. 578-582; Yamamoto, 2001, pp. 1-4; Rijnkels *et al.*, 2003, pp. 210-217; Shi *et al.*, 2004, pp. 203-210, Denda *et al.*, 2000, pp. 1.007-

1.010). Assim, mesmo que o estresse ambiental, físico ou psicológico não possa ser evitado, boa parte de seus efeitos deletérios pode ser prevenida ou remediada.

A MATURIDADE

De acordo com o artigo 1º da Lei nº 10.741/2003, também conhecida como "Estatuto do Idoso", considera-se idoso todo cidadão com idade igual ou superior a 60 anos (Brasil, 2013); com o aumento da expectativa de vida e a diminuição da taxa de fecundidade, essa população idosa passa a compor uma fração mais significativa na população: enquanto em 1950 o Brasil tinha cerca de 2 milhões de pessoas com 60 anos ou mais, em 2050, a expectativa é a de que esse número chegue aos 48 milhões (Carvalho & Rodrígues-Wong, 2008).

Nessa transformação do cenário populacional, observa-se também uma modificação do perfil de morbimortalidade: há um aumento da prevalência de doenças crônicas não transmissíveis, sendo essas as principais causas de mortalidade em todas as regiões do país (Ramos, 2009) e sendo frequente a ocorrência de mais de uma doença crônica simultaneamente. Essas doenças crônicas, que incluem principalmente doenças cardíacas e respiratórias, câncer e diabetes, em sua maioria requerem tratamento para controle, auxiliando os indivíduos idosos a viverem com mais qualidade (Lebrão & Duarte, 2002).

Na pele, essas alterações também ocorrem e é importante que se compreendam os mecanismos pelos quais essas alterações ocorrem.

A pele torna-se mais fina, flácida e enrugada. Surgem outras manifestações que podem estar ou não associadas a doenças crônicas, como as discromias e a perda de funcionalidade, observando-se processos de xerose crônica, perda da proteção de barreira e o surgimento de lesões como queratoses, dermatites seborreicas e neoplasias (Na *et al.*, 2012, pp. 600-606).

Todas essas alterações devem ser verificadas cuidadosamente, pois muitas vezes, a partir da observação da pele, é possível identificar o risco para outras doenças crônicas silenciosas, como no caso da osteoporose: diversos estudos correlacionaram a diminuição da espessura da pele com o aumento de risco para a osteoporose (Yoneda *et al.*, 2011, pp. 878-884).

OS HORMÔNIOS ESTEROIDES SEXUAIS

Um dos importantes fatores que controlam o equilíbrio dos processos homeostáticos da pele é o estrógeno, que, com outros esteroides sexuais, tem grande influência sobre o desenvolvimento e a composição da pele. Tanto os fibroblastos como os queratinócitos possuem receptores hormonais para estrógenos e andrógenos, ainda que em diminutas quantidades, estando esses receptores localizados na derme, na epiderme e nos seus anexos, como os folículos pilossebáceos, as glândulas endócrinas e os vasos sanguíneos, havendo uma maior concentração desses receptores nas células da face, genitália e membros, e um gradiente de concentração nas camadas da epiderme, com maior concentração no estrato granuloso (Broniarczyk-Dyla & Joss-Wichman, 2011).

Os estrógenos estimulam a síntese, a maturação e o *turnover* de colágeno, aumentam a síntese de ácido hialurônico, promovem a retenção de água na pele e inibem a secreção de sebo, contribuindo com o processo de manutenção do manto hidrolipídico (Sator *et al.*, 2001, pp. 43-45).

As perdas hormonais que ocorrem na menopausa afetam significativamente a aparência da pele e dos lábios. Ao mesmo tempo em que se observa um escurecimento dos lábios, há uma diminuição da produção de sebo, porém em mulheres que fazem terapia de reposição hormonal essas alterações não são observadas (Caisey, *et al.*, 2008, pp. 220-225).

Após a menopausa, muitas mulheres apresentam ressecamento e perda de firmeza e elasticidade da pele, seguidos pelo aparecimento mais acentuado de rugas, resultado das perdas das proteínas estruturais da pele: colágeno e elastina. Essa perda deve-se não apenas à diminuição em sua biossíntese, mas também à sua degradação descontrolada, tendo-se observado que aproximadamente 30% do colágeno é perdido no primeiro quinquênio após a menopausa. Alterações na pigmentação provocadas pela diminuição dos estrógenos e alteração da resposta das células melanotróficas, além de diminuição das glândulas sebáceas e do crescimento dos pelos nas axilas e na região púbica, também são constatadas (Wines & Wilsteed, 2001, pp. 149-160).

O afinamento da epiderme é associado à incidência de osteoporose e à qualidade da pele: mulheres com pele mais fina e transparente apresentam maior incidência de osteoporose do que aquelas com pele mais espessa e opaca.

Além do estímulo à biossíntese de componentes da matriz extracelular, os estrógenos também aumentam a vasodilatação na microcirculação cutânea, e, após a menopausa, essa microcirculação periférica é diminuída, trazendo como consequência a diminuição no aporte de nutrientes e perda do controle vascular, ocasionando as "ondas de calor" ou *flushes* (Diridollou *et al.*, 2001).

Uma das causas associadas ao afinamento da pele é a ausência de estrógenos, observando-se que mulheres tratadas com terapia de reposição hormonal não têm perdas tão significativas de colágeno como as não tratadas (Raine-Fenning *et al.*, 2003, pp. 371-378). Com a terapia de reposição hormonal tópica, nota-se também uma diminuição das formações de ligações cruzadas e da degradação das fibras existentes. O uso de terapia de reposição hormonal tópica contribui ainda para a melhoria da produção de sebo e da hidratação cutânea, o que é particularmente importante para as pacientes atópicas, que se beneficiam com o aumento de lipídios epidérmicos (Sator *et al.*, 2001, pp. 43-45).

Ainda que o mecanismo da relação entre os estrógenos e a bioquímica cutânea não esteja compreendido, o uso de terapia de reposição hormonal tem mostrado que todos esses sintomas associados ao envelhecimento são diminuídos, podendo-se assim retardar esse processo (Broniarczyk-Dyla & Joss-Wichman, 2001, pp. 494-495). A perda hormonal característica da menopausa causa alterações estéticas, como a perda de brilho e volume dos lábios, o que é retrocedido com a terapia de reposição hormonal.

O envelhecimento masculino, denominado cientificamente deficiência androgênica no envelhecimento masculino (DAEM), mas muito referido como andropausa, é associado a diversas alterações orgânicas, porém a intensidade desses sintomas não é diretamente relacionada aos níveis de testosterona presentes. Destacam-se o aumento da ocorrência de sintomas como perda de concentração, nervosismo, perda de memória, humor depressivo, insônia, perda de energia e da sensação de bem-estar, diminuição da libido e disfunção erétil, acessos de sudorese, dores nas juntas e nos ossos, redução da força e aumento da adiposidade (T'Sjoen *et al.*, 2004, pp. 201-214), alterações na pele e diminuição dos pelos. Nesse processo, não se observa perda abrupta da produção hormonal, mas sim uma diminuição lenta e progressiva. Apenas cerca de 15% a 25% dos homens acima dos 50 anos terão suas taxas androgênicas reduzidas a níveis subnormais dos observados na faixa entre 18 e 40 anos (Jockenhövel, 2004, pp. 319-324), e acima dos 60 anos essa população sobe para cerca de 60% (Cairoli, 2004, pp. 291-299).

O envelhecimento também é caracterizado neurologicamente por um declínio nas funções cognitivas, ocasionadas pela perda na regulação do eixo hipotálamo-pituitário-gonadal (HPG) que ocorre na menopausa e na andropausa (Atwood *et al.*, 2005, pp. 93-103).

Nesse processo, observam-se alterações nas concentrações séricas dos hormônios HPG, com diminuição dos sinalizadores neuronais dos hormônios sexuais, mas aumento dos hormônios liberadores de gonadotrofinas, do hormônio luteinizante e do sinalizador de ativina (também denominada proteína reguladora de hormônio folículo-estimulante).

Um importante sintoma provocado pela deprivação androgênica é a ocorrência de flashes cutâneos (ondas de calor), que podem ser prevenidos com o uso tópico de esteroides, que, embora tenham mostrado efeito similar à testosterona no combate ao efeito do hormônio do gene da calcitonina, não apresentam efeitos estrogênicos sistêmicos no organismo masculino (Yuzurihara *et al.*, 2004).

Como esses hormônios do eixo HPG são importantes reguladores da proliferação celular, sua alteração também interfere no ciclo celular normal, provocando o envelhecimento do tecido. Dessa forma, as substâncias e os processos que desequilibram essas funções, denominados disruptores endócrinos, podem provocar graves problemas de saúde, devendo-se controlar a exposição a esses elementos (Köhrle, 2008, pp. 116-122).

O ENVELHECIMENTO CUTÂNEO

O envelhecimento intrínseco e o envelhecimento actínico (provocado pela fotoexposição) são apenas superficialmente semelhantes, havendo um sinergismo entre eles, ou seja, à medida que envelhecemos, nossas defesas contra as lesões provocadas pela radiação solar também são diminuídas, acentuando o processo de cronoenvelhecimento (ver quadro 28) (Contet-Audonneau *et al.*, 1999, pp. 1.038-1.047; Oriá *et al.*, 2003, pp. 425-434).

De acordo com as manifestações observadas, atribuem-se diferentes graduações de envelhecimento e fotoenvelhecimento:

- Nível 1
    - Alterações epidérmicas de pigmentação
    - Alterações de textura
- Nível 2
    - Alterações epidérmicas e dérmicas
    - Queratose actínica e seborreica
    - Rugas
- Nível 3
    - Rugas severas
    - Coloração amarelada
    - Comedões e poros dilatados
    - Lesões malignas

Quadro 28. Principais características do envelhecimento intrínseco e do envelhecimento actínico

Envelhecimento intrínseco	Envelhecimento actínico
• Pele atrófica, fina • Degeneração de colágeno e elastina • Possível desenvolvimento de tumores • Clareamento e acromias • Ressecamento • Alterações nos pelos • Aumento das glândulas sebáceas • Dificuldades na reposição do manto hidrolipídico	• Padrão irregular de espessamento • Degeneração de colágeno e elastina • Possível desenvolvimento de tumores característicos • Hipercromias • Telangectasias • Expressão acentuada de metaloproteinases

Fonte: G. J. Fisher *et al.*, "Mechanisms of photoaging and chronological skin aging". Em *Archives in Dermatology*, vol. 138, 2002, pp. 1.462-1.470.

Há diferentes fatores que interferem no envelhecimento, como os defeitos genéticos, o surgimento de doenças e a expressão de genes do envelhecimento, que favorecem a longevidade ou reduzem a duração da vida.

Estudos realizados com comparação de gêmeos mostram que, aos 12 anos, 86% das variações dos padrões de rugosidade da pele são de origem genética, enquanto na fase adulta (média de 47 anos) apenas 64% dessas diferenças são codificadas geneticamente, havendo influências do ambiente sobre as alterações no envelhecimento (Shekar, 2006, pp. 277-282).

Há também diferentes teorias que explicam o envelhecimento. Uma das mais abrangentes é a teoria dos radicais livres, inicialmente proposta por Denham Harman, em 1954, e que só pôde ser evidenciada a partir da década de 1970, com a comprovação empírica da toxicidade do oxigênio. Além disso, temos a teoria de encurtamento dos telômeros e a teoria do envelhecimento mitocondrial, que propõem que o envelhecimento celular seja causado pelas lesões acumuladas principalmente no DNA mitocondrial, inviabilizando a atividade de produção de energia das células (Yaar et al., 2002, pp. 51-58).

A pele, exposta a um ambiente externo extremamente agressivo, pode ser tida como uma fronteira mediadora entre o organismo e o ambiente. Ela possui inúmeras funções, que incluem a proteção e manutenção da integridade do organismo, o papel de ser uma barreira e ainda o de desempenhar importantes funções estéticas e sensoriais, o que influencia diretamente na relação do indivíduo com o meio ambiente e social que o cerca. Fatores intrínsecos, como hereditariedade, etnia, hormônios e patologias, e extrínsecos, como umidade, temperatura e poluição ambientais, são determinantes na sua conservação.

Assim, o envelhecimento cutâneo, um fenômeno biológico complexo, consiste em dois componentes principais: um ocasionado por fatores genéticos (cronoenvelhecimento ou envelhecimento intrínseco) e outro gerado por fatores ambientais, principalmente pela exposição solar (fotoenvelhecimento, envelhecimento extrínseco ou envelhecimento actínico) (Jenkins, 2002, pp. 801-810; Vink et al., 1999, pp. 341-349).

Em ambos os mecanismos, pode-se observar a atuação dos chamados "radicais livres" ou espécies reativas de oxigênio (ERO) e de nitrogênio (ERN).

Dependendo do tipo de estrutura, eles podem ser mais ou menos reativos, de forma que os menos reativos são mais estáveis e seletivos, reagindo com uma variedade menor de substratos, e os mais reativos são muito instáveis, reagindo com o primeiro substrato disponível sem qualquer seletividade (ver quadro 29), de forma que as espécies mais reativas são muito mais perigosas, pois podem provocar danos mais extensos em um sistema celular.

Quadro 29. Comparação entre reatividade de ERO.

Espécie reativa de oxigênio	Taxa de reação bimolecular ($M^{-1}.s^{-1}$)
O_2 (oxigênio)	Muito lenta
•NO (radical nitroso)	Lenta
O_2•⁻ (radical ânion superóxido)	10
•OOH (radical peróxido)	100
•OOR (radical peroxil)	1.000
•CH_3 (radical alquil)	1.000–10.000
•C_6H_5 (radical aril)	100.000–1.000.000
•OR (radical alcoxil)	1.000.000–10.000.000
•O (O=)CR (radical carboxil)	10.000.000–100.000.000
HO• (radical hidroxila), ONOO⁻ (peroxinitrito)	100.000.000–1.000.000.000

Fonte: B. Halliwell & J. M. C. Gutteridge, Free radicals in biology and medicine 3ª ed. Oxford: Orford University Press, 1999; O. Augusto et al., "Free radical reactions: formation of adducts with biomolecules and their biological significance". Em Ciência e cultura, 47 (5-6), 1995, pp. 280-287.

Embora existam diversos radicais livres e espécies reativas de oxigênio e nitrogênio que participem de diferentes tipos de reações de acordo com sua reatividade, de maneira geral pode-se dizer que eles atuam como bases, abstraindo átomos de hidrogênio, como nucleófilos, e substituindo outros grupos, e como radicais propriamente ditos, adicionando-se a sistemas insaturados.

As EROs podem participar de reações químicas diferentes em função de suas estruturas.

Elas possuem "alvos" moleculares distintos, e, dependendo da extensão com que esses alvos são atingidos, pode haver comprometimento ou não da célula.

Os principais alvos das EROs (Thiele, 2001, pp. 87-91) são:

- *Proteínas:* estruturas poliméricas compostas por aminoácidos, que podem exercer funções metabólicas (enzimas), participar da integração (receptores e canais iônicos) ou exercer funções estruturais (colágeno, elastina, lipoproteínas).
- *Lipídios:* compõem a membrana celular, responsável pela manutenção da estrutura organizada e do funcionamento adequado das trocas entre a célula e sua vizinhança, e o manto hidrolipídico do estrato córneo.
- *Ácidos nucleicos:* contêm a informação genética e são responsáveis pela codificação de todas as atividades a serem desenvolvidas pela célula e também pela transmissão da informação às novas células geradas.

Na pele, os principais efeitos observados são relacionados ao envelhecimento, notando-se uma diminuição na elasticidade e na capacidade de retenção de água e consequentemente um aumento na rugosidade e perda de maciez e viço.

Contudo, ao mesmo tempo em que existem os radicais livres, a pele também possui sistemas de defesa contra eles, de forma que, enquanto houver uma situação de balanço entre a produção de radicais livres e os sistemas de defesa, os efeitos maléficos dos primeiros poderão ser evitados (Glaser & Rogers, 2001, pp. 189-196).

Para a manutenção da integridade dessas células e do processo de renovação da pele, é necessário que as subestruturas celulares internas, como a mitocôndria – responsável pelo processo de respiração celular –, estejam preservadas. Danos provocados nas membranas das células e das organelas por diferentes agentes, que vão desde toxinas a espécies reativas de oxigênio e luz, alteram o funcionamento das membranas e das células como um todo, mudando os processos equilibrados de reconhecimento de determinados nutrientes e bloqueios a outros (homeostase). Danos provocados em proteínas, por sua vez, podem levar à sua perda funcional, assim como danos no DNA podem levar a situações como a simples morte celular ou a situações mais complexas como a ocorrência de lesões mutagênicas.

Portanto, durante o envelhecimento cutâneo ocorrem alterações na composição, na estrutura e nos processos bioquímicos da pele, de forma que suas propriedades são alteradas (Diridollou *et al.*, 2001, pp. 353-362) e suas funções prejudicadas.

As células ditas senescentes não são mais capazes de prosseguir com o seu processo de replicação, pois há uma diminuição na expressão de sinalizadores celulares que as fariam entrar em mitose. Vários outros sinalizadores e moléculas efetoras, como o fator de proliferação da epiderme (*Epidermal Growth factor* – EGF) e citocinas (interleucinas, interferon, etc.), são diminuídos, contribuindo para as alterações funcionais da célula, embora a origem exata de todas essas alterações ainda não esteja perfeitamente esclarecida. Da mesma forma, a célula não entra mais em processo apoptótico (morte programada), havendo um acúmulo de células com função prejudicada, que terminam por comprometer todo o tecido (Jenkins, 2002, pp. 801-810).

A maior parte desses processos, que se agrupam no conceito do "envelhecimento", pode ser atribuída à ação de radicais livres sobre os diversos sistemas de nosso organismo, até um ponto em que as defesas naturais deixam de ser eficientes, iniciando-se depleções funcionais, em um processo denominado "estresse oxidativo".

O objetivo final do trabalho dos profissionais das áreas cosmética e estética é a melhoria das condições da pele e a prevenção de danos nela induzidos pelas intempéries, por situações patológicas e pelo estresse diário que aceleram os processos de envelhecimento. Com esse intuito são empregados antioxidantes, α-hidroxiácidos e retinoides (Glaser & Rogers, 2001, pp. 289-301). Recentemente, uma grande atenção tem sido dedicada também a extratos botânicos (Pinto *et al.*, 2002, pp. 45-61), que contêm uma vasta sorte de ativos cujas ações podem ir desde a inibição de processos enzimáticos específicos (Martelli *et al.*, 2000, pp. 201-206; Lee, 2001, pp. 341-346) até a atuação como antioxidantes (Khaiat, 2002 pp. 109-118) ou cicatrizantes (Dweck & Meadows, 2002 pp. 334-341).

AS MODIFICAÇÕES HISTOLÓGICAS NO ENVELHECIMENTO CUTÂNEO

Nos processos de envelhecimento cutâneo, ocorrem alterações nas estruturas subcutâneas, com modificações nas propriedades biomecânicas da pele (Takema *et al.*, 1997, pp. 297-306). Os principais parâmetros biomecânicos utilizados para a determinação do grau de envelhecimento são a rugosidade e a elasticidade do tecido analisado.

Essas alterações são provocadas principalmente pela diminuição da capacidade proliferativa das células e pela redução da sua capacidade biossintética, diminuindo-se assim a síntese da matriz extracelular da derme. Além disso, há um aumento na expressão de proteínas que degradam o colágeno da matriz, comprometendo ainda mais essa estrutura.

Embora existam claras diferenças entre a pele cronoenvelhecida e a fotoenvelhecida, principalmente em níveis moleculares, deve-se notar que várias alterações observadas nos dois tipos de envelhecimento são consistentes. Alterações típicas do cronoenvelhecimento, como diminuição da expectativa de vida celular, resposta diminuída aos fatores de crescimento, interrupção na síntese da matriz extracelular e elevação da atividade proteolítica, também são observadas no fotoenvelhecimento, contudo, no fotoenvelhecimento essas alterações são mais pronunciadas. Em decorrência dessas alterações, a pele envelhecida torna-se mais fina, mais inflexível, menos tensa e menos elástica.

O processo de elastose solar, provocado pela exposição crônica à radiação UV ou ao calor, é caracterizado pela hiperplasia intensa das fibras elásticas, que se estende à derme profunda, assim como pela depleção das fibras de colágeno. A hiperplasia elástica dá-se pela indução da expressão genética de tropoelastina. Sob condições normais, células epiteliais, como os queratinócitos, não são consideradas produtoras de elastina, porém, após a exposição crônica ou aguda à irradiação UV ou ao calor, os queratinócitos, assim como os fibroblastos, tornam-se uma fonte de tropoelastina, especialmente em indivíduos idosos. Na exposição à radiação UV e ao calor, ocorrem um aumento nos níveis de fibrilina-1 e de mRNA de fibrilina-1 na epiderme e uma diminuição na derme, de forma que os queratinócitos passam a colaborar para a formação da rede de elastina da pele, provocando seu espessamento característico (Chen, 2005, pp. 70-78).

De forma semelhante, observa-se também um aumento na expressão de mRNA de cicloxigenase-2, assim como da proteína correspondente (Isoherranen *et al.*, 1999, pp. 1.017-1.022).

Durante os processos de envelhecimento e fotoenvelhecimento, além das alterações visuais, nota-se uma série de alterações histológicas e funcionais na pele (El-Domyati *et al.*, 2002, pp. 398-405; Saijo *et al.*, 1991, pp. 379-383; Yaar *et al.*, 2002, pp. 51-58). Um alimento utilizado no combate a esses processos é a soja. Com uma alta concentração de isoflavonas, principalmente genisteína e daidzeína, sua inserção na dieta humana vem sendo associada à prevenção de diversas doenças, como o mal de Alzheimer, o câncer de próstata, de mama e de cólon, a osteoporose e as doenças coronarianas.

A genisteína previne o fotoenvelhecimento (Shyong *et al.*, 2002, pp. 317-321) e é inibidora de angiogênese, da tirosina quinase e da topoisomerase II e induz a formação de colágeno durante os processos de cicatrização (Moore, 2006, pp. 1.627-1.635), sendo eficiente tanto na ligação com os receptores estrogênicos ER-β quanto com os esteroides. Além disso, o uso tópico de isoflavonas induz o espessamento da pele, controlando a degradação de colágeno e prevenindo o envelhecimento (Schmid & Zuelli, 2002, pp. 45-48).

ALTERAÇÕES VISUAIS

Observam-se o afinamento da pele das áreas protegidas e o espessamento da pele das áreas expostas à radiação solar, com a formação de rugas e a perda da elasticidade. A pele envelhecida cronologicamente é fina, pálida, com rugas finas, apresentando frouxidão e ressecamento, sendo comum a presença de neoplasmas benignos. Já a pele fotoenvelhecida apresenta uma aparência também ressecada, com pigmentação irregular e amarelada, sulcos profundos e pequenas rugas, frequentemente observando-se teliangectsias, queratose actínica e outras lesões pré-malignas.

EPIDERME

Há diminuição acentuada da atividade biossintética dos queratinócitos, o que provoca a diminuição dos teores de filagrina (proteína de alto PM, rica em histidina, que compõe os grânulos de querato-hialina, sendo a principal fonte dos aminoácidos que compõem o fator natural de hidratação – NMF), de transglutaminase (enzima cujo papel é conectar as proteínas da matriz macrocelular que compõe o envelope celular dos queratinócitos estratificados) e de colágeno VII (que compõe as fibrilas de ancoragem da camada basal).

Observa-se também a diminuição na espessura da epiderme, e nas porções mais profundas das rugas há uma diminuição no número de camadas da epiderme.

JUNÇÃO DERME-EPIDERME

Achatamento da interface derme-epiderme, com perda das papilas dermais, provocada principalmente pela diminuição do colágeno VII, que é o principal componente de ancoragem das fibrilas e responsável pela manutenção da estrutura papilar.

Diminuição de colágeno IV, que forma uma rede organizada responsável pela estabilidade mecânica do tecido, usada como molde para novas moléculas na regeneração tecidual.

DERME E HIPODERME (ROBERT, 2001)

No tecido senescente, observa-se uma redução na atividade biossintética dos fibroblastos, de forma que há diminuição nos teores de colágeno e elastina. Como um fator agravante, observa-se um aumento na degradação dessas moléculas, que garantem as propriedades mecânicas da pele. Ocorrem então um espessamento irregular, fragmentação e desorganização com a condensação das fibras de eulanina (componente elástico) que no tecido jovem se orientam de forma paralela à superfície da pele.

No tecido jovem, nota-se a distribuição das fibras de colágeno I por toda a derme, embora estejam mais condensadas na região próxima à epiderme, onde também se concentram fibras de colágeno III. A partir dos 50 anos, porém, há uma diminuição do colágeno da derme. Nas áreas expostas à radiação solar, essas perdas são muito mais acentuadas (El-Domyati *et al.*, 2002, pp. 398-405).

Há uma diminuição e até o desaparecimento das fibras de oxitalana (tecido elástico da derme papilar cujas fibras correm de forma perpendicular à superfície da pele), que se inicia após os 40 anos, sendo fortemente acentuada nas áreas expostas à radiação solar. Nas áreas não expostas à radiação solar, há uma diminuição do conteúdo total de elastina, enquanto nas áreas expostas o teor de elastina total tem um leve aumento, processo conhecido como elastose solar e que provoca o espessamento da pele das áreas expostas.

Também há uma diminuição nos teores de glucosaminoglicanas (moléculas que consolidam as fibras de colágeno e participam da hidratação) e do tecido adiposo na hipoderme, causada pela redução na atividade biossintética dos fibroblastos e adipócitos.

PRODUTOS FINAIS DE GLICAÇÃO FINAL

Com o envelhecimento, ocorre a formação dos produtos finais de glicação (*Advanced glycation end-products* – AGEs), originados pela reação entre os açúcares redutores e os resíduos NH_2 ou guanidina das proteínas presentes na matriz. Eles promovem as ligações cruzadas entre proteínas adjacentes (Jeanmaire *et al.*, 2001, pp. 10-18).

A formação dos AGEs é crítica nos tecidos com baixa velocidade de regeneração (baixo *turnover*), observando-se a formação de depósitos em proteínas como a fibronectina (que interage com o colágeno e participa do processo de adesão celular), a laminina (proteína ligante da camada basal), o colágeno e a elastina. A formação dessas ligações cruzadas promove uma desorganização do tecido, ocorrendo tanto no envelhecimento intrínseco como no actínico, embora de forma aumentada no último caso, e leva à perda da elasticidade das propriedades viscoelásticas do tecido.

Um segundo fator complicador da formação dos AGEs é sua toxicidade. Quando os AGEs são expostos à radiação solar, produzem EROS – como o radical ânion superóxido e radical hidroxila –, que possuem efeito deletério sobre a enzima superóxido dismutase e provocam fotossensibilização

(Wondrak *et al.*, 2002, pp. 489-498), potencializando o estresse oxidativo e diminuindo a defesa natural contra ele. Além disso, diminuem a atividade do óxido nítrico, prejudicando o processo de relaxamento endotélio-dependente.

Por meio de análises imuno-histoquímicas, é possível observar que o acúmulo de AGEs, mesmo em áreas não afetadas diretamente pela radiação solar, ocorre de forma acentuada a partir dos 30 anos, crescendo de forma linear ao longo da vida. Comparando-se as áreas expostas à radiação com as áreas não expostas, nos mesmos indivíduos, observa-se também o efeito sinérgico entre envelhecimento e radiação solar: as áreas expostas possuem um teor de AGEs muito mais acentuado, mesmo nos indivíduos jovens.

METALOPROTEINASES DA MATRIZ (MMP)

Como vimos anteriormente, as principais proteínas que garantem as propriedades viscoelásticas da pele são o colágeno e a elastina, tendo de ser renovadas periodicamente à medida que se desgastam ou passam por degradações químicas ou oxidativas.

As metaloproteinases são um grupo de enzimas catabólicas. No tecido exercem o papel de catabolismo das regiões da matriz extracelular que precisa ser reparada, mas, quando atuam de forma desorganizada, contribuem significativamente para o envelhecimento cutâneo.

As metaloproteinases mais conhecidas por atuarem no processo de envelhecimento cutâneo são:
- MMP-1 – ou colagenase;
- MMP-2 – gelatinase A – 92 kDa MMP-9 – gelatinase B – 72 kDa;
- MMP-3 – Estromelisina-1;
- MMP-12 – Metaloproteinase da matriz.

As colagenases (MMP-1) são as únicas enzimas dos mamíferos capazes de degradar as fibrilas de colágeno I e III intactas, e, uma vez que a tripla hélice de colágeno está desfeita e suas fibras separadas, a estromelisina (MMP-3) e as gelatinases podem degradar as fibras individuais restantes. A gelatinase A (MMP-2) degrada principalmente os componentes da junção derme-epiderme e as fibras de colágeno III, enquanto a gelatinase B (MMP-9) apresenta intensa atividade elastolítica e de degradação das microfibrilas e fibras elásticas (Neely *et al.*, 1999, p. 166-171; Fisher *et al.*, 2002, pp. 1.462-1.470).

No tecido pré-senescente, a indução de metaloproteinases (enzimas que degradam proteínas da matriz extracelular) é baixa, ao passo que a expressão dos inibidores dessas enzimas é alta. À medida que envelhecemos, há um aumento na expressão das metaloproteinases. De forma oposta, os inibidores tissulares específicos dessas enzimas (*tissue inhibitors of metalloproteinases* – TIMP-1 e TIMP-3) diminuem, fazendo com que a capacidade degradativa desse sistema seja aumentada de maneira desorganizada (Jenkins, 2002, pp. 801-810). No excesso de exposição à luz solar ou à radiação infravermelha também se observa um grande aumento na expressão das metaloproteinases, notando-se um efeito sinérgico entre o envelhecimento e a exposição às fontes de radiação UV ou infravermelha.

A degradação das redes de elastina é aumentada na resposta inflamatória pela indução de elastase nos neutrófilos, assim como pela exposição excessiva ao calor (ver figura 38).

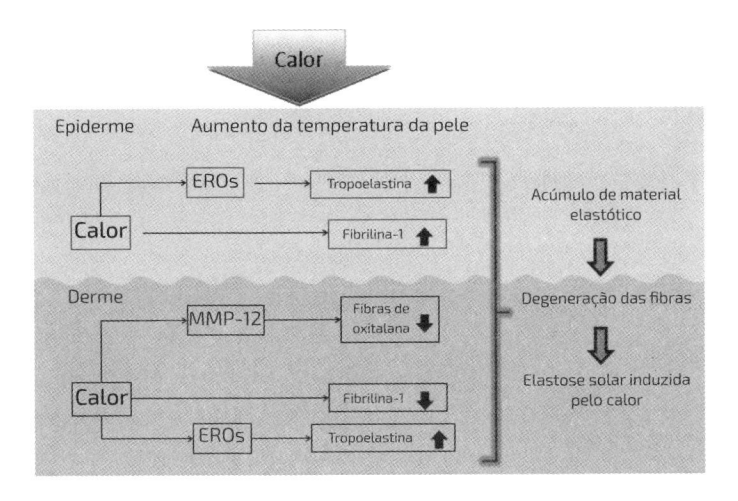

Figura 38. Elastose solar induzida pelo calor.

A exposição ao calor provoca aumento na produção de tropoelastina, tanto na derme como na epiderme, e da fibrilina-1 na epiderme. Na derme, o calor provoca diminuição da fibrilina-1 e aumento da produção de MMP-12, que provoca a degradação das fibras de oxitalana.

Fonte: Adaptada de Z. CHEN, "Heat modulation of tropoelastin, fibrillin-1, and matrix metalloproteinase-12 in human skin in vivo". Em *Journal of Investigative Dermatology*, nº 124, 2005.

Associando-se a esse quadro de degradação aumentada, a capacidade biossintética das células senescentes também é diminuída, compondo-se então um quadro sinérgico que converte esses fibroblastos de um sistema produtor da matriz extracelular para um sistema que a degrada.

PRODUÇÃO DE SEBO

As perdas hormonais masculinas, caracterizadas por processo de castração ou redução da produção androgênica após os 50 anos, em média, levam a uma redução do sebo cutâneo.

Também são observadas perdas na produção de sebo após a menopausa, interferindo na lubricidade da pele e das mucosas (Caisey et al., 2008, pp. 220-225), e essas alterações podem ser regularizadas por uma terapia de reposição hormonal.

A MICROBIOTA DA PELE HUMANA

Dra. Carla Porto*

O corpo de uma pessoa adulta saudável abriga dez vezes mais células microbianas do que células humanas. Bactérias, vírus e eucariotas, tais como fungos e artrópodes, habitam quase toda a superfície do corpo (Grice *et al.*, 2009, pp. 1.190-1.192). Essa comunidade de pequenos seres é chamada microbiota, microflora ou microbioma, entre outros nomes.

A microbiota humana é relativamente estável com gêneros específicos e ocupa as diversas partes do corpo durante o ciclo de vida de um indivíduo, sendo que os microrganismos que colonizam uma região específica do corpo são considerados a microbiota normal ou residente desse local (Cogen *et al.*, 2008, pp. 442-455).

Pesquisas recentes mostram que o conjunto dessas comunidades microbianas supera o genoma humano (conjunto de todos os genes das células do nosso corpo) em tamanho. Dessa forma, nossa visão sobre esses organismos comensais e suas influências sobre a saúde humana e na manutenção do sistema imunológico são cada vez mais investigadas (Turnbaugh *et al.*, 2007, pp. 804-810; Ding & Schloss, 2014, pp. 357-360).

Falando especificamente da pele humana, mais de um milhão de microrganismos, principalmente bactérias de centenas de espécies distintas, habitam cada centímetro quadrado (Grice *et al.*, 2008, pp. 1.043-1.050). Estudos recentes sugerem que esses pequenos seres podem contribuir para patologias não infecciosas, tais como dermatite atópica (DA), psoríase, rosácea e acne, enquanto outros estudos baseados em biologia molecular procuram uma explicação para a complexa relação entre o hospedeiro (homem) e a sua microbiota (Chen & Tsao, 2013, pp. 143-155; Roth & James, 1988, pp. 441-464).

Bactérias e fungos geralmente residem benignamente sobre a superfície da pele humana saudável, mas eles também podem estar ocasionalmente associados a infecções graves, especialmente em indivíduos imunocomprometidos (Rosenthal *et al.*, 2011, pp. 839-848).

De uma forma geral, a barreira cutânea garante proteção contra muitos dos microrganismos que se hospedam na superfície. Assim, como a patogenicidade de muitos habitantes da pele é determinada tanto pela virulência individual do patógeno como pela integridade da superfície cutânea na qual ele reside, uma maior frequência de exposições pode aumentar a incidência de algumas doenças cutâneas.

MECANISMOS DE DEFESA CUTÂNEA

A percepção da pele como um ecossistema, composto de entidades biológicas e componentes físicos ocupando *habitats* diversos, pode contribuir para uma melhor compreensão do delicado equilíbrio entre o hospedeiro e sua microbiota. Alterações nesse equilíbrio podem resultar em doenças de pele ou infecções. Perturbações que afetam a relação hospedeiro/microrganismo podem ser endógenas (por exemplo, variação genética que seleciona uma comunidade microbiana específica) ou exógenas (por exemplo, hábito de lavar as mãos).

A comunidade científica une esforços para caracterizar de forma mais completa a microbiota da pele e como ela interage com seu hospedeiro (ver figura 39, p. 197) (Grice & Segre, 2011, pp. 244-253).

As características peculiares da região da pele são determinantes de suas propriedades. Dessa forma, a presença de pelos afeta a temperatura e umidade da superfície da pele, enquanto as secreções glandulares alteram o teor de nutrientes, umidade, pH e salinidade do local. Todos esses fatores afetam a composição da comunidade microbiana em um determinado local e, consequentemente, a distribuição das glândulas na superfície da pele tem um efeito profundo sobre os tipos de microrganismos presentes e sua densidade populacional (Silva, 2012).

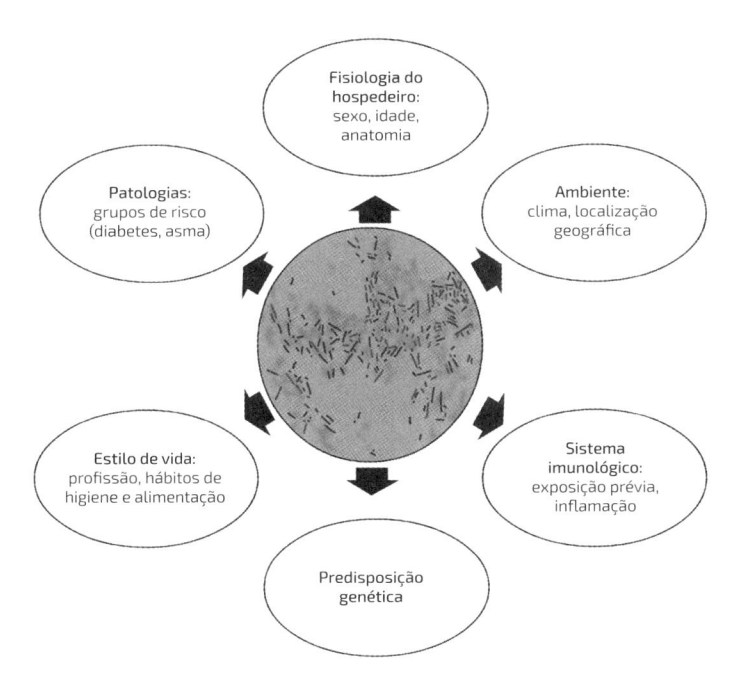

Figura 39. Fatores que contribuem para a variação na microbiota da pele.

Ilustração: Bruno Mazzilli
Figura daptada de E. A. Grice & J. A. Segre. "The skin microbiome". Em *Nature Reviews Microbiologya*, vol. 9, 2011, pp. 244-253.

Muitos desses microrganismos são simbióticos, isso é, diferentes espécies presentes assumem relações e funções que beneficiam todos os envolvidos. Ocupam uma grande variedade de locais da pele, protegendo contra a invasão de organismos patogênicos. Eles desempenham também um papel crucial no desenvolvimento de milhões de células de Langerhans que são encontradas na pele, preparando-as para responder à presença de outros microrganismos que possam atuar como patógenos.

Os principais mecanismos antimicrobianos de defesa que atuam na superfície da pele podem impedir a colonização por microrganismos e, portanto, exercem uma pressão de seleção, influenciando assim os tipos de microrganismos que podem se estabelecer na pele (ver figura 40, p.198).

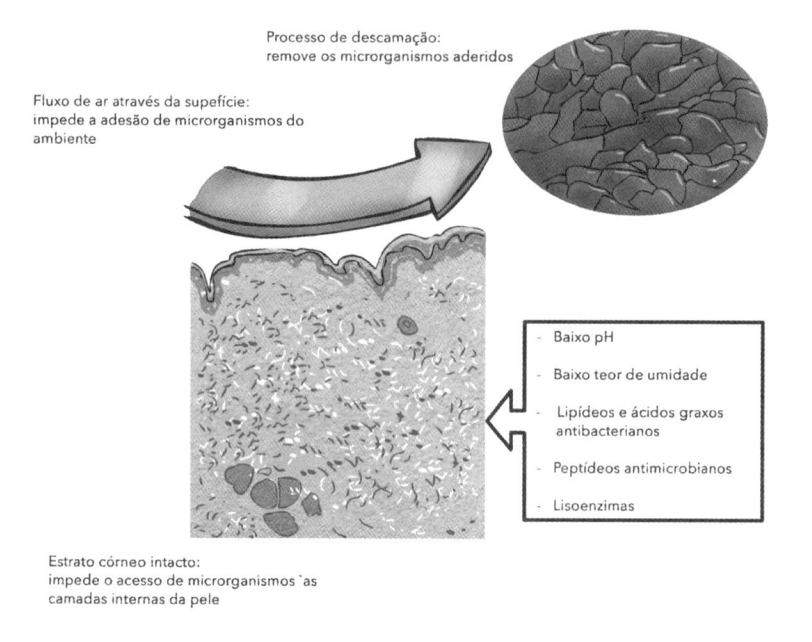

Figura 40. Diagrama dos principais mecanismos de defesa antimicrobianos que operam na superfície da pele.

Ilustração: Bruno Mazzilli
Figura adaptada de M. Wilson, *Bacteriology of humans: an ecological perspective*, 1ª ed. Oxford: Blackwell Publishing, 2008, p. 61.

O fluxo contínuo de ar através da pele constitui a primeira linha de defesa contra a colonização microbiana. Esse processo impede que microrganismos do ar e partículas que contêm bactérias sedimentem sobre a pele. O estrato córneo também fornece uma barreira eficaz contra a penetração de quaisquer outros microrganismos que chegam à superfície da pele. O estrato córneo é seco, e a constante escamação limita a colonização microbiana da pele (Wilson, 2005, p. 22).

Além disso, a pele possui um pH baixo (ver figura 41, p. 199) na maioria das regiões do corpo, o que é resultado do acúmulo de secreções ácidas que são produzidas durante o processo de queratinização e de ácidos excretados por células epiteliais e microrganismos. Muitos microrganismos não conseguem sobreviver em pHs tão baixos.

Além disso, muitas das substâncias presentes na superfície da pele são diretamente tóxicas para os microrganismos.

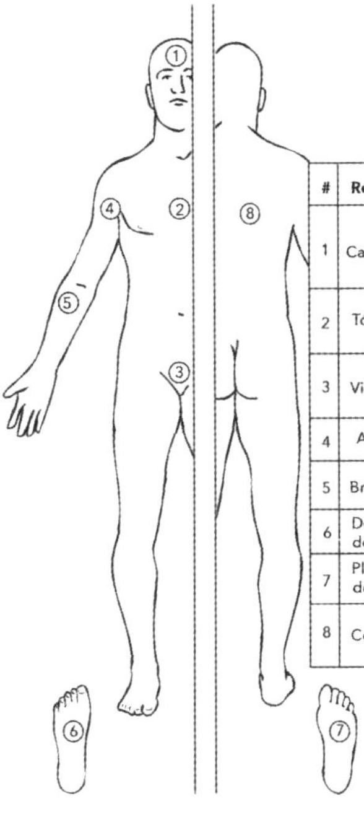

#	Região	Característica principal	pH	T(°C)	Lipídios (µg cm²)	Composição geral da microbiota
1	Cabeça	Alta oleosidade	4,8-5,0	31,8-33,4	> 150	Dominado por actinobactérias (*Propionibacterium* e *Corynebacterium*) e leveduras do gênero *Malassezia*
2	Tórax	Alta oleosidade	5,5-5,6	33,3	125-149	Dominada principalmente por *Propionibacterium* e *Corynebacterium* e *Staphylococcus*
3	Virilha	Alta umidade	6,2	36,1	50-74	Alta colonização de *Corynebacterium, Staphylococcus* e *Malassezia*
4	Axila	Alta umidade	6,4	36,6	75-99	Dominada por *Corynebacterium, Staphylococcus*
5	Braços	Baixa umidade	5,1-5,5	32,9	20-74	Baixa colonização, dominada por *Staphylococcus*
6	Dorso do pé	Úmida e fina	5,9	32,2	n.d.	Alta incidência de fungos e *Staphylococcus*
7	Planta do pé	Úmida e espessa	5,2	30,2	n.d.	Dominada por fungos e *Staphylococcus*
8	Costas	Alta oleosidade	5,2	33,6	50-74	Dominada por actinobactérias (*Propionibacterium* e *Corynebacterium*)

Figura 41. As diferentes regiões cutâneas do ponto de vista da microbiota

Ilustração: Bruno Mazzilli
Figura adaptada de M. Wilson. *Microbial inhabitants of humans: their ecology and role in health and disease*, 1ª ed. Cambridge: Cambridge University Press, 2005, p. 22; K. Findley et al. "Topographic diversity of fungal and bacterial communities in human skin". Em Nature, vol. 498, 2013, pp. 367-370.

Os ácidos graxos livres, particularmente o láurico (C12) e o mirístico (C14), são os mais eficazes e têm um amplo espectro antimicrobiano. Os ácidos linoleico (C18:2) e linolênico (C18:3) também têm atividade antimicrobiana, principalmente contra microrganismos transientes, tais como o *Staphylococcus aureus* (*S. aureus*). A esfingosina, produto de hidrólise de ceramida (ver figura 42), está presente em altas concentrações na superfície da pele e também é muito eficaz contra o *S. aureus*. Os ácidos láurico (C12), caproico (C6), butírico (C4) e mirístico (C14) são inibidores de espécies como *Propionibacterium acnes* (*P. acnes*), *Streptococcus pneumoniae* (*S. pneumoniae*), *Streptococcus pyogenes* (*S. pyogenes*), corinebactérias, micrococos, *Candida* spp. e estafilococos (Silva, 2012).

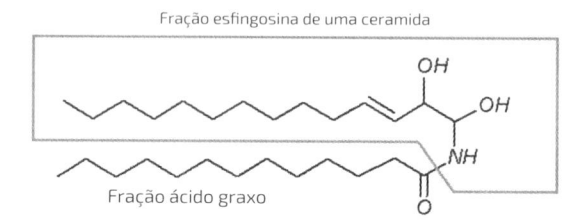

Figura 42. Estrutura da ceramida
Composta de esfingosina e um ácido graxo, as ceramidas são encontradas em concentrações elevadas nas frações lipídicas das lamelas intercelulares do extrato córneo. Na superfície, degradam-se, liberando esfingosina.

A evaporação do suor na superfície da pele deixa também para trás grandes quantidades de cloreto de sódio e outros solutos, sendo que qualquer umidade resultará em uma solução de alta salinidade na superfície. Muitos microrganismos, especialmente bactérias Gram-negativas, são incapazes de crescer em ambientes muito salinos (Silva, 2012).

FATORES RELACIONADOS AO HOSPEDEIRO E AO MEIO EXTERNO

Fatores específicos do hospedeiro, tais como idade, sexo, *status* imune e ambiente externo (por exemplo, clima e geografia), contribuem para as variações observadas na microbiota da pele humana.

A idade tem um efeito considerável sobre o microambiente da pele e, assim, sobre sua microbiota (Somerville, 1969, pp. 248-258).

No útero, a pele do feto é estéril, mas a colonização microbiana ocorre imediatamente após o parto (Dominguez-Bello *et al.*, 2010, pp. 11.971-11.975). Atualmente, pesquisadores buscam entender como as comunidades microbianas da pele e de outros locais são estabelecidas e estabilizadas durante os primeiros anos de vida, como um bebê recém-nascido explora seu ambiente e como seu sistema imunológico amadurece (Palmer *et al.*, 2007, pp. 1.556-1.573).

Durante a puberdade, as mudanças hormonais provocam um aumento na produção de sebo, o que favorece o aumento de microrganismos lipofílicos na pele (Somerville, 1969, pp. 248-258). As diferenças fisiológicas e anatômicas da pele entre homens e mulheres, que se manifestam como caracteres sexuais secundários a partir da entrada na adolescência, como a produção de sebo e suor, podem explicar, parcialmente, as diferenças na microbiota observadas entre os dois sexos (Marples, 1982, pp. 317-320; Fierer *et al.*, 2008, 17.994-17.999).

Alterações significativas e potencialmente prejudiciais da estrutura da comunidade microbiana da pele podem ocorrer como resultado de vários fatores ambientais específicos para cada indivíduo, tais como profissão, estilo de vida, hábitos alimentares e uso de medicamentos (Schloss *et al.*, 2014, pp. 1-25). O efeito do tratamento com antibióticos sobre a microbiota intestinal tem sido analisado, mas, até o momento, poucos são os relatos de uma avaliação similar para a microbiota da pele, em indivíduos saudáveis (Dethlefsen *et al.*, 2010, pp. 1-8; Antonopoulos *et al.*, 2009, pp. 2.367-2.375).

Produtos de higiene pessoal e cosméticos, como sabonetes, perfumes e hidratantes, também contribuem para a variação da microbiota da pele. Esses produtos alteram as condições da barreira da pele, mas seus efeitos sobre a microbiota da pele permanecem desconhecidos (Holland & Bojar, 2002, pp. 445-449).

Os principais fatores que afetam o crescimento e a sobrevivência de microrganismos na pele são resumidos no quadro 30, p. 202. A superfície cutânea, em geral, é um ambiente relativamente seco. Espécies Gram-positivas (estafilococos e, particularmente, micrococos) são mais adaptadas a tais condições do que as espécies Gram-negativas e, portanto, as comunidades microbianas na pele tendem a ser dominadas pelas primeiras (Wilson, 2005, p. 22).

Quadro 30. Principais fatores que afetam a sobrevivência e o crescimento microbiano na pele

Fator	Efeito
Temperatura	Permite o crescimento de mesófilos (a), porém impede o crescimento de termófilos (b) e psicrófilos (c).
Baixa umidade	Impede a sobrevivência ou o crescimento de muitas espécies, especialmente bactérias Gram-negativas.
Alta salinidade	Impede a sobrevivência ou o crescimento de muitas espécies, especialmente bactérias Gram-negativas.
Baixo pH	Impede a sobrevivência ou o crescimento de muitas espécies.
Concentração de oxigênio	Geralmente elevada, impedindo a sobrevivência e o crescimento de anaeróbios. É baixa nos folículos pilossebáceos, permitindo assim o crescimento de anaeróbios e microaerófilos (d).
Disponibilidade de nutrientes	Abundante, porém consiste essencialmente em polímeros do hospedeiro.
Interação com outros microrganismos	Pode ser favorável (simbiose) ou desfavorável (antagônica).
Sistema de defesa do hospedeiro	Impede a adesão e a sobrevivência de muitos tipos de microrganismos.
Descamação contínua	Elimina colônias.

a. Mesófilos são organismos cuja faixa de temperatura de desenvolvimento é de 15 ºC a 45; ºC.
b. Termófilos são organismos que têm seu melhor crescimento na faixa de temperatura de 50 ºC a 60 ºC.
c. Psicrófilos são organismos que preferem temperaturas relativamente baixas (0-30 ºC), tendo melhor desenvolvimento entre 15 ºC a 20 ºC.
d. Microaerófilos são organismos capazes de crescer somente em concentrações limitadas de oxigênio (inferiores àquelas encontradas no ar).

Fonte: Adaptada de M. Wilson, *Bacteriology of humans: an ecological perspective*, 1ª ed. Oxford: Blackwell Publishing, 2008, p. 65.

Um dos principais fatores que regulam a distribuição de microrganismos na pele é a disponibilidade de umidade. Como o teor de água do estrato córneo é baixo (15% em peso), a superfície da pele é um ambiente relativamente seco, limitando assim a sobrevivência e o crescimento microbiano. No entanto, a produção do suor (aproximadamente 200 mL por dia) pode aumentar o teor de umidade na superfície, particularmente em locais em que o suor não evapora facilmente (regiões "ocluídas"), como nas axilas e entre os dedos dos pés. Essas regiões ocluídas têm densidades populacionais relativamente maiores do que as áreas secas (como as palmas das mãos) e suportam diferentes comunidades microbianas. Assim, corinebactérias, bactérias Gram-negativas e fungos são encontrados em locais ocluídos e ausentes em regiões secas. Estafilococos e micrococos, em contraponto, são resistentes à dessecação, não ficando restritos a esses locais. Outra consequência da produção do suor é que os solutos presentes ficam na superfície da pele quando o suor evapora.

A temperatura da pele varia muito com a localização anatômica. As axilas e a virilha tendem a ter temperaturas mais elevadas, enquanto os dedos dos pés e das mãos têm temperaturas mais baixas. Tais temperaturas (entre 25 °C e 35 °C) são ideais para o crescimento de mesófilos, enquanto psicrófilos e termófilos são em grande parte excluídos. A temperatura em um determinado local pode afetar a taxa de crescimento dos organismos presentes e também pode influenciar a microbiota indiretamente pelos efeitos causados pela produção de suor. Um aumento na produção de suor por causa da alta temperatura, em ambiente com muita umidade, modifica a concentração de nutrientes, de compostos antimicrobianos, salinidade e pH (Wilson, 2008, p. 66).

O estrato córneo é provido de oxigênio diretamente da atmosfera e também pela difusão dos capilares cutâneos. A superfície da pele, portanto, é um ambiente predominantemente aeróbico e não contribui para o crescimento ou a sobrevivência de anaeróbios estritos, pois eles se desenvolvem na ausência de oxigênio do ar. No entanto, devido ao seu consumo por células do hospedeiro e microrganismos residentes, os níveis de oxigênio são reduzidos nos folículos pilosos e nas camadas internas do estrato córneo. Isso resulta na criação de ambientes de microaerofilia e/ou anaerobiose nessas regiões, permitindo assim o crescimento de microaerófilos (que requerem uma baixa concentração) de oxigênio e anaeróbios estritos. Espécies de propionibactéria são grandes colonizadores dos folículos pilosos.

Como citado anteriormente, o pH da pele é geralmente ácido, mas o valor exato do pH varia muito entre os diferentes locais e está relacionado principalmente com a densidade de glândulas sudoríparas. O pH ácido resulta da presença de ácido láctico (produzido por células do hospedeiro e microrganismos), aminoácidos (do suor), ácidos graxos (do sebo) e ácidos produzidos durante o processo de queratinização. Apesar de ser um ambiente ácido, os pHs encontrados na superfície da pele são geralmente muito altos para o crescimento de microrganismos acidófilos (adaptados a ambientes ácidos), mas são adequados para neutrófilos (se desenvolvem em ambientes com pH neutro). O estrato córneo é composto principalmente de proteínas (75% a 80%) e lipídios (5% a 15%). Os lipídios são uma importante fonte de carbono de energia para muitos microrganismos cutâneos, e sua concentração na superfície da pele varia muito conforme mostrado na figura 41, p. 199 (Silva, 2012).

MICROBIOTA BACTERIANA DA PELE HUMANA

A pele humana normal é colonizada por microrganismos residentes e transientes, principalmente bactérias Gram-positivas e negativas.

A microbiota residente é uma população relativamente estável de microrganismos, tipicamente não patogênicos, que está presente de forma consistente sobre a pele. Sendo essa população removida, recompõe-se em poucas horas. Embora a microbiota residente seja relativamente constante, uma série de fatores ambientais, incluindo o clima e a exposição à radiação UV, bem como uma série de fatores do hospedeiro, como idade, sexo e etnia, podem influenciar a quantidade e os tipos de microrganismos que compõem sua microbiota (Holland & Bojar, 2002, pp. 445-449).

Por muitas décadas, os pesquisadores mantiveram-se interessados em definir a composição da microbiota da pele humana, com foco em características descritivas, tais como sua associação com infecções (McBride *et al.*, 1977, pp. 14-22), sua estabilidade ao longo do tempo (Evans, 1975, pp. 42-46) e suas interações com outros microrganismos (Wright & Terry, 1981, pp. 271-278). Além disso, os estudos, em grande parte, foram baseados em técnicas de cultivo e isolamento, o que levou a uma avaliação consideravelmente limitada da composição de comunidades microbianas mistas e heterogêneas (Gao *et al.*, 2007, pp. 2.927-2.932).

Devido à complexidade de seu ecossistema, a pele é particularmente interessante para estudos de diversidade microbiana. Adequadamente caracterizada, essa microbiota tem importantes implicações clínicas, por causa da sua interação com outros microrganismos que podem desempenhar um papel crucial em várias doenças humanas. Os estudos pioneiros do microbioma da pele se concentraram na caracterização da estrutura da comunidade bacteriana que habita a pele humana saudável ou na avaliação de "como estas se tornaram patogênicas" (Chiller *et al.*, 2001, pp. 170-174). Tais estudos ainda não permitem predizer se certos padrões de diversidade microbiana são bons ou ruins, muito menos se eles podem causar doenças. O que está claro é que esses padrões são altamente complexos e dinâmicos (Dekio *et al.*, 2005, pp. 1.231-1.238).

Tradicionalmente, os microrganismos eram identificados por métodos dependentes de isolamento e cultivo, portanto, muitas espécies fastidiosas (que apresentam requerimentos nutricionais especiais) ficaram sub-representadas nas culturas de comunidades microbianas mistas (Frank *et al.*, 2003, pp. 294-303), enquanto muitas outras ainda não puderam ser cultivadas em condições descritas (Amann *et al.*, 1995, pp. 143-169).

Contudo, a evolução das técnicas moleculares contribuiu imensamente para uma grande reavaliação da compreensão científica sobre a microbiota humana. Assim, a utilização de técnicas que independem do isolamento e cultivo de microrganismos levou a uma drástica mudança na perspectiva da diversidade microbiana existente no ambiente (Costello *et al.*, 2009, pp. 1.694-1.697).

Estudos recentes têm contribuído significativamente para um grande avanço do conhecimento da diversidade genética da microbiota humana (conhecida como "microbioma humano"), por meio de estudos independentes de cultivo, permitindo assim a caracterização de comunidades microbianas ainda desconhecidas, além de microrganismos individuais (Peterson *et al.*, 2009, pp. 2.317-2.323).

As abordagens moleculares usando sequências de DNA ribossomal (rDNA) como ferramenta na classificação microbiana, ou ainda a avaliação do genoma total de uma comunidade (metagenoma), vêm sendo aplicadas para caracterizar a microbiota da pele humana e têm revelado uma diversidade muito maior de microrganismos do que se conhecia por meio dos métodos dependentes de cultivo.

Grice e outros avaliaram a diversidade bacteriana da região do antebraço de seis indivíduos saudáveis, identificando 8 filos e 91 gêneros diferentes (Grice *et al.*, 2008, pp. 1.043-1.050). Os mesmos autores realizaram um novo estudo agora com dez voluntários saudáveis em vinte locais distintos da pele, identificando 19 filos e 205 gêneros (Grice *et al.*, 2009, pp. 1.190-1.192). Por esses trabalhos, pode-se comprovar que a colonização de bactérias é dependente da fisiologia da região da pele, com bactérias específicas associadas a microambientes úmidos, secos e sebáceos.

Em geral a diversidade bacteriana é menor em regiões sebáceas, sugerindo que existe uma seleção de subconjuntos específicos de organismos que podem tolerar as condições dessas regiões. Regiões sebáceas que contêm baixa diversidade de filotipos incluem a testa (6 filotipos), o vinco retroauricular (atrás da orelha) (15 filotipos), as costas (17 filotipos) e a dobra alar (lado da narina) (18 filotipos).

Conforme definido em estudos metagenômicos, a maioria das bactérias da pele pertence a quatro diferentes filos: *Actinobacteria, Firmicutes, Bacteroidetes* e *Proteobacteria*.

Esses quatro filos dominantes também constituem a microbiota que é encontrada nas superfícies internas das mucosas (trato gastrointestinal e cavidade oral) (Eckburg, 2005, pp. 1.634-1.638; Zaura *et al.*, 2009, pp. 259-271). Entretanto, as proporções são muitos diferentes: enquanto membros do filo Actinobacteria são mais abundantes na pele, os membros das taxa *Firmicutes* e *Bacteroidetes* são mais abundantes no trato gastrointestinal (Grice & Segre, 2011, pp. 244-253). As bactérias dominantes nas áreas sebáceas são espécies de *Propionibacterium* spp., o que confirma estudos microbiológicos clássicos que descrevem estas como residentes da unidade pilossebácea. Além disso, a análise metagenômica revelou que espécies de *Staphylococcus* e *Corynebacterium* spp. são mais abundantes nas áreas úmidas, o que corrobora com os dados de estudos baseados em cultura que sugerem que esses organismos preferem áreas com alta umidade, como as axilas. O metabolismo da secreção apócrina por estafilococos e corinebactérias resulta no mau cheiro característico, associado com o suor em humanos (Leyden *et al.*, 1981, pp. 413-416; Callewaert *et al.*, 2013).

Enquanto muitos desses microrganismos são benéficos ou comensais, alguns podem se tornar patogênicos. Os estudos demonstram que os membros potencialmente patogênicos da microbiota são mantidos sob controle por outros microrganismos residentes. Perturbações ou intervenções com antibióticos e antissépticos, o hábito de lavar as mãos ou utilizar loções podem alterar a comunidade microbiana permitindo supercrescimento de membros patogênicos que, assim, podem causar doenças.

De acordo com pesquisas recentes, bactérias dos gêneros *Staphylococcus, Corynebacterium* e *Propionibacterium*, normalmente considerados parte da microbiota residente da pele humana, passaram a ser encaradas como potenciais patógenos. Muitas delas vêm emergindo como importantes patógenos multirresistentes, tais como *S. aureus* e *S. epidermidis* (Sommer & Dantas, 2011, pp. 556-563).

Abordagens moleculares para a caracterização da diversidade microbiana têm levantado inúmeras questões importantes sobre a relação hospedeiro/microrganismo, e sua relevância em doenças de pele.

Embora agora esteja claro que microrganismos como dos gêneros *Staphylococcus* e *Propionibacterium* constituem uma grande proporção da microbiota da pele, pouco se sabe sobre os organismos transitórios (como fungos filamentosos) que compõem esse equilíbrio. Ainda não se conhecem os fatores capazes de conduzir variações nesses ecossistemas, e não se sabe como flutuações são associadas às doenças de pele (Silva, 2012).

MICROBIOTA FÚNGICA DA PELE HUMANA

A microbiota fúngica (ou "micobiota") da pele humana saudável foi pouco caracterizada até o presente, em comparação com a bacteriana, provavelmente como resultado de sua baixa ocorrência e natureza assintomática.

A maioria dos fungos considerados membros da micobiota da pele são leveduras principalmente do gênero *Malassezia*. Elas são encontradas na superfície da pele de todos os adultos e se aglomeram próximo às glândulas sebáceas (face e couro cabeludo) (Silva, 2012).

Além disso, as análises baseadas em cultivo sugeriam que a levedura *Cândida* spp. raramente colonizava a pele humana, apesar de ela estar diretamente ligada a diversas infecções clínicas, especialmente em condições de imunodeficiência, diabetes ou infecção após o uso de agentes antibacterianos (Peleg *et al.*, 2010, pp. 340-349).

Outros tipos de fungos descritos apenas como colonizadores transientes incluem *Trichosporon* spp. na área do períneo e dermatófitos embaixo das unhas e no couro cabeludo, mas na maioria das vezes os estudos estavam restritos às doenças de pele, principalmente micoses (Akaza *et al.*, 2010, pp. 786-792). Poucas eram as evidências sobre o envolvimento de fungos filamentosos com comunidade microbiana normal da pele, embora alguns deles pudessem ficar aderidos à sua superfície, mesmo que temporariamente (Paquet *et al.*, 2008, pp. 167-171).

Dessa forma, houve a necessidade da realização de estudos mais aprofundados sobre fungos filamentosos na pele humana, bem como o uso de diversas abordagens para a identificação e o sequenciamento dessas espécies.

Nos últimos anos, iniciaram-se os primeiros estudos baseados em ferramentas moleculares mais avançadas para análise da diversidade taxonômica de fungos. Os resultados iniciais confirmaram que as leveduras do gênero *Malassezia* são os representantes mais abundantes de fungos identificados na pele saudável (Paulino *et al.*, 2006, pp. 2.933-2.941; 2008, pp. 460-471). Em um estudo realizado por Gao e outros (2010, pp. 3.575-3.581), espécies de *Malassezia* foram detectadas em grande proporção, constituindo 53% a 80% da população total de fungos da pele.

De acordo com Gao, a região atrás das orelhas e a região da testa são as que apresentam maior abundância de fungos e altíssima proporção de *Malassezia*. Por outro lado, nas axilas a concentração de fungos é intermediária, com uma proporção elevada de *Malassezia*, enquanto braços, antebraços e a área interior dos cotovelos apresentam uma menor contaminação por fungos, e a menor proporção de *Malassezia* observada (Gao *et al.*, 2010, pp. 3.575-5.481)

Entretanto, no que diz respeito aos demais gêneros que constituem a comunidade fúngica da pele humana, investigações mais aprofundadas vêm sendo realizadas, ocorrendo mudanças drásticas dos conceitos sobre a microbiota da pele humana (Akaza *et al.*, 2010, pp. 786-792).

Um estudo realizado por Carla Porto (Silva, 2012) avaliou a microbiota na região do pescoço de 55 voluntários saudáveis, de onde foram isoladas 41 colônias de fungos morfologicamente distintas, submetidas à identificação molecular, demonstrando uma grande diversidade de fungos filamentosos. Nesse trabalho, grande parte dos fungos identificados pertenciam ao filo *Ascomycota*, e aos gêneros *Cladosporium, Epicoccum, Phoma, Penicillium, Alternaria, Aureobasidium* e *Fusarium*.

Esses resultados demonstraram que muitos fungos normalmente encontrados no meio ambiente (solo, ar, plantas) podem sim permanecer aderidos à pele humana e estar diretamente relacionados à microbiota da nossa pele. Além disso, grande parte desses fungos são citados como microrganismos oportunistas, isto é, podem se tornar patógenos ao homem ou a animais em condições favoráveis (baixa imunidade, condições ótimas de crescimento, etc.).

Como exemplos pode-se citar os dematiáceos dos gêneros *Alternaria, Cladosporium, Exophiala, Aureobasidium* e *Phoma*, que podem causar infecções subcutâneas e cutâneas (micoses) e os fungos do gênero *Fusarium*, capazes de causar um amplo espectro de doenças (infecções cutâneas, alergias e doenças angioinvasivas) (Silva, 2012). Após esse estudo, um outro grupo de pesquisadores liderado por Findley analisou comunidades de fungos de 14 locais da pele em 10 adultos saudáveis, buscando explorar a diversidade fúngica (Findley *et al.*, 2013, pp. 367-370). Esse trabalho mostrou que a diversidade está diretamente ligada ao local do corpo, e não aos indivíduos. Também foi confirmada a ampla e dominante distribuição de representantes do gênero *Malassezia* em 11 dos 14 locais do corpo analisados.

As regiões do pé que foram analisadas (planta do pé, unhas e espaços entre os dedos) mostraram alta diversidade fúngica, destacando-se a região plantar do calcanhar, onde foram detectados representantes dos gêneros *Malassezia, Aspergillus, Cryptococcus, Rhodotorula, Epicoccum*, entre outros. Além disso, os pesquisadores detectaram diferentes representantes do gênero *Candida*, incluindo *C. parapsilosis, C. tropicalis* e *C. orthopsilosis*, leveduras diferentes daquelas normalmente encontradas no intestino humano (Underhill & Iliev, 2014, pp. 405-416).

Novas informações sobre a composição da comunidade fúngica da pele vêm sendo continuamente publicadas, e vêm ganhando grande destaque, já que muitos fungos, particularmente dermatófitos e leveduras, são importantes patógenos da pele (Cui *et al.*, 2013). E, apesar da crescente constatação da associação desses fungos com doenças não infeciosas de pele (como eczema e psoríase), os mecanismos envolvidos na interação dos membros dessa comunidade fúngica com essas doenças, quer direta ou indiretamente, ainda não estão bem elucidados (Gioti *et al.*, 2013; Saunders *et al.*, 2012). Assim, a caracterização do "micobioma" da pele e o entendimento do metabolismo e da interação intra e interespécies dessas comunidades microbianas pode esclarecer a importância dos fungos no ecossistema da pele saudável, bem como sua principal relação com doenças de pele e desenvolvimento de novas terapias antifúngicas (Schommer *et al.*, 2013, pp. 660-668).

SISTEMA IMUNOLÓGICO DA PELE

A pele é um sistema epitelial semelhante às mucosas, ao aparelho digestivo e ao trato urogenital. A função principal desses sistemas é englobar uma região, isolando estruturas internas do ambiente externo.

A principal diferença entre a pele e os demais sistemas epiteliais é o fato de a pele estar exposta a um meio extremamente agressivo, enquanto os demais sistemas epiteliais não estão expostos, por exemplo, à radiação solar e às intempéries. Dessa forma, a pele pode ser encarada como uma fronteira mediadora entre o organismo e o ambiente.

A pele e as mucosas constituem a defesa inicial contra a invasão por microrganismos, atuando como uma barreira física e química. Na pele, o pH ácido e a presença de esfingosina, resultante da degradação de ceramidas do manto hidrolipídico (Downing & Stewart, 2000, pp. 13-26), garantem a atividade bactericida.

A proposição de que a pele atuaria também como um órgão linfoide de primeiro nível surgiu pela primeira vez em 1970, quando se detectou a presença de micro-órgãos linfoides na pele e mucosas dos orifícios do corpo de recém-nascidos e fetos. Embora esse conceito não esteja completamente substanciado, algumas manifestações cutâneas, como o surgimento de tumores de pele linfoproliferativos (*lymphadenosis cutis benigna*), têm remetido a esse conceito (Bos, 1997, p. 719).

O sistema imunológico da pele é um sistema complexo que integra as respostas humoral e celular, e depende de aproximadamente metade das células e estruturas presentes na pele, apresentando reações inespecíficas e específicas, a um determinado antígeno. As células imunocompetentes da pele podem ser subdivididas entre aquelas do sistema imune inato e aquelas do sistema imune adaptativo (ou adquirido). Nesses conjuntos de células encontramos células residentes, células recrutadas durante a resposta imunológica e células recirculantes, conforme mostrado no quadro 31.

Quadro 31. Participantes do sistema imunológico da pele

	Células residentes	Células recrutadas	Células recirculantes
Imunidade inata	• Queratinócitos • Células endoteliais vasculares e linfáticas • Mastócitos • Macrófagos	• Monócitos • Neutrófilos • Eosinófilos • Mastócitos • Histiócitos	• Células *natural killer* (fagócitos) • Células dendríticas
Imunidade adquirida	• Linfócitos T • Células de Langerhans	• Linfócitos T • Linfócitos B	• Linfócitos T
Outros componentes envolvidos	• Radicais livres • Fatores do complemento • Imunoglobulinas secretórias • Citocinas • Neuropeptídeos • Sistema de fibrinólise/coagulação.		

Fonte: J. D. Bos (org.) *Skin immune system: Cutaneous immunology and clinical immunodermatology.* 2ª ed. Nova York: CRC Press, CRC Press, 1997, p. 719; P. Agache. *Physiologie de la peau et explorations fonctionnelles cutanées.* Cachan: Éditions Médicales (Internationdes. 2000, p. 706).

Além dos constituintes celulares, grandes quantidades de mediadores inflamatórios e imunológicos estão presentes na pele normal, sendo parte deles transportados até a pele pela circulação, enquanto a maioria é produzida pelo próprio órgão.

Dentre as células dendríticas da epiderme encontramos as células de Langerhans, que correspondem de 2% a 4% da população epidérmica e se situam logo acima da camada basal. Essas células de origem medular têm como principal função a apresentação dos antígenos aos linfócitos T, nos gânglios-satélite de drenagem. Sua natureza dendrítica permite que constituam uma verdadeira rede na epiderme, favorecendo a captura de antígenos que porventura ultrapassem o estrato córneo.

Após interceptarem um antígeno, essas células migram para os canais de drenagem linfática, sofrendo algumas transformações fenotípicas (perda dos antígenos de superfície CD1), morfológicas (perda dos grânulos de Birbeck) e funcionais. Portanto, na epiderme essas células terão apenas a função de apresentação dos antígenos (fixação, internalização e apresentação), e nos gânglios linfáticos terão a função de estimular os linfócitos T.

Há outras células dendríticas na epiderme que também podem participar da defesa imunológica, contudo sua ação é mascarada pelas células de Langerhans.

Na derme existem células dendríticas com funções e estrutura muito similares às células de Langerhans, porém não apresentam os grânulos de Birbeck. Atuam também na apresentação de antígenos, juntamente com os macrófagos dérmicos.

Outras células da pele, as células endoteliais e os queratinócitos, também exercem um importante papel na defesa cutânea. Embora não sejam capazes de realizar a apresentação dos antígenos, exprimem substâncias antigênicas de histoincompatibilidade e produzem citocinas imunomoduladoras e também as proteínas do complemento.

Dentre várias dessas citocinas, encontram-se as interleucinas (IL), os interferons (INF), os fatores de crescimento e a TNF-α (*tumor necrosis factor* ou fator de necrose tumoral). As citocinas são uma importante classe de compostos que, além de apresentarem atividades redundantes (várias citocinas exercem o mesmo efeito), algumas ainda apresentam atividade pleiotrópica, isto é, induzem diferentes efeitos em diversos tecidos e órgãos, caso da TNF-α (ver quadro 32, p. 214) (Asadullah, *et al.*, 2002, pp. 1.189-1.196).

Do ponto de vista inflamatório, as citocinas podem ser subdivididas em pró-inflamatórias (por exemplo: IL–1, IL–2, INF–γ e TNF–α) e anti-inflamatórias (por exemplo: antagonista do receptor de IL–1, IL–10 e TGF–α) (Asadullah *et al.*, 2002, pp. 1.189-1.196).

Quadro 32. Atividade pleiotrópica da TNF-α

Órgão/Tecido	Ação
Sistema nervoso central	• Anorexia • Ativação de prolactina através da $PGE_2 \to$ febre
Córtex adrenal	• Hemorragia • Ativação do cortisol
Células do sistema hematopoiético	Neutrófilos: • Ativação da adesão, ativação da fagocitose, ativação da síntese de superóxido • Monócitos/macrófagos • Ativação da síntese de IL-1 • Aumento da citotoxicidade Linfócitos: • Ativação da adesão • Aumento da proliferação • Aumento da citotoxicidade
Endotélio	• Ativação das moléculas de adesão • Ativação da trombomodulina
Cartilagem/ossos	• Ativação da reabsorção de proteoglicanas • Reabsorção óssea • Aumento da atividade osteoclástica
Músculos	• Ativação do catabolismo proteico • Diminuição do potencial transmembrana
Sistema de coagulação sanguínea	• Atividade pró-coagulatória • Ativação do fator tissular
Tecido adiposo	• Inibição da catequina lipoproteína lipase • Diminuição da síntese de ácidos graxos • Aumento do glicerol
Pele	• Inflamação dérmica • Síndrome de Schartzmann • Ativação da colagenase • Ativação da síntese de PGE_2
Fígado e trato gastrointestinal	• Aumento da atividade do sistema P450 • Ativação da fase aguda de proteínas • Diminuição da síntese total de proteínas • Diminuição da defecação

Fonte: K. Asadullah, *et al.* "Analysis of cytokine expression in dermatology", *Archives of Dermatology*, vol. 138, 2002, pp. 1.189-1.196.

As citocinas de relevância imunológica são primariamente aquelas formadas por linfócitos e células apresentadoras de antígenos. As células CD4+ T podem ser subdivididas em duas classes: as células TH1, caracterizadas pela produção de IL -2, TNF-α e INF-γ, e as células TH2, que produzem principalmente IL-4, IL-5, IL-6, IL-9, IL-10 e IL-13. A diferenciação de uma célula TH0 em TH1 ou TH2 depende essencialmente do local (ver figura 43). A presença de INF -12 e TNF-α favorece o desenvolvimento de TH1, enquanto IL -4 favorece a resposta TH2.

O papel essencial no desenvolvimento do meio de citocinas locais é exercido por células de defesa não linfocitárias, como as células *naturalkiller* (liberadoras de INF-γ), monócitos ou macrófagos (liberadores de IL-12 ou IL-10, de acordo com o estímulo) e mastócitos (IL-4).

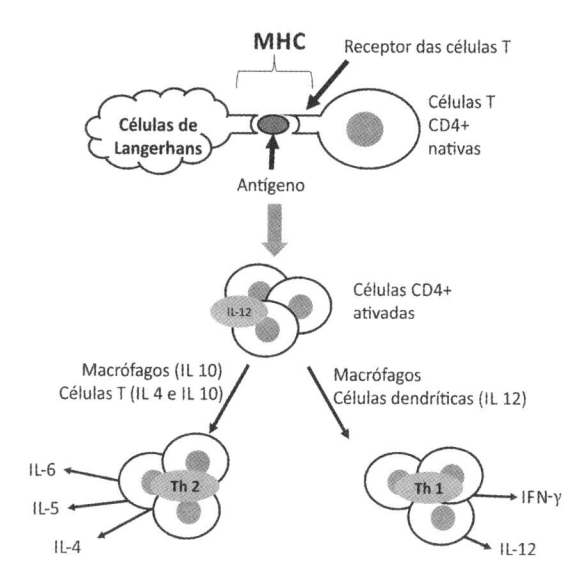

Figura 43. Balanço entre células

O desenvolvimento de células Th1 ou Th2 é influenciado por diversos fatores. Apesar de um fenótipo Th1 predominar em pacientes com psoríase ou dermatite alérgica de contato, um fenótipo Th2 predomina em pacientes com dermatite atópica e linfomas cutâneos de células T avançados (MHC = complexo de histocompatibilidade principal; IL = IL e IFN = interferon).

Fonte: Adaptada de K. Asadullah et al., "Analysis of cytokine expression in dermatology", Archives of Dermatology, vol. 138, 2002.

As células CD8+ T usualmente têm uma secreção com um padrão de TH1. Em consequência, como não apenas células TH1 ou TH2 contribuem para o padrão local de expressão de citocinas, esse padrão é frequentemente designado como tipo 1 ou tipo 2, respectivamente. Resumidamente, pode-se dizer que o tipo 1 é necessário para uma eficiente reação imunológica celular a antígenos, como a resposta imune a patógenos, embora a secreção de IgG1 e IgG3, que têm capacidade de interagir com células do sistema de resposta humoral, também seja estimulada pelo tipo 1. As citocinas do tipo 2, por outro lado, são as principais responsáveis pelos mecanismos da resposta imunológica humoral, incentivando a síntese de IgE, IgA, IgG2 e IgG4, e o crescimento de eosinófilos e mastócitos. Em consequência, os dois tipos têm um papel decisivo na defesa contra parasitas intestinais, na neutralização de toxinas de bactérias e na defesa local da mucosa, sendo as respostas do tipo 1 e tipo 2 essenciais para uma adequada imunidade. Os queratinócitos são responsáveis pela secreção de seus mediadores, embora a maior parte da produção não se dê por natureza fisiológica, mas e sim por estímulos externos específicos (antígenos tumorais, haptenos) ou inespecíficos (UV, traumatismos). Um terceiro grupo de substâncias tem também um importante efeito na defesa imunológica da pele: os neuropeptídeos, isto é, neuromoduladores que realizam a modulação dos fenômenos fisiológicos e psicopatológicos da imunidade cutânea (ver quadro 33, p. 217).

Essas substâncias são produzidas pelas fibras nervosas, pelas células de Merkel e também pelas células de Langerhans, pelos melanócitos, pelos queratinócitos e pelas demais células do sistema imunológico.

As células da epiderme contêm receptores para os neuromoduladores. Em particular os queratinócitos e as células de Langerhans possuem receptores para a substância P, para o hormônio estimulador da melanina e para o hormônio adrenocorticotrófico.

Os neuromoduladores estão implicados nas reações inflamatórias cutâneas, mas igualmente nas dermatoses alérgicas, em particular na dermatite atópica.

Além da ação contra microrganismos e suas toxinas, o sistema de defesa também tem a importante função de contribuir para o processo de cicatrização da pele quando ocorrem lesões.

Quadro 33. Neuromoduladores cutâneos

Grupo	Composto
Neuropeptídeos	Substância P
	Peptídeo intestinal vasoativo
	Somatostatina
	Peptídeo gene-regulado da calcitonina (CGRP)
	Peptídeo liberador da gastrina
	Bradiquinina
	Neurotensina, neuroquinina
Neuro-hormônios	Hormônio estimulador de melanina
	Hormônio adrenocorticotrófico
	Prolactina
Outros mediadores	Dopamina, DOPA
	Adrenalina, noradrenalina
	Encefalinas, endorfinas
	Acetilcolina

O processo de cicatrização é extremamente complexo, envolvendo a interação, tanto em níveis celulares como moleculares, entre diferentes tipos de células, vários fatores de crescimento e a matriz extracelular presente no ferimento (Wu *et al.*, 1997, pp. 162-169). Nem todo o processo de cicatrização foi elucidado, porém sabe-se que os macrófagos presentes no ferimento, a maioria proveniente dos monócitos circulantes (80% a 90%), têm um papel crítico no reparo da lesão. Os macrófagos produzem quase cem diferentes fatores de crescimento e ILs, e mais de vinte desses compostos já foram diretamente correlacionados ao processo de cicatrização.

À medida que os macrófagos são estimulados e ativados pela presença de fatores de crescimento e de estimulação de colônias, observa-se um aumento substancial da cicatrização, pela via da fosfolipase C nas membranas celulares. A desativação da atividade fosfolipase C, que ocorre por exemplo nos processos isquêmicos (hipoxia), diminui a atividade dos receptores de fatores de estimulação de colônia, prejudicando a formação de novo tecido granuloso.

As metaloproteinases, principalmente as Serina metaloproteinases como o fator de ativação de uroquinase-plasminogênica e plasmina, e as metaloproteinases da matriz, produzidas pelos queratinócitos, também estão envolvidas na cicatrização, sabendo-se que as metaloproteinases da matriz, ao contrário das Serina metaloproteinases, são fatores essenciais para que a cicatrização ocorra, e a presença de inibidores dessas enzimas prejudica ou até mesmo inibe completamente o processo de cicatrização (Mirastschijski *et al.*, 2002, pp. 55-64). As proteinases facilitam o movimento dos queratinócitos, remodelando as proteínas da matriz extracelular, e modulam a sinalização intracelular, a secreção, a bioativação e estabilidade das citocinas e fatores de crescimento importantes para a cicatrização epidérmica.

As citocinas pró-inflamatórias, como a IL–1, IL–8 e a TNF, além de protegerem o organismo contra a infecção, preparam o tecido injuriado para o reparo e aumentam o recrutamento e a ativação de fagócitos.

Além disso, as citocinas liberadas pelas células recrutadas regulam a habilidade dos fibroblastos e das células epiteliais em remodelar o tecido danificado, como a IL –1β, que regula a quimiotaxia de fibroblastos e a produção de colágeno e estimula a produção de outras citocinas importantes para a cicatrização (Kiecolt-Glaser *et al.*, 1995, pp. 1.194-1.196).

DERMATITES DE CONTATO

O termo "alérgeno" vem do grego *allos* (estranho) + *ergon* (energia) + *gennao* (produzir), sendo mencionado como a capacidade de uma substância em induzir uma "reação diferente". Tal reação é a resposta inflamatória, que pode ser descrita como o produto final de um conjunto bem orquestrado de reações e processos, envolvendo células, tecidos e enzimas ativadas, que tem por finalidade básica reparar injúrias causadas por agentes internos ou externos e foi caracterizado por Celso na Roma Antiga pelos quatro sinais clássicos (os quatro "OR"): calor, tumor, rubor e ardor (Landman *et al.*, 1990, pp. 3-40).

As palavras "eczema" e "dermatite" são muitas vezes empregadas como sinônimos para descrever um padrão polimórfico de inflamação que, em sua fase aguda, é caracterizado por eritema e vesiculação e, em sua fase crônica, pelo ressecamento, enrijecimento e fissura da pele. A dermatite de contato segue essas reações características em resposta a agentes externos, que podem ser irritantes ou alergênicos (Bourke *et al.*, 2001, pp. 877-885).

Deve-se distinguir, contudo, os termos dermatite alérgica e dermatite por irritação.

Embora a sintomatologia dos dois processos seja muitas vezes bastante similar, nos processos irritantes (dermatite de contato por irritação) ocorre uma resposta inflamatória local, não imunológica, que pode se desenvolver a partir de uma única exposição ao agente causador e depende exclusivamente da intensidade da exposição e de seu potencial irritante. No caso da dermatite alérgica por contato (DAC), é necessária a preexistência de susceptibilidade genética, um indivíduo imunocompetente (embora haja relatos de que pacientes aidéticos podem desenvolver DAC) e, obviamente, o contato prévio com o agente alergênico, também denominado agente sensibilizante, capaz de ser absorvido transepidermicamente e induzir a produção de anticorpos específicos (Wakem & Gaspari, 2000, pp. 45-106).

A dermatite de contato pode ser classificada nos seguintes tipos de reação (Meyer *et al.*, 2000, pp. 265-273):

- irritação subjetiva ou pele sensível;
- dermatite de contato por irritação aguda;
- dermatite de contato por irritação crônica;
- dermatite alérgica de contato;
- dermatite por fotoxidade, que inclui fotoalergia, fotoirritação, fototoxidade e reações fotoagravadas;
- dermatite de contato sistêmica;
- dermatite atópica.

IRRITAÇÃO SUBJETIVA OU PELE SENSÍVEL

Caracterizada por reações de formigamento e ardência que ocorrem poucos minutos após o contato, normalmente na face, sem alterações visuais. Os cosméticos e componentes de filtros solares são desencadeantes comuns desse tipo de reação.

O conceito "pele sensível" é um dos mais vastamente apreciados por consumidores e fabricantes de produtos pessoais, e vem recebendo crescente aceitação por dermatologistas (Willis *et al.*, 2001, pp. 258-263).

Enquanto o termo "reações adversas" cobre uma grande variedade de manifestações, que podem ir de processos de irritação imediata e alergia claramente diagnosticadas até manifestações muito suaves, com prurido e ardor, leve e transiente vermelhidão, mas que, clinicamente, não apresentam qualquer sequela (Coverly *et al.*, 1998, pp. 90-95), a "pele sensível" pode ser definida como aquela que exibe uma reduzida tolerância ao uso frequente ou prolongado de cosméticos e produtos de higiene pessoal, com sintomas variando de sinais visíveis de irritação, como edema e descamação, até manifestações neurossensoriais mais subjetivas, como desconforto, ardência, queimação, prurido e repuxamento (Willis *et al.*, 2001, pp. 258-263).

Os padrões de reatividade da pele, ardência, outras percepções sensoriais, urticária e irritação não são fenômenos intimamente relacionados, e não podem ser correlacionados ao sexo nem à idade do indivíduo, sendo bastante difícil definir uma subpopulação com pele sensível, ou seja, com maior tendência a apresentar reações cutâneas, havendo grande heterogeneidade da susceptibilidade individual.

Embora não se conheça exatamente o que leva um indivíduo a responder diferentemente a um determinado produto, há evidências de que mais de um mecanismo esteja envolvido na resposta, por indivíduos com pele sensível, a agentes urticariantes. Os indivíduos com pele sensível apresentam respostas mais intensas a agentes urticariantes, como o ácido lático, o ácido benzoico e o ácido sórbico (Willis *et al.*, 2001, pp. 258-263). Alguns fatores preexistentes aparentemente predispõem esses indivíduos, sendo o eczema atópico o mais conhecido, devendo-se salientar porém que o fato de o indivíduo ser atópico não implica que, necessariamente, terá pele sensível.

Aproximadamente metade dos indivíduos com pele sensível não são atópicos e quase um terço dos indivíduos atópicos não têm pele sensível. Outros fatores que favorecem a manifestação de pele sensível são acne e rosácea.

DERMATITE DE CONTATO POR IRRITAÇÃO AGUDA

O processo de irritação é uma resposta inflamatória local, não imunológica, que segue uma única ou poucas breves aplicações de determinada substância ou mistura sobre a mesma área da pele. Geralmente é observada com irritantes fortes ou álcalis.

A dermatite por irritação é a causa mais frequente de dermatoses, e o número de casos reportados é maior do que a soma dos casos de dermatite alérgica e dermatite fototóxica juntos.

DERMATITE DE CONTATO POR IRRITAÇÃO CRÔNICA (ACUMULATIVA)

Ocorre após repetidas exposições a irritantes fracos, que podem ser líquidos, como detergentes, solventes orgânicos, ácidos e álcalis fracos, ou secos, como calor, baixa umidade relativa, pós e poeiras.

DERMATITE ALÉRGICA DE CONTATO

Envolve processo de sensibilização do sistema imunológico a um agente alergênico específico, resultando em uma dermatite ou exacerbação de uma dermatite preexistente.

De acordo com a classificação de Coombs e Gell, para as reações alérgicas com manifestações dermatológicas existem quatro tipos de reações imunológicas, contudo, muitas vezes observa-se a participação de mais de um mecanismo no processo alérgico (Alanko & Hannuksela, 1998, pp. 17-24). Os primeiros três tipos são mediados por imunoglobulinas, envolvendo a ação de linfócitos B (resposta humoral), e o quarto tipo (resposta celular) envolve os linfócitos T e células de apresentação dos antígenos, as células de Langerhans.

Na imunidade celular, após o contato com o agente alergênico, o linfócito T sensibilizado torna-se uma célula blástica que sofre mitose, aumentando a concentração dos linfócitos T, que por sua vez liberam substâncias de baixo peso molecular (linfocinas, interferon, linfotoxina) que amplificam a resposta contra o agressor.

Para haver a manifestação da alergia é necessária a preexposição à substância alergênica, de forma que se desenvolva um sistema linfoide.

A penetração do agente alergênico da pele pode se dar pela via respiratória e pela pele.

A substância alergênica pode ser uma molécula antigênica, que sozinha é capaz de induzir uma resposta imune, ou um hapteno, molécula pequena capaz de permear o estrato córneo, e que precisa se associar a moléculas maiores para a formação de anticorpos específicos.

Ocorrendo o contato com o antígeno ou a formação do conjugado com proteínas da pele e o hapteno e a permeação na derme, haverá o reconhecimento pelo sistema imune e a proliferação e disseminação dos linfócitos efetores específicos e de memória (fase de indução, figura 44 – fase 1). Após a produção desses anticorpos específicos, haverá a resposta inflamatória quando ocorrer um novo contato (fase de manifestação, figura 44 – fase 2), manifestando-se então a dermatite alérgica de contato.

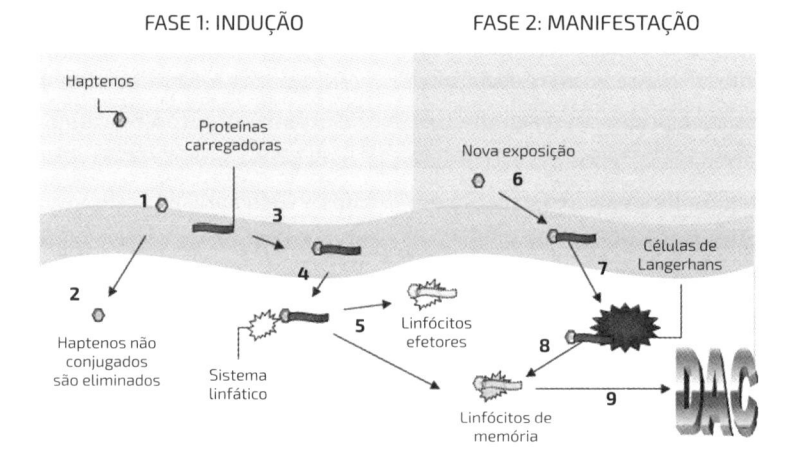

Figura 44. Resposta imune na dermatite alérgica de contato.

1) O hapteno é colocado em contato com a pele, havendo permeação de parte dele; 2) as moléculas que não são conjugadas são eliminadas pelas vias normais de eliminação; 3) o hapteno se conjuga a uma proteína carregadora, formando um complexo; 4) o sistema linfático desenvolve linfócitos reativos específicos, sendo os linfonodos encarregados da proliferação e desenvolvimento do sistema imunológico contra o complexo proteína--hapteno; 5) os imunoblastos formados então se dividem em linfócitos efetores, que permanecem na circulação sanguínea, e linfócitos de memória, que se concentrarão no baço, no timo e nos vasos linfáticos; 6 e 7) quando ocorrer um novo contato, o complexo será apresentado aos (8) linfócitos de memória que promoverão a resposta local, (9) a dermatite alérgica de contato (DAC).

Fonte: M. I. N. C. Harris "Hipoalergênicos: mito ou realidade?". Em Revista *Racine*, vol. 61, 2001, pp. 12-16.

Nessa situação, observa-se, na maioria dos pacientes, um aumento da IgE sérica, propondo-se mecanismos de união entre os receptores de IgE de alta afinidade presentes nas células de Langerhans ou pela combinação prévia com a própria IgE e união com os receptores de baixa atividade (Molero, 2000, pp. 26-33).

DERMATITE DE CONTATO FOTOALÉRGICA, FOTOTÓXICA OU FOTOAGRAVADA

Alguns agentes sensibilizantes necessitam de um terceiro fator para tornarem-se ativos: a luz. Dessa forma, tem-se um processo de fotossensibilização, que descreve tanto as reações fototóxicas comuns como as reações fotoalérgicas, menos frequentes (Moore, 2002, pp. 345-372). As reações cutâneas de fotossensibilização, originárias da combinação da aplicação tópica de certas substâncias e da exposição solar, são consideradas reações adversas, segundo conceito da Organização Mundial de Saúde. A resposta do paciente é manifestada por meio de alterações bioquímicas que ocorrem no tecido, subsequentemente à absorção de radiação por uma substância exógena. Esse processo é denominado "fotossensibilização", e a substância iniciadora "fotossensibilizante", um termo que pode abarcar grande variedade de substâncias.

A capacidade de absorção de energia na faixa de radiação UVA (300 nm a 400 nm), cuja energia é da ordem de 400 kJ/mol, é um primeiro indício de que uma molécula pode ser capaz de participar de um processo fotoquímico, levando à sua decomposição ou à decomposição de outras moléculas próximas.

Há grande variedade de processos que podem ocorrer após a absorção de radiação UV-visível, alguns dos quais levam a alterações permanentes na molécula absorvente ou no sistema, e esses processos fotoquímicos só podem ser iniciados pela radiação de comprimento de onda específico (ver capítulo "A luz solar e a pele", p. 129).

Além das substâncias naturalmente presentes na pele, outras substâncias capazes de iniciar processos fotoquímicos podem estar absorvidas ou na superfície da pele. Exemplos bem conhecidos de substâncias fototóxicas são alguns componentes do alcatrão, como o antraceno e os psoralenos, presentes em plantas.

As reações fototóxicas são essencialmente imediatas e lembram uma queimadura por excesso de exposição ao sol. Ocorrem erupções nas áreas expostas, havendo uma clara delineação das sombras causadas pelas roupas.

Há três padrões de respostas fototóxicas, que são dependentes da dose do agente fotossensibilizante e da intensidade da exposição solar (Moore, 2002, pp. 345-372):

- uma resposta intensa tardia, que ocorre de 8 a 24 horas após a exposição e permanece por 2 a 3 dias, pode envolver hiperpigmentação e adquirir tonalidade vermelha mais escura do que uma queimadura solar e é tipicamente causada por psoralenos.
- reações mais rápidas (com início após 30 minutos), com duração de 2 a 3 dias, nas quais não se observa edema, mas queimação e ardência são evidentes.
- reação transiente e rápida de ardência e queimação, com sensação de queimadura solar.

A dermatite fotoalérgica, por outro lado, tem uma base imunológica e requer contato prévio com o agente fotossensibilizante. A manifestação pode ocorrer de um a catorze dias após a exposição solar, com a erupção de pápulas vesiculares, prurido e dermatite eczematosa. A fotoalergia representa uma resposta de hipersensibilidade adquirida, gerada tanto pela formação de anticorpos específicos (reação imediata) como por uma resposta celular (tardia).

Deve-se notar que nem sempre é fácil distinguir entre processos fotoirritantes ou fotoalérgicos. Os fotossensibilizantes químicos usualmente são moléculas de baixo peso molecular (200 a 500 Da), são compostos tricíclicos ou policíclicos planares, possuem estruturas de ressonância estabilizada pela presença de um heteroátomo e devem, obrigatoriamente, absorver radiação na região do ultravioleta e/ou visível (Moore, 2002, pp. 345-372).

DERMATITE DE CONTATO SISTÊMICA

Observada após a administração sistêmica de uma substância, normalmente um medicamento, ao qual ocorreu prévia sensibilização tópica (Bourke *et al.*, 2001, pp. 877-885).

DERMATITE ATÓPICA

Indivíduos atópicos, que apresentam cronicamente distúrbios dermatológicos caracterizados por prurido, frequentemente encontram na alergia a causa mais frequente de sua sintomatologia (Bourke, *et al.*, 2001, pp. 403-411). A dermatite atópica é uma enfermidade cutânea crônica, de características heterogêneas tanto do ponto de vista alérgico como bioquímico ou genético (Echarrem, 2000, pp. 22-26; Escoda, 2000, pp. 77-85), e que com frequência está associada a manifestações respiratórias de origem alérgica, com elevação da IgE sérica e com eosinofilia tissular (Sanz, 2000, pp. 17-22).

Clinicamente, a dermatite atópica é classificada em típica e atípica. A dermatite atópica típica é dividida em três etapas: a do lactente, a infantil e a do adolescente-adulto. É mais frequente que se manifeste no lactente, involuindo com o crescimento, mas pode ocorrer também em crianças e inclusive em adultos. As formas atípicas de dermatite atópica incluem pitiríase alba, eczema desidrótico, dermatite planar juvenil, prurido, prurido anogenital, eczema aureolar, eczema do canal auditivo externo, xerose e queratose folicular.

Sua prevalência tem aumentado nas últimas décadas – atualmente afeta cerca de 10% da população infantil –, e as variações observadas em diferentes grupos étnicos indicam a importância dos fatores ambientais sobre sua manifestação. No Japão, por exemplo, a taxa de prevalência em crianças entre 6 e 7 anos é da ordem de 16%, atribuindo-se a essa doença impactos psicossociais e financeiros maiores do que o próprio *diabetes mellitus* ou a asma brônquica (Ohya *et al.*, 2001, pp. 852-857).

Embora seus mecanismos ainda não sejam completamente conhecidos, vários fatores são reconhecidamente responsáveis pela manifestação da dermatite atópica (Echarrem, 2000, pp. 22-26; Escoda, 2000, pp. 77-85) como os fatores genéticos, imunológicos, farmacológicos, fisiológicos, cutâneos e até mesmo a flora bacteriana.

a) Fatores genéticos

De 70% a 80% dos pacientes apresentam histórico familiar positivo de atopia. Embora existam mais de vinte genes implicados na manifestação dos transtornos imunológicos e farmacofisiológicos na dermatite atópica, os grandes grupos que mais despertam interesse são os genes que codificam as citocinas e os que codificam as isoformas da fosfodiesterase. Essa enzima é responsável pelo catabolismo do AMP cíclico e tem seus níveis aumentados na dermatite atópica, causando um desequilíbrio entre AMP cíclico e GMP cíclico e, consequentemente, aumento na liberação de histamina e outros mediadores inflamatórios.

b) Fatores imunológicos

Os indivíduos atópicos apresentam uma resposta imune celular e humoral alterada, que facilita a reação com antígenos ambientais. Esses pacientes tendem a ter uma frequência muito elevada de reações positivas em provas cutâneas (90%) e/ou IgE específicas (50% a 90%) diante de compostos alergênicos comuns, podendo ser agravados pela presença de toxinas estafilocócicas, que podem contribuir para a inflamação como supra-antígenos.

O perfil imunológico da dermatite atópica apresenta uma característica de resposta inflamatória mediada por mecanismos Th2 e Th1. A primeira fase Th2 é seguida por uma ativação da Th1, responsável pela persistência da resposta inflamatória (ver figura 43, p. 215, e quadro 34, p. 227).

c) Fatores farmacológicos

Os indivíduos atópicos tendem a apresentar vasoconstrição, observando-se palidez da pele, baixa temperatura dos dedos das mãos e dos pés, vasoconstrição acentuada no frio, dermografismo branco, reação reduzida à histamina na pele afetada e branqueamento retardado com acetilcolina.

d) Fatores fisiológicos cutâneos

O indivíduo atópico, além de ter uma diminuição no nível de tolerância ao prurido, também tem essa sensação aumentada pela produção de mediadores inflamatórios e enzimas proteolíticas. Observam-se alterações nos lipídios cutâneos, com um déficit de ácido linoleico que leva a uma diminuição nos níveis de PGE2 e no metabolismo geral de ácidos graxos essenciais. Consequentemente, encontram-se também menores quantidades de ceramidas, colesterol e ácidos graxos livres. Com isso, aumenta a perda de água transepidermal e há um ressecamento do estrato córneo, que leva a um aumento do prurido.

e) Flora bacteriana

Na pele dos indivíduos atópicos há, mais freqüentemente, a colonização por *Staphylococcus aureus*. Suas toxinas podem atuar como supra-antígenos, ativando um grande número de linfócitos T e desencadeando uma resposta imunológica alterada.

Quadro 34. Perfil imunológico da dermatite atópica

Elevação da IgE sérica total	• Presente em 80% dos casos • Mediação das respostas imunológicas imediata e tardia
Atividade aumentada da fosfodiesterase	• Desbalanço da relação entre cAMP e cGMP • Aumento da liberação de histamina e outros mediadores Inflamatórios
Alterações das populações linfocitárias	• Aumento da relação CD4/CD8: eosinofilia • Aumento de CD23 • Diminuição celular de T CD8+: diminuição nos níveis de γ-interferon • Expansão de TH2: aumento de IL-4, IL-5 e IL-13
Células de Langerhans	• Aumento da expressão dos receptores de IgE
L-serina sérica	• Aumento
Apoptose monocitária	• Diminuição

PROPRIEDADES BIOMECÂNICAS DA PELE

As avaliações subjetivas, baseadas na percepção do avaliador, são muitas vezes inconsistentes, de forma que se buscam cada vez mais métodos objetivos para a avaliação das propriedades e do comportamento da pele em condições normais e na presença de patologias, ou ainda para avaliar as respostas fisiológicas induzidas pela ação de substâncias aplicadas, sejam cosméticos, sejam medicamentos.

A biometrologia cutânea, ramo da ciência que avalia quantitativamente as propriedades biomecânicas da pele, tem encontrado na cosmetologia um importante aliado, pois o apelo mercadológico dos produtos destinados aos cuidados com a pele e com os cabelos tem-se baseado cada vez mais em evidências científicas e técnicas sensíveis, precisas e validadas (Leveque, 1996, pp. 147-148), em vez de serem fundamentadas em especulações (Piérard, 2000, pp. 163-166).

Os testes de eficácia utilizados nessa substanciação podem ser realizados por meio de diversas abordagens:

- *in vitro*, com moléculas-modelo e sistemas que simulam a realidade intracelular ou extracelular;
- *ex vivo*, utilizando-se culturas de células primárias ou estabelecidas (ou até mesmo tecidos), que predizem o comportamento das diferentes substâncias ou formulações sob determinado alvo;
- *in vivo*, que podem ser realizados em humanos ou animais e que dão informações holísticas sobre os objetos de estudo, uma vez que se tem um organismo vivo completo reagindo a um determinado objeto de estudo.

Neste trabalho, em que analisamos as propriedades biomecânicas da pele humana, discorreremos sobre as técnicas utilizadas nas avaliações *in vivo* em humanos, procurando cobrir as principais técnicas hoje reconhecidas e utilizadas, assim como as descobertas mais recentes apresentadas por pesquisadores.

As medições quantitativas não invasivas de propriedades biológicas oferecem importantes esclarecimentos sobre os mecanismos envolvidos, sem que seja necessária uma descrição completa dos mecanismos celulares ou subcelulares (Jemec *et al.*, 1996, pp. 164-166), considerando-se métodos não invasivos aqueles que não envolvem dor nem sangue (Rogiers *et al.*, 1999, pp. 515-537).

O objetivo do trabalho dos profissionais das áreas cosmética e estética é a melhoria das condições da pele ou a prevenção de danos causados pelas intempéries, pelas situações patológicas ou pelo envelhecimento.

Para a manutenção da integridade dessas células, e consequentemente do processo de renovação da pele, é necessário preservar suas subestruturas internas, as organelas.

A mitocôndria, por exemplo, responsável pelo processo de respiração celular, é uma delas.

Danos provocados nas membranas das células e das organelas por diferentes agentes, que vão desde toxinas a espécies reativas de oxigênio e luz, alteram o funcionamento das membranas e das células como um todo, interferindo em todos os processos equilibrados de reconhecimento e bloqueio (homeostase) de determinados nutrientes.

Dessa forma, vários processos bioquímicos internos podem ser prejudicados ou disparados de maneira desordenada, perdendo-se o controle da qualidade de toda a organização.

A pele apresenta macroscopicamente propriedades físicas e biológicas que nos fornecem indicações sobre os processos moleculares e celulares que ocorrem.

Assim, a avaliação quantitativa de suas propriedades biomecânicas é realizada em função do que se deseja conhecer ou explorar.

Para facilitar o entendimento sobre os diferentes mecanismos e técnicas empregados nessas avaliações, dividimos as propriedades biomecânicas em grupos, de acordo com o tipo de propriedade em estudo. Contudo, deve ficar muito claro que essa subdivisão é de caráter didático, devendo o investigador usar, sempre que possível, avaliações que envolvem mais de um aspecto, visto tratar-se de um sistema dinâmico e complexo, em que o equilíbrio do organismo como um todo deve ser considerado.

Assim, classificamos os testes de acordo com os seguintes subgrupos:

- Avaliação do efeito de barreira

O efeito de barreira é realizado essencialmente pelo estrato córneo, de forma que todos os testes que nos informam sobre suas propriedades remetem, principalmente, ao seu nível de preservação, à sua organização e à sua atividade bioquímica. Incluem-se aqui as propriedades relativas à produção de sebo e transpiração, que influenciam no comportamento e na qualidade do manto hidrolipídico.

Portanto, essas propriedades estão relacionadas à atividade da epiderme. Nesse grupo, temos as avaliações de conteúdo hídrico (hidratação), perda de água transepidermal, descamação, oleosidade e pH e as avaliações de transpiração.

- Avaliação de propriedades mecânicas e estruturais

As propriedades mecânicas e estruturais da pele são determinadas essencialmente pela derme. As estruturas da rede de colágeno da membrana basal e da derme reticular, assim como as fibras de elastina da papila dermal (fibras de oxitalana) e da derme, determinam não somente o comportamento viscoelástico desse tecido como um todo, mas também sua aparência e seu relevo.

Nesse grupo, temos as avaliações de propriedades viscoelásticas, de relevo e dimensionais.

- Avaliação de propriedades espectroscópicas

A pele contém inúmeras substâncias capazes de absorver ou refletir a radiação. Os fenômenos de absorção de radiação fornecem informações importantes sobre a bioquímica dessa pele, o nível de organização dessas moléculas e a concentração de determinadas moléculas na superfície. Além disso, podemos obter informações sobre a dinâmica e a atividade dos tecidos e partículas por meio de métodos não invasivos.

Nesse grupo, encontram-se os métodos colorimétricos de refletância e a absorção de radiação luminosa.

A combinação das diferentes técnicas de biometrologia não apenas nos permite avaliar os apelos mercadológicos, mas também nos fornece importantes referenciais sobre a segurança do uso de formulações com metodologias não invasivas mais confiáveis, que permitem a detecção quantitativa de propriedades da pele e de reações bioquímicas em estados iniciais do processo, antes de serem perceptíveis a olho nu.

Esses testes são normalmente realizados a partir de avaliações comparativas entre um e outro, utilizando-se condições experimentais controladas. A formação dos grupos também deve ser cuidadosa, e, para minimizar interferências relacionadas a fatores como estresse emocional, condições ambientais ou alterações bioquímicas, as avaliações são geralmente conduzidas utilizando-se uma região não tratada como controle.

Contudo, é preciso salientar que condições experimentais podem interferir drasticamente nos resultados observados. A pele recebe interferência direta da umidade relativa do ar, das condições de temperatura e até mesmo do horário em que a leitura é realizada.

Em um ambiente de alta umidade, a pele é capaz de reter mais água no estrato córneo, observando-se significativo aumento dos níveis de condutância. Esse aumento do teor de água no estrato córneo tem diversas consequências sobre as propriedades reológicas da pele, levando a uma diminuição significativa das rugas finas, maior homogeneização da textura e melhoria da elasticidade geral da pele (Tsukahara *et al.*, 2007, pp. 184-188).

No fim da tarde, a espessura da pele é diferente da observada pela manhã, havendo um afinamento da pele nas regiões superiores do corpo, como a face, o braço e o antebraço enquanto nas coxas e pernas ocorre um aumento da sua espessura. Da mesma forma, as rugas também são afetadas, observando-se um aumento de rugosidade ao longo do dia.

Para a garantia dos resultados, alguns fatores devem ser padronizados:
- controle ambiental;
- temperatura, umidade, fontes de luz, circulação de ar;
- variáveis instrumentais;
- calibração de equipamentos, ajuste de zero, propriedades da sonda de leitura, posição de leitura;
- voluntários;
- idade, sexo, raça, sítio de leitura, padronização de procedimentos de limpeza da área;
- produtos;
- diluição, formulações galênicas, quantidade por área, frequência e modo de aplicação.

AVALIAÇÃO DAS PROPRIEDADES DE BARREIRA

Como discutido anteriormente, os lipídios encontrados no estrato córneo estão organizados de forma a constituir uma barreira impermeável, graças a seu alto ponto de fusão e polaridade, o que resulta na formação de bicamadas lipídicas resistentes à água.

Nas camadas mais externas do estrato córneo, encontram-se associados os lipídios líquidos do sebo, desordenados, os lipídios intracelulares sólidos, altamente organizados, assim como sais, eletrólitos e outras substâncias provenientes das secreções das glândulas sudoríparas.

ESCAMOMETRIA

Descrito inicialmente em 1940 (Wolf, 1940, p. 351), o método baseia-se na aplicação de uma fita adesiva sobre a pele, que é posteriormente removida e analisada.

Os corneócitos da camada mais externa do estrato córneo (estrato disjunto) fixam-se no adesivo, podendo-se então observar o padrão de descamação da região, analisando-se o tamanho das placas e sua espessura.

A utilização de fitas adesivas ou filmes viscosos apresenta como principal problema a não reprodutibilidade, o que impede seu uso em análises quantitativas e trabalhos de precisão (Piérard, 1996, pp. 3-11). O uso de discos adesivos comerciais permite uma coleta reprodutível do estrato disjunto. Elaborados especificamente para esse fim, os discos têm formatos diversos e permitem avaliações distintas (ver quadro 35).

Quadro 35. Formatos disponíveis de discos adesivos

Diâmetro (mm)	Finalidade
22	Análise padrão
22	Análise padrão visual – com fundo escuro indicador
14	Avaliação de áreas submetidas a testes epicutâneos (*patch test*)
6	Análise de estratos, para imersão em placas de 96 poços (*96 wells*)

Fonte: G. E. Piérard. "EEMCO guidance for the assessment of dry skin (xerosis) and ichthyosis: evaluation by stratum corneum strippings". Em *Skin Ressearch and Technology*, 2 (1), Oxford, 1996, pp. 3-11.

A maior dificuldade na aplicação desses adesivos é a padronização da força aplicada, podendo-se fazer uso de aplicadores automáticos com pressão calibrada entre 100 g/cm^2 e 250 g/cm^2. O tempo ideal para contato com a pele é de cinco segundos. Um tempo muito maior pode levar à oclusão da superfície e à alteração do perfil.

Antes da aplicação, é necessária a limpeza da pele, de preferência com uma mistura de éter etílico e acetona (1:10) ou éter metil-terc-butílico (100%) para a remoção de lipídios exógenos que poderiam levar à produção de artefatos, tomando-se o cuidado para não haver a formação de bolhas.

Outra possibilidade para analisar o padrão de descamação do estrato córneo é a realização de descolamentos usando lâminas contendo um filme de cianoacrilato, que se liga quimicamente aos corneócitos, removendo uma camada inteira. A profundidade da camada removida é determinada pela penetração do adesivo antes que endureça.

A avaliação dessas lâminas pode ser realizada por meio de métodos subjetivos (avaliação visual), por métodos objetivos (avaliação instrumental) ou por combinações.

ANÁLISE VISUAL

Método subjetivo, que permite apenas avaliação qualitativa por comparação com padrões. Para que a avaliação visual seja realizada com maior facilidade, existem discos adesivos próprios com fundo escuro.

Através da observação em microscópio, pode-se classificar o nível de xerose de acordo com o nível de descamação, a área afetada e o tamanho dos aglutinados de corneócitos (ver quadro 36), podendo-se utilizar técnicas auxiliares e coloração de lâminas para essa avaliação (Piérard-Franchimont *et al.*, 2000, pp. 437-446). Por microscópio pode avaliar-se também a formação de comedões.

Quadro 36. Classificação de níveis de xerose

Classificação	Características
Tipo 0	Ausência de hiperqueratose Pode haver discretos acúmulos de corneócitos nos sulcos primários
Tipo 1a	Hiperqueratose contínua nos sulcos primários
Tipo 1b	Hiperqueratose predominante nas aberturas adnexais
Tipo 2	Hiperqueratose focal, presente na superfície e delimitada pelas linhas primárias A área anormal deve ser menor que 30% da superfície
Tipo 3	Idêntica ao tipo 2, contudo com área superior a 30% da superfície
Tipo 4	Hiperqueratose homogênea e difusa, com persistência nos sulcos primários
Tipo 5a	Semelhante ao tipo 4, com perdas dos sulcos primários
Tipo 5b	Hiperqueratose heterogênea e difusa, com perda ou remodelagem das linhas primárias

Fonte: C. Piérard-Franchimont *et al.*,. "The SACD method and the XLRS squamometry tests revisited". Em *International Journal os Cosmetic Science*, nº 22, Dordrecht, 2000, pp. 437-446, 2000.

ANÁLISE GRAVIMÉTRICA

Método que, combinado com a avaliação visual, permite uma avaliação quantitativa. Baseia-se na alteração de peso do adesivo antes e depois do contato com a pele. É um método demorado e exige perícia na manipulação para que não sejam introduzidos artefatos.

ANÁLISE INSTRUMENTAL

Por meio da atenuação da transmitância da amostra de fundo transparente ou pela avaliação do padrão de refletância, se forem utilizados adesivos de fundo escuro, pode-se realizar a análise instrumental das imagens obtidas com microscópio, quantificando-se a porção descamante do estrato córneo diretamente.

Para essa análise, processa-se a imagem dividindo-se os resultados em faixas de tom de cinza (cinco faixas), e a cada pixel é atribuído um desses valores. Calcula-se a porcentagem de pixels (ou grupo) em cada faixa de espessura como um valor percentual, obtendo-se assim o índice de descamação, ID (equação 1) (Piérard, 1996; Piérard-Franchimont *et al.*, 2000).

Equação 1. Cálculo de índice de descamação

$$ID = \frac{1}{6} 2A \sum_{n=1}^{5} T_n (n-1)$$

onde:
A = percentagem da área coberta por escamas
T_n = percentagem de escamas com espessura n
N = nível de espessura

O índice de descamação permite uma caracterização e avaliação rápida e reprodutível, o que é muito útil na avaliação da evolução de tratamento de peles xeróticas.

Para uma análise mais completa e detalhada, contudo, deve-se observar (Lagarde *et al.*, 2000, pp. 53-65):

- o número de plaquetas de escamas;
- a área total das escamas;
- a refletância ótica média;
- a textura geral da amostra.

Essa análise também é realizada sobre a figura obtida das amostras com fundo escuro. A partir desses parâmetros obtêm-se os seguintes resultados:

Homogeneidade da textura

Calculada por meio do sistema de fractais, divide a amostra em inúmeras frações e então conta aquelas que contêm o mesmo elemento de textura.

Quanto menor o número de tons de cinza presentes (multi-threshold dimension vector – MTDV), mais homogênea será a amostra.

Densidade ótica média (*Medium Optical Density* – MOD)

Relacionada à qualidade da descamação em termos de opacidade da escala, ou seja, sua luminosidade. Quanto mais espessas, mais claras serão as escamas e maior será o valor de MOD obtido por meio da equação 2.

Equação 2. Densidade ótica média (MOD)

$$MOD = \frac{\sum_{0}^{255} i \cdot H_i}{\sum_{0}^{255} H_i}$$

onde:
i = número de tons de cinza
H_i = número de pontos da imagem com nível i

Número e tamanho dos objetos

Os contornos da imagem são determinados com a utilização de softwares apropriados, e cada objeto é preenchido e avaliado.

Dessa forma, calculam-se os parâmetros NB (*object number*) e Surft (*total surface* – mm^2).

Todos esses parâmetros apresentam pequena variação, mesmo realizando-se análises em indivíduos com diferentes níveis de descamação e ressecamento, mostrando boa reprodutibilidade e repetibilidade.

Deve-se ter o cuidado, no entanto, de realizar a análise da amostra no mesmo dia da sua preparação, porque ressecamentos posteriores dos corneócitos aderidos invalidariam a análise.

ANÁLISE POR REFLETÂNCIA

Pode-se realizar avaliação por refletância dos corneócitos aderidos nas lâminas após coloração, por meio de métodos de coloração comuns, utilizando-se, por exemplo, solução de rodamina B e azul de metileno, reação com reagente de Folin para determinação quantitativa do teor de proteínas a 720 nm ou ainda coloração com toluidina e fucsina básica.

Após a coloração das placas de corneócitos e fixação das lâminas em um fundo claro, avalia-se a absorbância ou refletância das amostras.

As medições espectrofotométricas das lâminas coradas nem sempre fornecem respostas lineares, em decorrência principalmente da refletância, que pode ser maior que a transmitância observada (Martin et al., 1996, pp. 69-77). Dessa forma, as análises de refletância permitem avaliações quantitativas das amostras, de maneira reprodutível e linear.

OLEOSIDADE

A avaliação da oleosidade da pele (Piérard et al., 2000, pp. 372-389), de grande importância para cosmetologistas e também para dermatologistas, principalmente no controle de patologias como acne e hiperseborreia, pressupõe vários métodos, entre eles a análise do sebo assim que ele sai do folículo pilossebáceo. O preconcidionamento da pele pela remoção do sebo da superfície é um procedimento comum, porém não tão eficaz, porque parte do sebo ainda no folículo sebáceo pode ser removida, levando a erros experimentais. Deve haver uma metodologia precisa para esses testes, com controle apurado das condições ambientais que interferem nas propriedades reológicas do sebo.

Para os métodos não invasivos in vivo, consideram-se aceitáveis condições em que se alcance reprodutibilidade de 10% e sensibilidade na faixa de 5 mg, sendo recomendados os métodos que permitem uma avaliação do sebo sem interferência (ou com mínima interferência) dos lipídios da epiderme.

Técnica fotométrica

Baseia-se na alteração da opalescência de uma superfície de vidro, safira ou polímero que se torna translúcida quando recoberta com lipídios. Essa técnica é considerada adequada por sua reprodutibilidade e pela rapidez de execução, sem requerer profissionais altamente treinados.

O equipamento mais recomendado para as avaliações é o Sebumeter®, que avalia a alteração na transparência de luz de uma superfície fosca após a adsorção de sebo.

A sonda de leitura consiste de uma tira plástica fosca de 0,1 mm de espessura disposta em um carretel, avançado manualmente a cada leitura. Sob essa fita, há uma pequena superfície espelhada que reflete a luz através da fita (ver figura 45).

No início, a transparência da fita é zerada na unidade de leitura, e a sonda é então pressionada sobre a pele por trinta segundos, medidos com o auxílio de um cronômetro interno, e retornada à unidade quando a nova transparência é lida. Os dados obtidos são avaliados por um microprocessador, e os resultados são fornecidos em mg/cm^2.

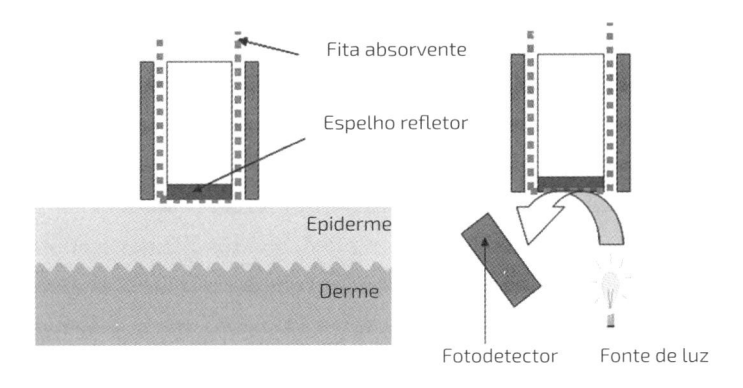

Figura 45. Princípio de medida do Sebumeter®.
Uma fita opaca é aplicada sobre a superfície da pele, e o nível de transparência produzido pela adsorção de sebo da superfície é quantificado pelo equipamento Sebumeter®.
Fonte: Baseada em Courage + Khazaka Electronic GmbH. Disponível em http://www.courage-khazaka.de.

Embora existam valores para o nível de sebo e para a classificação por tipo de pele (normal, alipídica ou oleosa), deve-se lembrar que fatores ambientais têm grande influência sobre as propriedades reológicas do sebo. Dessa forma, a percepção da oleosidade subjetiva, as diferenças raciais e a saturação da fita por excesso de oleosidade e rugosidades na pele podem levar à obtenção de quadros conflitantes e a perdas na exatidão do método.

Outro equipamento semelhante, que utiliza uma sonda de leitura de safira, é o Lipometer®, porém apresenta como desvantagem em relação ao Sebumeter® a necessidade de limpeza da sonda de leitura entre uma leitura e outra. Embora ambos os fabricantes aleguem calibrações, ensaios realizados comparando-se os resultados obtidos com ambos mostram valores diferentes do conteúdo de sebo (Piérard *et al.*, 1974, pp. 266-273).

Portanto, para a realização de ensaios comparativos, deve-se utilizar o mesmo tipo de equipamento, sendo recomendadas calibrações regulares.

Fitas lipidiossensíveis

Esses instrumentos, complementares ao método fotométrico, baseiam-se na adsorção por contato do sebo da pele com uma fita hidrofóbica lipídio absorvente, feita de um filme de material polimérico opaco e microporoso.

A informação obtida relata detalhes sobre a produção de sebo de folículos individuais, diferentemente do método fotométrico, que trata apenas da quantidade de sebo total em determinada área.

A fita é aplicada sobre a superfície em análise por períodos determinados de acordo com o seu tipo (ver quadro 37, p. 241), cuidando-se para que não haja a formação de bolhas ou o desprendimento da fita durante o período de contato.

O sebo dos folículos preenche então os poros da fita, tornando-a transparente nas posições dos folículos. O número de pontos claros é proporcional à quantidade de folículos na área; e o tamanho desses pontos, à quantidade de sebo em cada folículo.

Há algumas limitações a serem consideradas nessas análises:
- o adesivo interposto entre a fita e a pele é um fator limitante à transferência de lipídios, o que pode ser decisivo se a pele secreta pouco sebo ou quando a duração do teste é curta;

- no caso de peles muito oleosas, pode ocorrer saturação da fita;
- como pode haver ressecamento das escamas e alterações nos parâmetros de refletância das lâminas, sua análise deve ser realizada até 24 horas após a sua preparação.

Quadro 37. Tipos de fitas lipidiossensíveis

Tipo	Característica	Tempo de contato
Sebutape®	Cobertura adesiva para fixação na pele	½ a 3 horas
Instant Sebutape®	Sem camada adesiva	30 segundos a 1 minuto
Sebufix®		

Avaliação visual

Pode-se realizar a avaliação visual contra um fundo preto, obtendo-se um padrão preto e branco, que é comparado a uma escala padrão. Sem equipamentos sofisticados, podem-se obter resultados aproximados, porém reprodutíveis para a estimativa da oleosidade da pele.

Avaliação instrumental

Realizada por meio de análise de imagem computadorizada, fotometria de transmitância ou colorimetria de refletância, permite resultados quantitativos mais apurados.

A análise de imagem é mais sensível e precisa, podendo-se também registrar o número de manchas e os tamanhos individuais para posterior avaliação das variações individuais (Franz & Lehman, 2000, pp. 15-33).

Avaliação de sebo por fluorescência

A tomada de imagem da pele obtida utilizando-se uma lâmpada UVA (lâmpada de Wood) é uma técnica já empregada há muitos anos na avaliação de alterações de substâncias cromóforas nessa região do espectro, como a melanina. A recente evolução das câmeras digitais permitiu o acoplamento e a tomada de imagens de alta resolução, de forma que o comportamento do folículo pode ser investigado com mais detalhes. Usualmente o sebo não emite radiação fluorescente na presença de UVA, mas alterações nesse comportamento permitem uma análise indireta de seu conteúdo: os folículos inflamados passam a emitir radiação branca brilhante, aqueles com excesso de sebo emitem luz vermelha, os folículos com pH desbalanceado emitem uma luz amarelo pálida, os folículos acneicos apresentam uma coloração marrom (Sone *et al.*, 2008, pp. 201-207).

A combinação das técnicas de imagem digital, o tratamento dessas imagens com isolamento e a quantificação de pixels por área permitem ainda uma avaliação quantitativa do estado dos folículos, sendo indicada para o acompanhamento de terapias nas quais se deseja alterar os padrões de comportamento dos folículos sebáceos, como, por exemplo, a acne.

HIDRATAÇÃO

O teor de água na epiderme está intimamente relacionado às suas condições e propriedades, e sua monitoração pode diagnosticar alterações ainda não perceptíveis a olho nu. A quantidade de água no interior do estrato córneo altera a passagem de corrente alternada de baixa frequência através do tegumento, permitindo medir indiretamente, por meio de equipamentos, a hidratação cutânea.

A forte constante dielétrica da pele está em parte ligada ao teor de água do estrato córneo, e a medida das propriedades elétricas da pele permite avaliar o estado de hidratação das camadas superiores da epiderme (Tagami *et al.*, 1980, pp. 500-507).

Há três maneiras distintas nas quais a aplicação de um campo magnético sobre a pele resulta em um fluxo de corrente:
- orientação dos momentos de dipolo de vários constituintes, como a queratina;
- movimento iônico dentro do estrato córneo;
- mobilidade da água e trocas de prótons dentro do estrato córneo.

Embora o conteúdo hídrico do estrato córneo influencie diretamente apenas o terceiro item, os demais também são influenciados indiretamente pelo teor de água presente. Outras substâncias podem diminuir a impedância da pele, ou seja, podem diminuir sua resistência à passagem do fluxo de corrente, como a ureia, que, por suas propriedades de naturantes, pode induzir a alterações no momento de dipolo da queratina, ou os sais oriundos de cremes hidratantes ou da própria transpiração, que causam uma acentuada diminuição na impedância do estrato córneo (Grove, 1990, pp. 121-148).

Essas avaliações podem ser realizadas por medida direta da capacitância da pele, como é o caso dos equipamentos Corneometer® e Nova DPM®, ou pela medida de condutância da pele, feita pelo equipamento Skicon®.

No caso das avaliações por capacitância (Li *et al.*, 2001, pp. 12-22), obtêm-se leituras em unidades arbitrárias (U. A.), pois as escalas dos equipamentos variam, indo de 0 U. A. a 120 U. A. no Corneometer® e de 90 U. A. a 999 U. A. no Nova DMP®, ao passo que a avaliação por condutância fornece resultados em microssiemens (ms).

As avaliações de capacitância envolvem a aplicação de um potencial (ou corrente), dependente do tempo por uma relação senoidal, entre dois eletrodos situados no mesmo lado do substrato em teste (Richier *et al.*, 1990, pp. 121-142), sendo essas avaliações realizadas a baixas frequências e intensidades, de modo que atingem apenas o estrato córneo (ver figura 46, p. 244).

As medidas repetidas da capacidade elétrica possibilitam a avaliação objetiva do efeito de produtos cosméticos sobre o equilíbrio da água no estrato córneo e sobre o estado de hidratação da pele pela comparação entre as regiões com e sem a aplicação de produtos.

A medida da capacidade elétrica cutânea (corneometria) é uma das técnicas mais utilizadas para a determinação da hidratação das camadas superiores da epiderme e para a quantificação do efeito hidratante de produtos cosméticos ou dermatológicos (Korstanje *et al.*, 1992, pp. 137-139). Estudos comparativos entre os equipamentos mais comuns mostram que há uma boa correlação entre os resultados obtidos pelas diferentes técnicas, embora a correlação dos resultados obtidos entre o Nova DMP® e o Skicon® seja melhor.

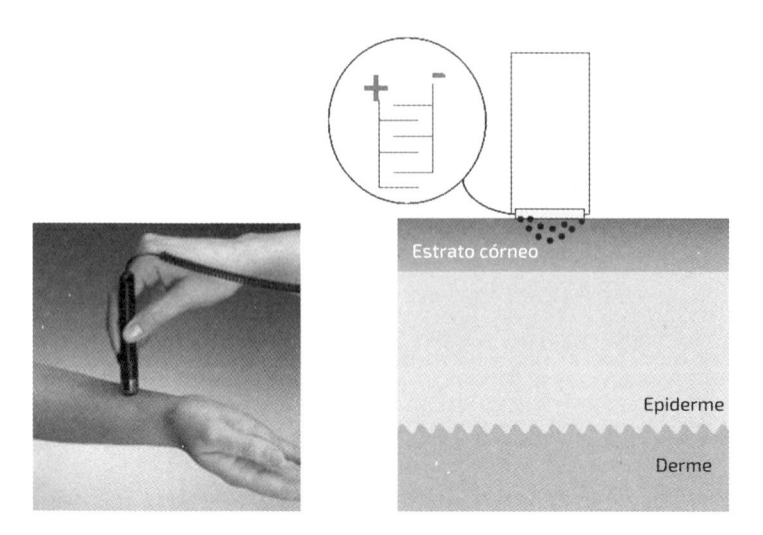

Figura 46. Esquema básico Corneometer®

A leitura do conteúdo hídrico do estrato córneo é realizada por meio da quantificação da perturbação que a água provoca sobre um campo elétrico, podendo ser realizadas medidas de capacitância ou impedância para esse fim.

Fonte: Courage + Khazaka Electronic GmbH. Disponível em http://www.courage-khazaka.de.

PERDA DE ÁGUA TRANSEPIDERMAL

A avaliação de perda de água transepidermal é uma importante técnica não invasiva para se analisar a eficiência da pele como barreira. Como mencionado anteriormente, a eficiência do estrato córneo depende da organização dos corneócitos e do manto hidrolipídico. A medida da perda de água transepidermal fornece informações sobre a integridade dessa barreira em pele normal, irritada ou doente.

Por meio dessa técnica, pode-se também avaliar o efeito que substâncias químicas terão sobre a superfície da pele, além de investigar a ação de preparações oclusivas farmacêuticas ou cosmecêuticas (Barel & Clarys, 1995, pp. 186-195).

As medidas de perda de água transepidermal demonstram o estado de conservação da pele, e em situações nas quais ela se apresenta danificada, como em processos patológicos, irritativos ou ferimentos, há um acréscimo da perda de água transepidermal (Spencer, 1990, pp. 191-217; Distante & Berardesca, 1995, pp. 1-4).

A perda de água transepidermal é aquela que não advém dos processos de perspiração ativa. Suas medidas baseiam-se na difusão de água através da superfície da pele, de acordo com a equação de Fick (equação 3):

Equação 3. Lei de difusão de Fick

$$\frac{dm}{dt} = D.A.\frac{dp}{dx}$$

onde:
d = derivada (variação de pressão com relação à variação infinitesimal da distância x)
m = água transportada (g)
t = tempo (h)
D = coeficiente de difusão = 0,0877 (g/m.h.mmHg)
A = superfície (m^2)
p = pressão de vapor (mmHg)
x = distância da pele ao sensor (m)

Para a medida da perda de água transepidermal, utilizam-se equipamentos que avaliam o gradiente de evaporação em câmara aberta (Tewameter®, da Courage+Khazaka, Alemanha, e Evaporimeter®, da Servo Med AB, Suécia) ou em câmara fechada (VapoMeter®, da Delfin Technologies, Finlândia), sendo os equipamentos e as técnicas considerados equivalentes (Zhai *et al.*, 2007, pp. 207-210).

O fluxo de vapor de água passa através dos sensores de temperatura colocados a duas diferentes distâncias da superfície da pele, dentro da sonda de leitura, gerando uma diferença de potencial. Após alguns segundos, obtém-se uma leitura estável, correspondente ao valor de perda de água transepidermal em g/mm^2 . h (ver figura 47, p. 246).

A calibração dos equipamentos é feita com soluções de pressão de vapor conhecidas, recomendadas pelos fabricantes. Os dois equipamentos apresentam um coeficiente de variação entre replicatas da ordem de 3% a 8%, embora algumas regiões, como a palma das mãos e a testa, apresentem um coeficiente de variação maior (30% a 50%). Assim, regiões com maior sudorese devem ser excluídas de estudos envolvendo avaliações de perda de água transepidermal.

Variações na temperatura da sonda e na temperatura ambiente também podem afetar sensivelmente a leitura, observando-se um acréscimo nos valores obtidos.

A umidade ambiente, contudo, tem efeito inverso: à medida que aumenta, observa-se uma diminuição nos valores de perda de água transepidermal.

É importante que haja um adequado controle das condições ambientais durante a leitura, devendo-se observar ainda que avaliações realizadas nos dois tipos de equipamentos podem apresentar diferenças de valores, o que é atribuído a diferenças entre padrões de calibração.

Outro fator a ser considerado durante a estruturação do ensaio é a determinação das áreas a serem avaliadas. Conforme estudos recentes, sítios anatômicos adjacentes da pele, com estruturas anatômicas muito parecidas, podem apresentar grandes variações nos valores de perda de água transepidermal (Berardesca *et al.*, 1996, pp. 88-90).

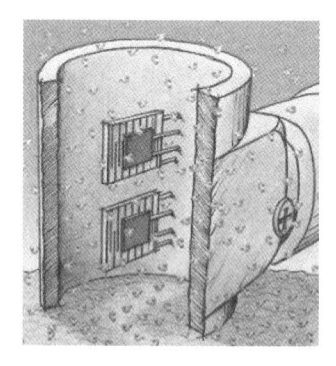

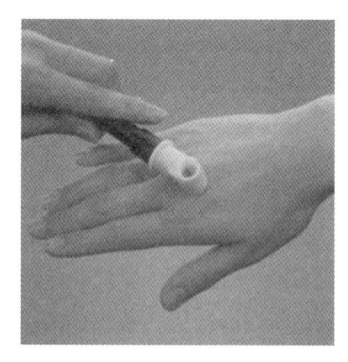

Figura 47. Esquema básico da medida de perda de água transepidermal.

A sonda para a leitura de perda de água transepidermal possui dois sensores em série que mensuram a temperatura e a pressão de vapor a diferentes distâncias da superfície.

Fonte: Courage + Khazaka Electronic GmbH. Disponível em http://www.courage-khazaka.de.

AVALIAÇÃO DO PH

O pH da superfície da pele é, na realidade, o valor de pH dos constituintes hidrossolúveis da pele. Durante a medição, um eletrodo de pH (ver figura 48) é acoplado à superfície da pele através de uma interface aquosa. Os componentes solúveis extraídos nessa interface determinam os valores de pH.

Para realizar essas avaliações, utiliza-se um eletrodo de membrana de vidro com superfície plana.

O uso de substâncias alcalinas, como os sabões, altera o pH da superfície, o que pode levar a alterações na estrutura da barreira lipídica e a processos irritativos.

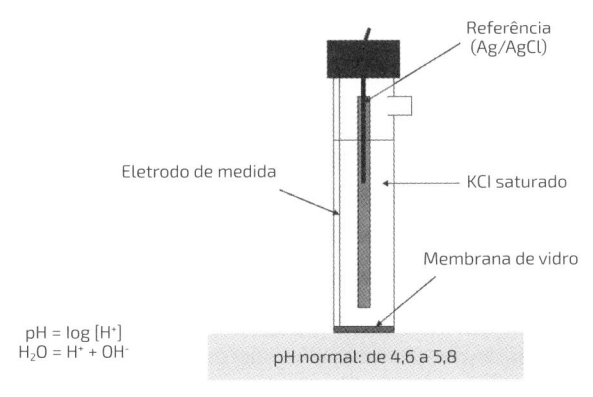

Figura 48. Esquema básico de eletrodo de pH.
Para a medida de pH cutâneo, é necessário o uso de eletrodos com geometria apropriada, que permitam contato com a superfície de maneira uniforme.
Fonte: Baseada em Courage + Khazaka Electronic GmbH. Disponível em http://www.courage-khazaka.de.

AVALIAÇÃO DA TRANSPIRAÇÃO

As avaliações de transpiração e do efeito antitranspirante de produtos de uso tópico podem ser realizadas por avaliações gravimétricas da quantidade de suor produzida tanto nas axilas, em condições padronizadas de ensaio, quanto nas costas, quando nessa região é aplicado o produto em apósitos oclusivos.

Uma grande vantagem dos ensaios utilizando apósitos oclusivos é a alta reprodutibilidade, independentemente de rígidos controles de condições climáticas (Brandt *et al.*, 2008, pp. 213-219). Essa metodologia de ensaios também é facilitada por eliminar o extenso período de repouso que precede o teste nas axilas, geralmente de 14 a 21 dias, nos quais o voluntário não deve aplicar nenhum produto antitranspirante. No ensaio com apósitos oclusivos, como a área de estudos é a região das costas, onde usualmente não se utiliza produtos antitranspirantes, é necessário assegurar-se apenas de que não houve participação do voluntário em outros estudos semelhantes por até quatro semanas.

AVALIAÇÃO DAS PROPRIEDADES MECÂNICAS E ESTRUTURAIS

As propriedades mecânicas gerais da pele humana dependem principalmente da natureza da organização das redes de colágeno e elastina da junção dermoepidérmica e do teor de água, proteínas e outras macromoléculas inseridas na matriz extracelular, com alguma contribuição da epiderme e do estrato córneo (Diridollou *et al.*, 2000a, pp. 214-221).

A interdigitação das papilas dermais e das cristas epidérmicas forma-se na membrana basal, que imprime as vilosidades citoplasmáticas das células basais entre as quais se invagina a epiderme. A membrana basal mede entre 60 nm e 140 nm e delimita a ondulação primária e secundária das papilas dermais. Na região mais profunda dessa membrana, encontra-se uma rede de colágeno aberta no ponto de convergência das cristas para a passagem dos infundíbulos dos folículos pilossebáceos e dos canais sudoríparos.

Um estresse mecânico pode provocar a degradação dessa membrana, formando alvéolos onde ela foi interrompida e entrelaçamento irregular das fibras do tecido conjuntivo. Na superfície, esse fenômeno se manifesta como uma cicatriz.

Além disso, tanto o relevo cutâneo como as propriedades viscoelásticas da pele são alterados sensivelmente pelo envelhecimento – seja ele de origem cronológica, seja de origem solar (fotoenvelhecimento).

Vários métodos podem ser utilizados para avaliar o grau de envelhecimento da pele.

Com a avaliação objetiva funcional das propriedades mecânicas da pele, é possível inferir-se de maneira não invasiva principalmente sobre as alterações anatômicas e bioquímicas operantes na derme.

Estudos *in vitro* são limitados, pois disponibilizam resultados apenas com um tecido isolado que não apresenta mais as mesmas propriedades fisiológicas, como tensão interna, hidratação e vascularização.

ALTERAÇÕES MORFOLÓGICAS E DE RELEVO

As principais alterações estruturais observadas na pele com o envelhecimento são a formação de rugas e a flacidez, nitidamente manifestadas na musculatura da face. A avaliação dessa perda de tônus e de alterações morfológicas pode ser feita por análise fotográfica, por meio da classificação em seis diferentes categorias, de acordo com o nível de envelhecimento da face (ver figura 49 e quadro 38, p. 250). Usando fotografias padronizadas com relação à distância, ao ângulo e à iluminação incidente, é possível obter concordância em níveis aceitáveis entre classificações de diferentes observadores (reprodutibilidade) e entre as classificações de um mesmo observador em diferentes dias (repetibilidade) (Tsukahara *et al.*, 2000, pp. 247-258).

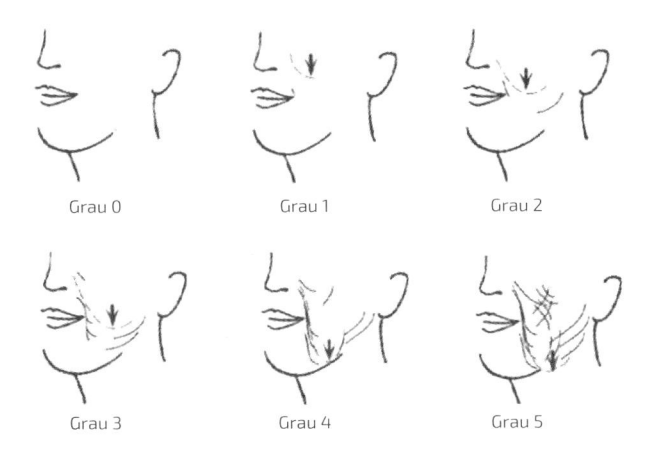

Figura 49. Manifestações faciais do envelhecimento

Fonte: Adaptada de K. Tsukahara *et al.* "Determination of age-related changes in the morphological structure (sagging) of the human cheek using a photonumeric scale and three-dimensional surface parameters". Em *International Journal of Cosmetic Science*, nº 22, Dordrecht, 2000.

Quadro 38. Classificação do nível de envelhecimento da face por análise fotográfica

Classe	Nível de envelhecimento
0	Pele jovem, sem flacidez
1	Leve flacidez
2	Suave flacidez
3	Moderada flacidez
4	Severa flacidez
5	Flacidez muito intensa

Fonte: K. Tsukahara et al. "Determination of age-related changes in the morphological structure (sagging) of human cheek using a photonumeric scale and three dimensional surface parameters". Em *International Journal of Cosmetic Science*, nº 22, Dordrecht, 2000.

Avalia-se também o relevo da pele utilizando-se técnicas topográficas da superfície cutânea, por meio da análise direta sobre a pele ou da análise de réplicas.

Os parâmetros de rugosidade, estabelecidos por padrões industriais, são muito utilizados também na indústria cosmética para definir quantitativamente o relevo da pele. Boa parte dos equipamentos utiliza uma sonda para o traçado do perfil de uma réplica (profilametria), por meio do mapeamento de linhas paralelas dessa superfície (Connemann *et al.*, 1996, pp. 40-48). Nesses casos podem ocorrer variações geradas, por exemplo, pela geometria da caneta utilizada na leitura ou ainda por filtros eletrônicos, quando a profilametria é realizada por feixe de varredura a laser (Fiedler *et al.*, 1995, pp. 252-265).

Outra técnica é a utilização de réplicas de silicone, translúcidas, a cuja matriz adiciona-se um corante. Como a absorção de luz é proporcional ao comprimento do caminho ótico, a análise da imagem obtida pela transmitância da luz através da réplica fornece as informações a respeito do perfil dessa superfície. Na análise de profilametria de réplica, podem-se mensurar as rugosidades da superfície, o que permite uma avaliação objetiva de tratamentos cosméticos.

Equipamentos mais avançados, como o VisioScan® (ver figura 50, p. 251), capturam uma imagem *in vivo* da superfície utilizando uma câmera digital com iluminação ultravioleta incidente em ângulo com a superfície, de forma que as rugas podem também ser mensuradas pelo padrão de sombras observado (Potorac *et al.*, 1996, pp. 64-69; Tronnier *et al.*, 1999, pp. 507-516) por meio do software SELS® (Surface Evaluation of Living Skin).

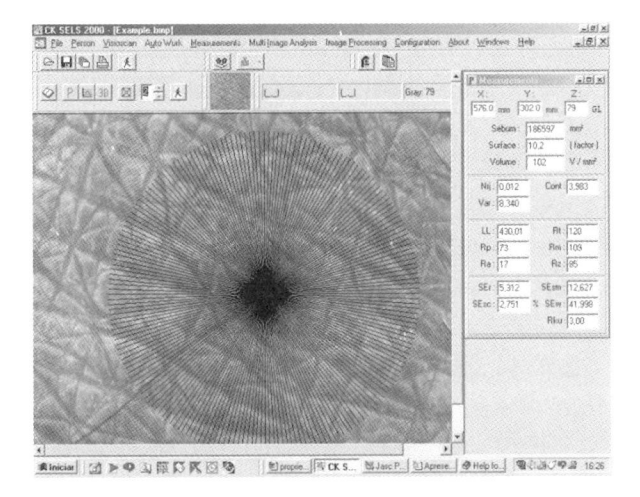

Figura 50. Análise do perfil de rugosidade utilizando o software VisioScan®.

Após realizar a leitura da superfície (por meio de réplica ou por sonda apropriada), o software pode avaliar os parâmetros de rugosidade, considerando, por exemplo, a média dos resultados obtidos em várias direções de leitura.

Fonte: Courage + Khazaka Electronic GmbH. Disponível em http://www.courage-khazaka.de.

Vários são os parâmetros utilizados para descrever a superfície e sua rugosidade, contudo, embora tradicionalmente os parâmetros industriais sejam utilizados, novos parâmetros que incluem efeitos binários e ternários têm sido desenvolvidos e aplicados nessas avaliações, conforme resumido no quadro 39, p. 250.

Esses parâmetros foram desenvolvidos em estudos clínicos variados, tendo-se observado que a hidratação do estrato córneo não afeta a rugosidade da superfície da pele, mas sua escamosidade: consequentemente o número de rugas diminui e a maciez aumenta.

O uso de medições de densidade e espessura da derme por ultrassom associado à avaliação por réplica mostra uma forte correlação entre a espessura da derme e os parâmetros de rugosidade obtidos nas análises de réplicas, especialmente R2 (rugosidade máxima) (Lee *et al.*, 2008, pp. 8-12). Contudo, o uso do ultrassom mostra-se limitado no momento, pois os níveis de alteração não apresentam diferenças significativas para permitir o uso isolado da técnica.

Quadro 39. Parâmetros de rugosidade

Símbolo	Nome	Descrição
K	Curtose	Curtose empírica do perfil de distribuição de altura
Pt	Perfil de profundidade	Distância entre duas linhas paralelas, envolvendo o perfil na sua separação mínima
Ra	Rugosidade média	Média aritmética de todas as rugosidades a partir de uma linha
R Max	Rugosidade máxima	Maior rugosidade entre cinco amostras sucessivas do perfil
Rp	Profundidade de nivelamento	Separação vertical entre a linha média e o pico mais alto
Rpm	Profundidade de nivelamento médio	Média entre cinco profundidades de nivelamento de amostras sucessivas
Rq	Rugosidade média quadrática	Média geométrica de todas as distâncias com relação à linha média
Rt	Profundidade de rugas	Distância vertical máxima entre o pico mais alto e o vale mais profundo
Rtm	Profundidade média de rugas	Média de cinco profundidades de ruga de cinco amostras consecutivas
Rz (ISO)	Altura em dez pontos	Separação das médias de cinco picos e cinco vales
Sk	Assimetria	Assimetria empírica do perfil de distribuição
SEsm	Maciez da pele	Cálculo da média da largura e profundidade das rugas
Ser	Rugosidade da pele	Parâmetro oposto ao primeiro
SEsc	Escamosidade	Nível de ressecamento e descamação irregular do estrato córneo
SEw	Rugas	Cálculo da proporção de rugas horizontais e verticais

PROPRIEDADES VISCOELÁSTICAS

A pele de diferentes partes do corpo apresenta graus distintos não só de elasticidade e plasticidade, mas também de amplitude de elasticidade. Com essas avaliações, é possível mensurar as alterações da pele e quantificar e validar tratamentos que visem à recuperação desse tecido.

Como a pele é um sistema vivo e composto de várias camadas heterogêneas e anisotrópicas, cada qual com suas próprias características mecânicas, ela não apresenta um comportamento elástico ideal.

Após contínuos estresses, os níveis de deformação aumentam lentamente, e a maior alteração observada está na extensão viscosa da pele. Por outro lado, quando o estiramento é aliviado, a pele não retorna imediatamente ao seu estado original, permanecendo levemente deformada. Esse fenômeno, conhecido como histerese, também é uma consequência da alteração das propriedades viscosas, de forma que a pele pode ser descrita como um material complexo com propriedades elásticas, viscosas e plásticas.

Uma pele jovem, com boa circulação, é bastante elástica, mas ainda assim apresenta uma leve histerese. Já na pele envelhecida, com menor circulação, observa-se uma deformação dominante plástica, com histerese mais acentuada.

A análise das propriedades viscoelásticas da pele é um importante meio de avaliação dos efeitos nocivos que se manifestam na pele por diferentes processos, como o envelhecimento cronológico e o fotoenvelhecimento (Quan *et al.*, 1997, pp. 416-419).

Os principais componentes estruturais da pele são as fibras de colágeno, elastina e matriz extracelular, que representam cerca de 72%, 4% e 20%, respectivamente, do peso seco da derme.

Como material, a pele é conceituada como um híbrido dos estados sólido e líquido, de forma que a relação tradicional de deformações elásticas dos sólidos, a lei de Hooke (equação 4), não descreve adequadamente seu comportamento.

Equação 4. Lei de Hooke

$\sigma = E \cdot \varepsilon$

onde:
σ = tensão
E = módulo de Young
ε = deformação

A pele é um material anisotrópico, isto é, suas características mecânicas são direcionais. Dessa forma, o comportamento do tecido isolado é muito diferente dos modelos *in vivo*, que incluem a ação de forças subcutâneas. A modelagem do tipo elemento finito mostra-se mais adequada, podendo-se simular os movimentos da pele nas três dimensões, com resultados muito próximos daqueles obtidos experimentalmente por técnicas cirúrgicas (Kirby *et al.*, 1998, pp. 153-160).

Grande parte dos dados experimentais de propriedades biomecânicas da pele baseia-se nas alterações da pele originadas pela ação de uma força (estresse), medindo-se a deformação resultante (estiramento).

As avaliações das propriedades viscoelásticas da pele podem ser realizadas por diferentes metodologias:
- método tonométrico: mede a habilidade da pele em resistir a forças de extensão verticais;
- método de tração: aplica uma força horizontal no plano e avalia o deslocamento linear da pele;
- método de torção: aplica um torque sobre a pele;
- método de sucção: aplica uma pressão negativa sobre a pele e avalia sua deformação.

O método mais empregado é a avaliação por sucção, uma vez que esse tipo de elastômetro é comercialmente disponível. Através de uma sonda, aplica-se um vácuo perpendicular à superfície da pele, observando-se a deformação resultante. Existem diferentes modos de se proceder à sucção e ao relaxamento, contudo o mais empregado consiste em aplicar o vácuo (carga) na pele por um período padrão, seguindo para o período de relaxamento antes da próxima etapa de sucção.

As deformações da pele em resposta a cada período de sucção são similares entre si, mas diferentes da primeira deformação (Elsner, 1995, pp. 53-64).

A deformação da pele durante esse ciclo lembra aquela observada com outros materiais: a curva de deformação é constituída por uma ligeira deformação na parte puramente elástica, seguida pela deformação viscoelástica e finalmente pela parte puramente viscosa. Os mesmos elementos podem ser diferenciados na fase de retração do tecido.

O elastômetro, equipamento que realiza esse tipo de medição por meio da observação da sombra provocada pela pele que penetra na sonda (ver figura 51), opera com a ajuda de um programa que controla o vácuo aplicado e os períodos de sucção e repouso.

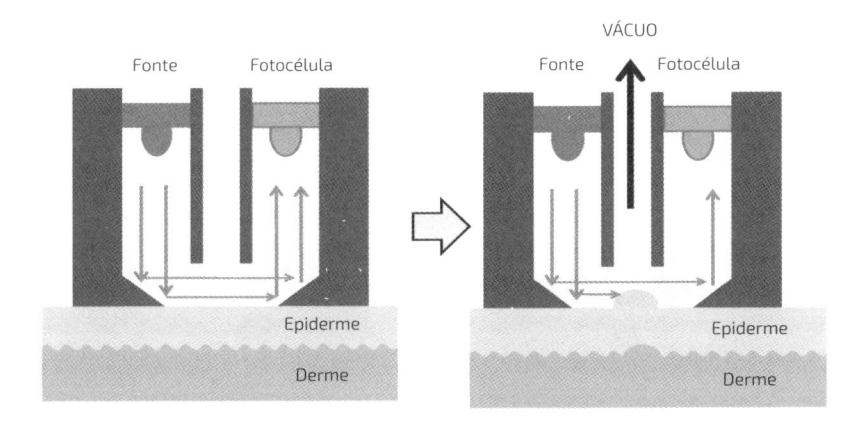

Figura 51. Esquema da sonda de leitura do elastômetro.
Ao submeter a pele a um estresse por sucção, a sonda avalia a interferência do deslocamento da pele para o interior do orifício de leitura, que causa uma sombra detectada pela fotocélula.
Fonte: Baseada em Courage + Khazaka Electronic GmbH. Disponível em http://www.courage-khazaka.de.

Na figura 52 (p. 256), apresentamos modelos de curvas de uma pele sadia (linha contínua) e de uma pele esclerótica (linha pontilhada) obtidas por esse método.

Podem-se calcular os componentes elásticos e viscoelásticos de cada seção da curva. Os resultados obtidos para cada um dos parâmetros de viscoelasticidade são calculados automaticamente:

- Resposta R0 – amplitude máxima do deslocamento
- Resposta R1 – amplitude mínima do deslocamento
- Resposta R2 – elasticidade bruta (Ua/Uf)
- Resposta R3 – última amplitude máxima
- Resposta R4 – última amplitude mínima
- Resposta R5 – proporção de extensibilidade ou elasticidade líquida (Ur/Ue)
- Resposta R6 – componente viscoso (Uv/Ue)
- Resposta R7 – componente viscoelástico da curva de relaxamento (Ur/Uf)
- Resposta R8 – área sob a curva Uf × sucção

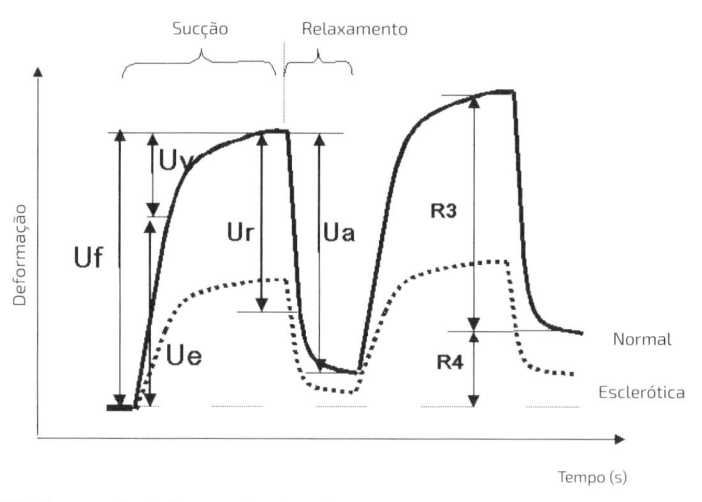

Figura 52. Curvas de deformação da pele

Curvas típicas de deformação cutânea obtidas por consecutivas etapas de sucção e relaxamento. São apresentadas as curvas para uma pele sadia (linha contínua) e para uma pele esclerótica (linha pontilhada), observando-se a perda da elasticidade e histerese.

Fonte: D. N. Enomoto et al. "Quantification of cutaneous sclerosis with a skin elasticity meter in patients with generalized scleroderma". Em *Journal of the American Academy of Dermatology*, 35 (1), 1996, pp. 381-387; Courage + Khazaka Electronic GmbH. Disponível em http://www.courage-khazaka.de.

Vários trabalhos apresentam avaliações descritivas das propriedades viscoelásticas baseadas nesses parâmetros, utilizando-se principalmente a extensibilidade da pele (R0) ou a proporção de extensibilidade (R5), que são dependentes das condições experimentais (Murray & Wickett, 1996, pp. 167-172; 1995, Viatour *et al.*, 1995, pp. 308-312). Equipamentos diferentes e condições distintas fornecem avaliações diversas para o cálculo do módulo de Young do tecido analisado.

Como os parâmetros viscoelásticos são função da espessura da pele (Fong *et al.*, 1997, pp. S12-S18), não é válido comparar os valores absolutos obtidos entre áreas ou sujeitos diferentes. Em vez disso, os valores experimentais podem ser padronizados para a espessura da pele.

Quando a avaliação de espessura não for realizada, podem-se ainda assim fazer comparações, desde que sejam feitas observações entre as proporções dos valores obtidos.

Um outro equipamento utilizado na avaliação da viscoelasticidade da pele é o reômetro linear cutâneo (Matts & Goodyear, 1998, pp. 321-333). Realizando avaliações sensíveis e reprodutíveis das propriedades mecânicas do estrato córneo, ele fornece uma curva típica denominada curva de histerese. Nesse tipo de equipamento, aplica-se uma força senoidal paralela à superfície da pele, menor que 5 gramas, resultando em um deslocamento inferior a 1 mm em cada direção.

Embora a técnica seja utilizada há mais de vinte anos, recentemente os avanços da área de materiais e equipamentos eletrônicos permitiram uma melhora significativa nos resultados, com desvios inferiores a 3% para uma série de até quarenta medições em um mesmo voluntário.

A análise do gradiente da curva fornece os parâmetros de análise de elasticidade e a taxa de elasticidade dinâmica, que mostra a força requerida para se proceder a uma deformação na pele por unidade de extensão, expressa em g/mm, mm/N ou µg/g. Já a análise da separação entre a força e o deslocamento fornece os dados sobre a viscosidade da pele.

Assim, a partir das curvas senoidais correspondentes, calculam-se a força máxima ($F_{máx.}$) aplicada sobre a pele e o pico de deslocamento ($P_{máx.}$) que ocorre como resultado dessa força. A relação $F_{máx.}/P_{máx.}$ representa a taxa de elasticidade dinâmica.

ESPESSURA DAS CAMADAS DA PELE

A técnica mais empregada na avaliação da espessura das camadas cutâneas é o ultrassom. Nessa técnica, a imagem obtida depende da composição do tecido, e, à medida que as ondas passam de uma categoria a outra, elas são refletidas diferentemente. Com o uso dessa técnica, podem-se realizar medições com resolução entre 0,07 mm e 0,1 mm (Diridollou *et al.*, 2000b), o que permite avaliar quantitativamente as variações ocorridas na espessura da pele, por exemplo, durante um tratamento com corticosteroide (Richard *et al.*, 1996, pp. 18-22).

Uma interessante associação é o echo-rheometer, equipamento composto por um sistema de sucção acoplado a um scanner de ultrassom.

Nesse sistema, a lâmina de água entre a pele e o transdutor é alterada pela penetração da pele na sonda, obtendo-se o mesmo padrão de curva de deformação em função do tempo que o apresentado na figura 52, p. 256, acrescentando-se as informações sobre a espessura da derme e da epiderme no instante da leitura.

Utilizando-se esse equipamento, pode-se determinar com precisão outros parâmetros intrínsecos que caracterizam o tecido em análise (Diridollou *et al.*, 2000b, pp. 421-435), *in vivo*:
- o módulo de Young;
- o estresse inicial do tecido;
- a proporção de energia não restaurada (*unrestored energy ratio* – UER), que expressa o comportamento não elástico da pele.

A principal vantagem do uso da técnica do echo-rheometer é o fato de a constante para a rigidez da pele ser obtida por meio de um deslocamento contínuo na curva, e não a partir de um ou dois valores de tensão obtidos pontualmente. Além disso, dada a geometria circular da sonda de leitura, a direção das linhas de Langer não interfere no parâmetro UER.

COEFICIENTES DE FRICÇÃO DA PELE

A fricção (Koudine *et al.*, 2000, pp. 11-20) tem um papel importante tanto nas análises subjetivas como nas avaliações objetivas de vários atributos da pele, como textura, maciez, suavidade, ressecamento e oleosidade.

Determina-se a suavidade da pele avaliando-se os seus coeficientes de fricção: o estático e o dinâmico.

Essas avaliações, realizadas deslizando-se a lente de leitura sobre a pele, são influenciadas pelas condições da pele e pela natureza da superfície de fricção. Inicialmente, a pele oferece um pico de resistência (coeficiente de fricção estático, µs), observando-se depois uma estabilização da leitura (coeficiente de fricção dinâmico, µk). Os coeficientes dependem das condições da pele, da carga utilizada e da natureza da superfície do bloco deslizante da sonda de leitura.

O coeficiente de fricção da pele varia conforme a carga aplicada, de acordo com a equação 5, que descreve o coeficiente de atrito entre uma superfície deslizante e uma superfície deformável.

Equação 5. Coeficiente de fricção

$$\mu \propto S \cdot \left(\frac{K}{E}\right)^{2/3} \cdot P^{-1/3}$$

onde:
P = carga aplicada
E = módulo de Young da pele
K = termo coligativo, incluindo as dimensões médias das superfícies em contato
S = força de corte dos contatos adesivos

À medida que se aumenta a carga aplicada, observa-se uma diminuição nos coeficientes de fricção estático e dinâmico, de forma a facilitar o deslizamento da lâmina da sonda (ver figura 53, p. 260).

O nível de hidratação da pele tem efeito direto sobre os coeficientes de atrito estático e dinâmico. Quanto mais exposta ao sol ou quanto mais ressecada a pele, menores são esses parâmetros, ao passo que a medição em áreas protegidas da exposição solar e hidratadas gera coeficientes maiores de atrito estático e dinâmico.

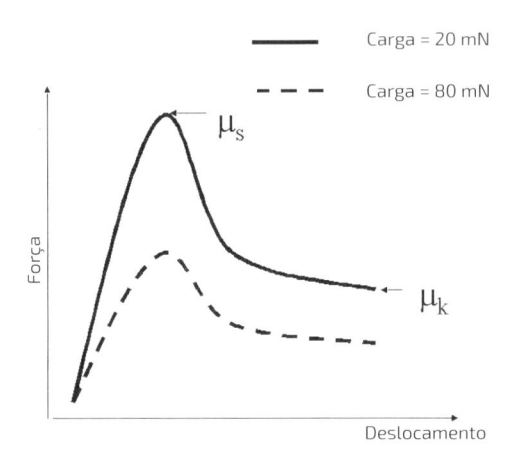

Figura 53. Representação da força de fricção durante a leitura da fricção da pele

A avaliação de fricção é realizada deslizando-se uma sonda sobre a superfície da pele. Inicialmente, nota-se um pico que representa a tensão inicial de cisalhamento observada entre a pele e a sonda, mas, uma vez vencida essa força, tem-se uma leitura constante. (μ_k = coeficiente de fricção dinâmico; μ_s = coeficiente de fricção estático).

Fonte: D. N. Enomoto et al. "Quantification of cutaneous sclerosis with a skin elasticity meter in patients with generalized scleroderma". Em *Journal of the American Academy of Dermatology*, 35 (1), 1996, pp. 381-387; Courage + Khazaka Electronic GmbH. Disponível em http://www.courage-khazaka.de.

Produtos hidratantes aumentam o coeficiente de fricção por causa da redução do módulo elástico da pele (E) e também da dissolução de vários materiais proteicos presentes na superfície cutânea.

AVALIAÇÃO DAS PROPRIEDADES ESPECTROSCÓPICAS

A pele apresenta diferentes respostas a estímulos radiantes, que fornecem importantes informações sobre sua composição, estrutura e também sobre o seu nível de atividade e grau de irrigação.

Pode-se, assim, avaliar o efeito de produtos cosméticos sobre a barreira, como também a resposta da pele a diferentes estímulos e tratamentos.

COLORIMETRIA DA PELE

Quando um objeto ou amostra qualquer é exposto à luz visível (400 nm a 700 nm), obtém-se uma curva espectral característica, visível a olho nu ou através de espectrofotômetros.

Quando os objetos são opacos, como tintas e tecidos, obtém-se uma curva de refletância, e quando translúcidos (transparentes), como vidros e líquidos, uma curva de transmitância.

Durante um processo de medição de cor, há três elementos fundamentais:

- Amostra

Qualquer corpo que absorva parte da luz incidida, refletindo os demais componentes.

- Fonte de luz

A cor de um objeto pode parecer diferente quando iluminado por diversas fontes de luz, pois sua absorção será diferenciada. Portanto, para que possam ser feitas comparações, é necessário que se descreva a fonte de luz utilizada por meio da relação da quantidade de luz emitida nos espaços dos comprimentos de onda (curva de distribuição da força espectral de uma fonte de luz).

- Observador

A percepção visual é uma consequência de uma complexa leitura de diferentes cores simultaneamente, de forma que se usa o sistema tristímulo para descrever essa percepção. Para se fazer uma descrição numérica do resultado obtido pelo observador, é necessário que a luz seja fragmentada em seus três componentes básicos: o azul, o verde e o vermelho. Ajusta-se a intensidade dos três componentes até que a coloração alcançada seja idêntica à da amostra, conseguindo-se assim um valor numérico de observação. Os valores obtidos de cada fonte de luz são chamados de valores tristímulos (USP Pharmacopea).

Os valores tristímulos x, y e z de uma amostra colorida são obtidos pela multiplicação da refletância (R) da amostra, da força relativa de cada fonte de radiação padrão (E) e do observador padrão (função x, y e z de cada comprimento de onda) (Stanziola, 1997; Agache, 2000, pp. 33-40). Os valores de cada comprimento de onda são somados, determinando-se assim os valores tristímulos x, y e z da amostra colorida (equação 6).

Equação 6. Cálculo do componente X para um objeto (os valores de Y e Z são calculados de maneira similar)

$$X = \sum_{400}^{700} E.R.x_i$$

A cromaticidade de um objeto é dada pela sua localização dentro de um diagrama tridimensional, onde um plano é definido pelos componentes X e Y. O terceiro componente, denominado CIE Y, define a luminosidade do eixo (ver figura 54, p. 263).

Como a cor pode ser definida por uma posição no diagrama de cromaticidade, a diferença entre duas cores pode ser descrita pela diferença entre as suas posições no diagrama (ver figura 55, p. 263).

A fórmula CIELab e o diagrama de cromaticidade representam uma transformação linear dos valores CIE X, Y e Z. Matematicamente, cada cor pode ser representada por um vetor tridimensional no diagrama, de forma que a diferença entre duas cores é dada pela equação 7, p. 264.

O eixo a compreende os comprimentos de onda entre o verde e o vermelho e o eixo b entre o azul e o amarelo. Ao longo do plano ab, têm-se os comprimentos de onda complementares dispostos de forma diametralmente oposta. Por exemplo, uma cor descrita pelo ponto situado em -0,5 a, -0,5 b será complementar à cor 0,5 a, 0,5 b. Dessa forma, o ponto central do plano (0,0) é branco, e o eixo L descreve o padrão de luminosidade (completamente claro = 100 e sem luz = 0).

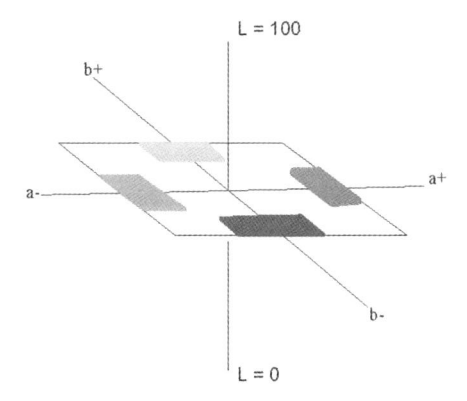

Figura 54. Representação do diagrama de leitura de coloração.

Fonte: R. Stanziola, *Colorimetria e cálculos de diferença de cor*. São Paulo: Datacolor Internacional/Superlab Instrumentação Analítica, 1997.

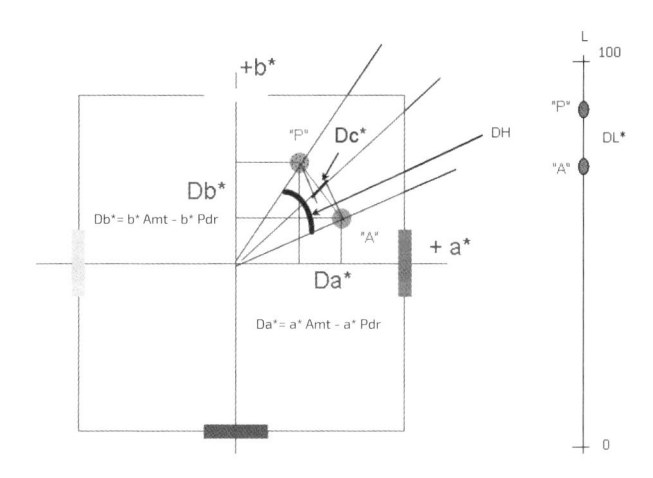

Figura 55. Comparação entre duas cores diferentes, A e P.

Fonte: R. Stanziola, *Colorimetria e cálculos de diferença de cor*. São Paulo: Datacolor Internacional/Superlab Instrumentação Analítica, 1997.

Equação 7. Cálculo do parâmetro DE

$$DE = \sqrt{(Da^*)^2 + (Db^*)^2 + (DL)^2}$$

ou

$$DE = \sqrt{(Dc^*)^2 + (DH^*)^2 + (DL)^2}$$

onde:
DE = diferença entre as cores
Da = diferença das duas cores no eixo vermelho-verde
Db = diferença das duas cores no eixo azul-amarelo
DL = diferença das duas cores no eixo de luminosidade (branco-preto)
Dc = representa a diferença de comprimento dos dois vetores (indica a diferença de cromaticidade)
DH = representa o ângulo formado entre os dois vetores (indica a diferença de tonalidade)

O índice de cromaticidade (também referido como Chroma C ou DC), que combina os vetores das variáveis azul e vermelha (equação 8), é utilizado ainda na avaliação de lâminas por reflectância, correspondendo ao índice de escamometria (*squamometry index* – SQMI) (Piérard-Franchimont *et al.*, 2000, pp. 437-446) anteriormente mencionado.

Equação 8. Cálculo do índice Chroma C

$$DC = \sqrt{(Da^*)^2 + (Db^*)^2}$$

Nos colorímetros, a pele é iluminada por uma luz branca e a radiação difusa é analisada.

O uso de colorímetros que se baseiam na análise de valores tristímulos é um procedimento aceito e recomendado pelo Food and Drug Administration (FDA) para a análise objetiva do clareamento da pele no teste de vasoconstrição, utilizado na avaliação da atividade de corticosteroides (Fullerton *et al.*, 1996, pp. 126-135).

Estudos interlaboratoriais mostraram que equipamentos diferentes oferecem boa repetibilidade para amostras padrão, obtendo-se maior variação quando na análise de sujeitos. Esse padrão de resultados ressalta mais uma vez a variação interindivíduos de uma leitura para outra, que entre outros motivos pode ser provocada por variações na perfusão e alterações na capilaridade.

É importante manter em mente que comparações entre diferentes indivíduos ou laboratórios podem levar a resultados que não representam a realidade, pela produção de artefatos.

Outra opção é analisar a pele pela reflexão da luz, através de seu espectro de emissão.

Em função dos componentes presentes e da radiação incidente (ver quadro 40), obtém-se um espectro característico que pode ser utilizado para comparar diferentes condições da pele.

Quadro 40. Reflexão da luz branca sobre a pele

Camada do pigmento	Limite de profundidade	Luz incidente	Luz absorvida	Luz refletida
Epiderme (melanina)	De 0 mm a 80 mm	Todos os λ (branca)	$\lambda < 490$ nm (azul)	$\lambda > 490$ nm (amarela)
Derme superficial (hemoglobina e oxiemoglobina)	De 50 mm a 200 mm	$\lambda > 490$ nm (amarela)	500 nm > λ > 590 nm (verde-amarelada)	$\lambda > 590$ nm (vermelha)
Derme reticular	De 200 mm a 1.400 mm	$\lambda > 590$ nm (vermelha)	Grande difusão, espalhamento	$\lambda > 590$ nm (vermelha)
Hipoderme	> 1 mm	$\lambda > 590$ nm fraca	Difusão pelas hemácias	$\lambda > 590$ nm (vermelha muito fraca)

Fonte: P. Agache. "Mesure de la couleur de la peau". Em P. Agache. *Physiologie de la peau et explorations fonctionnelles cutanées.* Cachan: Éditions Médicales Internationales, 2000.

Ao se comparar uma pele normal e uma pele queimada pelo sol, observa-se uma diminuição nas bandas de reemissão correspondentes ao grupo heme (415 nm), à oxiemoglobina (541 nm e 576 nm) e à desoxiemoglobina (560 nm) (Sauermann *et al.*, 1993, pp. 35-52).

O uso de colorímetros pode trazer algumas dificuldades na avaliação de eritema e do índice de melanina, principalmente no tocante aos aspectos práticos da medição, como limitar a área de leitura às dimensões da sonda ou ainda não fornecer uma avaliação da distribuição de cor na área pesquisada. Com o desenvolvimento de câmeras digitais de alta resolução e sua disponibilização a custos acessíveis, o uso de imagens digitais passou a ser um bom recurso nas avaliações de pigmentação e eritema.

O principal cuidado a ser tomado nessas avaliações é a padronização das escalas de leitura e níveis de exposição, brilho e contraste, o que pode ser conseguido com a preparação de soluções-padrão de melanina sintética (Yamamoto *et al.*, 2008, pp. 26-34) para a calibração das condições nas quais as imagens serão obtidas e com o processamento por softwares livres como o Image J. (Image J- Image Processing and Analysis in Java).

A utilização de técnicas baseadas na combinação de colorimetria e avaliação de imagens é uma opção recente no mercado de equipamento, apresentando como principal vantagem a avaliação do teor de eumelanina independentemente do índice de eritema, o que não havia sido alcançado pelos equipamentos anteriores (Matts *et al.*, 2007, pp. 620-628).

ESPECTROSCOPIA NO INFRAVERMELHO

Utilizando-se a espectroscopia no infravermelho, por meio da análise da refletância total atenuada por transformada de Fourier (FTIR) (Lin *et al.*, 1999, pp. 353-368), obtém-se uma pequena penetração da radiação na pele, o que permite uma investigação seletiva do estado do estrato córneo *in vivo*.

As multicamadas lipídicas intercelulares que compõem o estrato córneo contêm ceramidas, colesterol e ácidos graxos livres e apresentam um polimorfismo complexo de diferentes fases sólidas, no qual as cadeias lipídicas são firmemente empacotadas e imóveis.

Essas cadeias lipídicas apresentam frequências de estiramento simétricas às do grupamento CH_2, características diretamente influenciadas pelo nível de ordenamento das cadeias.

Nas camadas superiores do estrato córneo verifica-se uma considerável alteração dos lipídios, e nas três ou quatro camadas mais externas ocorre o acréscimo dos componentes do sebo produzidos nas glândulas sebáceas, desordenadamente depositados no estrato córneo e combinados com os lipídios intracelulares altamente ordenados.

Por meio da análise de FTIR, podem-se avaliar simultaneamente vários aspectos da composição desse estrato córneo, pois os componentes possuem diferentes frequências de absorção (ver quadro 41).

Quadro 41. Frequências de absorção de constituintes do estrato córneo

Frequência (cm^{-1})	Atribuição
2.950–2.800	Estiramento simétrico CH_2
1.790–1.720	Estiramento da carbonila de éster
1.790–1.690	Estiramento da carbonila de ácidos graxos
1.720–1.580	Banda da amida I
1.580–1.475	Banda da amida II

Com a análise da frequência de absorção e das relações entre as bandas, pode-se classificar o tipo de pele (ver quadro 42, p. 268), além de se atribuir as características do estrato córneo:

- ordenação dos lipídios: pelo aumento da frequência de estiramento da banda CH_2;
- grau de hidratação: relação entre as bandas de amida I e amida II. A banda de amida I se sobrepõe à banda de água e, portanto, quanto maior a relação, maior o teor de água;
- nível de oleosidade: comparando-se as bandas de carbonilas de ácidos graxos e ésteres à banda de amida I;
- relação ácido graxo/éster: complementa a informação sobre a oleosidade da pele.

Quadro 42. Caracterização dos tipos de pele por FTIR

Tipo de pele	Alípica	Mista	Normal	Oleosa
Hidratação	1,66 ± 0,05	1,58 ± 0,04	1,6 ± 0,03	1,52 ± 0,04
Oleosidade	0,44 ± 0,11	0,59 ± 0,09	0,69 ± 0,05	1,0 ± 0,14
Ácido graxo/ éster	0,09 ± 0,02	0,16 ± 0,07	0,09 ± 0,02	0,23 ± 0,09
CH_2 (cm^{-1})	2.915,9 ± 0,13	2.915,7 ± 0,11	2.916,1 ± 0,12	2.916,3 ± 0,16

P. Agache. "Mesure de la couleur de la peau". Em P. Agache. *Physiologie de la peau et explorations fonctionnelles cutanées*. Cachan: Éditions Médicales Internationales, 2000.

ESPECTROSCOPIA RAMAN

A espectroscopia Raman baseia-se no fenômeno de espalhamento de radiação por vibrações moleculares, havendo modificação no comprimento de onda. A excitação ocorre por meio de um feixe de laser na região da faixa do infravermelho próximo, com comprimento de onda de 1.064 nm. Em decorrência do maior comprimento de onda, essa radiação consegue penetrar nas camadas mais profundas da derme, podendo-se avaliar assim o conteúdo lipídico de glândulas sebáceas.

ABREVIAÇÕES

17b-HSD 2	17-beta-hidroxiesteroide desidrogenase tipo 2 /17-cetoredutase tipo 2
17b-HSD 3	17-beta-hidroxiesteroide desidrogenase tipo 3 /17-cetoredutase tipo 3
3β-Δ4-5 HSD	3-beta-hidroxiesteroide desidrogenase
5α-Δ5-7-HSD	5-alfa-hidroxiesteroide desidrogenase
ACTH	hormônio adrenocorticotrófico
A-diona	androstenodiona
AHAs	alfa-hidroxiácidos
AR	adrenorreceptor
BHAs	beta-hidroxiácidos
CRH	hormônio liberador de corticotrofina
Da	dálton (unidade de massa atômica)
DAEM	deficiência androgênica no envelhecimento masculino
DHEA	deidroepiandrosterona
DHEA-sulfato	sulfato de deidroepiandrosterona
ER-α e ER-β	receptores estrogênicos α e β
DeCS	Descritores em Ciências da Saúde (BIREME)
Gly	glicina
HMG-CoA	3-hidroxi-3-metil-glutaril coenzima A
HPG	eixo hipotálamo-pituitário-gonadal
Hyp	4-hidroxiprolina
Ig	imunoglobulina
IGF-1	hormônio de crescimento *insulin-like* 1 (*insulin--like growth factor 1*)

IGF-2	hormônio de crescimento *insulin-like 2* (*insulin-like growth factor 2*)
IGFBP-3	proteína de ligação do hormônio de crescimento
IL	interleucina
INF	interferon
OMS	Organização Mundial de Saúde
Pacap	polipeptídio ativador da adenilato ciclase pituitária
PGD2	prostaglandina D2
POMC	pró-opionomelanocortina
PRA e PRB	receptores de progesterona A e B
RAR	receptor de ácido retinoico
SCCE	enzima quimotríptica do estrato córneo
SNC	sistema nervoso central
SNP	sistema nervoso periférico
SREBPs	proteínas ligantes do elemento regulador de esterol (*sterol regulatory element-binding proteins*)
TGF	fator de crescimento de tumor
TNF	fator de tumoração e necrose
TRPs	proteínas relacionadas à tirosinase (*tyrosinase-related proteins*)
Tyr	tirosina
α-MSH	hormônio estimulador de melanina α
β-MSH	hormônio estimulador de melanina β

BIBLIOGRAFIA

AALTOKORTE, K. "Simultaneous allergic reactions to quaternium-15 and methenamine". Em *Contact Dermatitis*, vol. 42, 2000.

ACINAS, M. M. R. *et al.* "Determinación de edad ósea en adolescentes. Estudio radiológico de pie y tobillo". Em *Revista de la Escuela de Medicina Legal*, janeiro de 2008.

ADAMS, R. M. & MAIBACH, H. I. "A five-year study of cosmetic reactions". Em *Journal of the American Academy of Dermatology*, vol. 13, 1985.

AGACHE, P. *Physiologie de la peau et explorations fonctionnelles cutanées*. Cachan: Éditions Médicales Internationales, 2000.

AGÊNCIA NACIONAL DE VIGILÂNCIA SANITÁRIA (ANVISA). "Lista de substâncias de ação conservante permitida para produtos de higiene pessoal, cosméticos e perfumes". *Resolução RDC 162*, 2001.

_____. *Resolução RDC 481*, 23-9-1999.

_____. *Resolução RDC 35*, 2008.

AGENCY FOR TOXIC SUBSTANCES & DISEASE REGISTRY. "ToxFAQs™ for Formaldehyde (Formaldehyde)", junho de 1999. Disponível em http://www.atsdr.cdc.gov/es/toxfaqs/es_tfacts111.html. Acesso em 9-12-2015.

AHRQ – Agency for Healthcare Research and Quality. "Vitamin D and Calcium: a systematic review of health outcomes (update)" Evidence Report/Technology Assessment, nº 217, setembro de 2014. Disponível em http://www.ncbi.nlm.nih.gov/books/NBK253540/pdf/Bookshelf_NBK253540.pdf Acesso em 10-12-2015.

AIOI, A. *et al.* "Effect of high population density environment on skin barrier function in mice". Em *Journal of Dermatological Science*, 25 (3), 2001.

AKAZA, N. *et al.* "Cutaneous Malassezia microbiota of healthy subjects differ by sex, body part and season". Em *Journal of Dermatology*, vol. 37, 2010.

ALANKO, K. & HANNUKSELA, M. "Mechanisms of drug reactions". Em KAUPPINEN, K. *et al.* (org.). *Skin Reactions to Drugs*. Boca Raton: CRC Press LLC, 1998.

ALKOFAHI, A. S. *et al.* "Cytotoxicity and mutagenicity of 'Al-Kohl', an eye cosmetic commonly used in Jordan". Em *Journal of Clinical Pharmacy and Therapeutics*, 14 (6), 1989.

ALTEMUS, M. *et al.* "Stress-induced changes in skin barrier function in healthy woman". Em *Journal of Investigative Dermatology*, 117 (2), 2001.

AMANN, R. I. *et al.* "Phylogenetic identification and in situ detection of individual microbial cells without cultivation". Em *Microbiological Reviews*, vol. 59, 1995.

AMERICAN ASSOCIATION FOR MEDICAL CHRONOBIOLOGY AND CHRONO-THERAPEUTICS (AAMCC). *Glossary*. Disponível em http://www.aamcc.net/information_glos.html. Acesso em 9-12-2015.

ANDO, M. *et al.* "Allergic contact dermatitis from imidazolidinyl urea in an ultrasonic gel". Em *Contact Dermatitis*, vol. 42, 2000.

ANTONOPOULOS, D. A. *et al.* "Reproducible community dynamics of the gastrointestinal microbiota following antibiotic perturbation". Em *Infection and Immunity*, vol. 77, 2009.

ARCHER, W. *et al.* "Skin impedance measurement". Em RIETSCHEL, R. & SPENCER, T. (orgs.). *Methods for cutaneous investigation*. Nova York: Marcel Dekker, 1990.

ASADULLAH, K. *et al.* "Analysis of cytokine expression in dermatology". Em *Archives of Dermatology*, vol. 138, 2002.

ASTM STANDARD E 1207 (2009). "Standard practice for the sensory evaluation of axillary deodorancy". Em *ASTM International*, West Conshohoken, 2006. Disponível em http://www.astm.org.

ATWOOD, C. S. *et al.* "Dysregulation of the hypothalamic-pituitary-gonadal axis with menopause and andropause promotes neurodegenerative senescence". Em *Journal of Neuropathology & Experimental Neurology*, 64 (2), 2005.

AUGUSTO, O. *et al.* "Free radical reactions: formation of adducts with biomolecules and their biological significance". Em *Ciência e Cultura*, 47 (5-6), 1995.

BAGEL, S. & WIEDEMANN, B. "Nasensprays ohne Konservierungsmittel". Em *Deutsche Apotheker Zeitung*, vol. 139, 1999.

BANDEIRA, F. *et al.* "Vitamin D deficiency and its relationship with bone mineral density among postmenopausal women living in the tropics". *Arquivos Brasileiros de Endocrinologia & Metabologia*, 54 (2), 2010.

BAREL, A. O. & CLARYS, P. "Study of the stratum corneum barrier function by transepidermal water loss measurements: comparison between two commercial instruments: Evaporimeter® and Tewameter®". Em *Skin Pharmacology and Applied Skin Physiology*, nº 8, Basileia, 1995.

BARON, E. D. & STEVENS, S. R. "Sunscreens and immune protection". Em *British Journal of Dermatology*, vol. 146, 2002.

BAUER, A. *et al.* "Allergic contact dermatitis in patients with anogenital complaints". Em *The Journal of Reproductive Medicine*, vol. 45, 2000.

BELMONTE, C. "The perception of pain and temperature", *EuroBrain*, 5 (1), junho de 2004.

BENTLEY, R. & CHASTEEN, T. G. *The chemical educator*, 7 (2), 2002.

BERARDESCA, E. *et al.* "Effects of site and menstrual cycle on barrier function and stratum corneum water-holding capacity". Em *Skin Research and Technology*, nº 2, 1996.

BERKOW, R. & FLETCHER, A. J. (orgs.). *El Manual Merck de diagnóstico y terapéutica*. 9ª ed. Barcelona: Mosby/Doyma Libros, 1994.

BERNARD, B. A. "Hair shape of curly hair". Em *Journal of the American Academy of Dermatology*, vol. 48, 2003.

_____ *et al.* "Ceramide binding to African-American hair fibre correlates with resistance to hair breakage". Em *International Journal of Cosmetic Science*, vol. 24, 2002.

BERNE, B. *et al.* "Adverse effects of cosmetics and toiletries reported to the Swedish Medical Products Agency 1989-1994". Em *Contact Dermatitis*, vol. 34, 1996.

BERRY, N. *et al.* "A clinical, biometrological and ultrastructural study of xerotic skin". Em *International Journal of Cosmetic Science*, nº 21, Oxford, 1999.

BERTAZZO, A. *et al.* "Tryptophan in human hair: correlation with pigmentation". Em *Il Farmaco*, vol. 55, 2000.

BIRCH, M. P. "Female pattern hair loss, sebum excretion and the end-organ response to androgens". Em *British Journal of Dermatology*, vol. 154, 2006.

BIREME. "Descritores em Ciências da Saúde (DeCS)". Disponível em http://decs.bvs.br/P/decswebp2008.htm.

_____. "Descritores em Ciências da Saúde (DeCS), nº 8.174, identificador único D008545".

BLANCO-DÁVILA, F. "Beauty and the body: the origins of cosmetics". Em *Plastic and Reconstructive Surgery*, 105 (3), 2000.

BOFFA, M. J. & BECK, M. H. "Allergic contact dermatitis from quaternium 15 in Oilatum cream". Em *Contact Dermatitis*, vol. 35, 1996.

BOS, J. D. (org.). *Skin immune system: cutaneous immunology and clinical immunodermatology*, 2ª ed. Nova York: CRC Press, 1997.

BOUR, H. *et al.* "Allergic contact dermatitis". Em BOS, J. D. (org.). *Skin immune system (SIS): cutaneous immunology and clinical immunodermatology*. 2ª ed. Nova York: CRC Press, 1997.

BOURKE, J. et al. "Guidelines for care of contact dermatitis", vol. 145, 2001.
BOUWSTRA, J. et al. "New aspects of the skin barrier organization". Em *Skin Pharmacology and Applied Skin Physiology*, 14 (1), Basileia, 2001.
BRANDT, M. et al. "Influence of climatic conditions on antiperspirant efficacy determined at different test areas". Em *Skin Research and Technology*, nº 14, Singapura, 2008.
BRASIL. "Lei nº 10.741, de 1º de outubro de 2003". Disponível em http://www.planalto.gov.br/ccivil_03/leis/2003/L10.741.htm.
BREMNER, J. D. et al. "Retinoic acid and affective disorders: the evidence for an association". Em *Journal of Clinical Psychiatry*, vol. 73, nº 1, 2012.
BRIGANT, S. et al. "Chemical and instrumental approaches to treat hyperpigmentation". Em *Pigment Cell Research*, vol. 16, 2003.
BRONIARCZYK-DYLA, G. & JOSSWICHMAN, E. "Ageing of the skin during menopause". Em *Journal of European Academy of Dermatology and Venereology*, vol. 15, 2001.
BURRY, J. S. et al. "Erroneous gender differences in the axillary skin surface/sweat pH". Em *International Journal of Cosmetic Science*, vol. 23, 2001.
CAIROLI, C. E. D. "Deficiência androgênica no envelhecimento masculino (DAEM)". Em *Revista AMRIGS*, 48 (4), Porto Alegre, outubro/dezembro de 2004.
CAISEY, L. et al. "Influence of age and hormone replacement therapy on the functional properties of the lips". Em *Skin Research and Technology*, nº 14, Singapura, 2008.
CALGARO, F. "Cai o número de mães na faixa etária de 15 a 19 anos e mais mulheres dão à luz entre 30 e 34 anos, aponta IBGE". Em *UOL Notícias – Cotidiano*, 17-12-2012. Disponível em http://noticias.uol.com.br/cotidiano/ultimas-noticias/2012/12/17/cai-numero-de-maes-adolescentes-e-sobe-o-de-maes-entre-30-e-34-anos-aponta-ibge.htm. Acesso em 25-8-2014.
CALLEWAERT, C. et al. "Characterization of Staphylococcus and Corynebacterium clusters in the human axillary region". Em *PLoS One*, vol. 8, 2013.
CAMOUGRAND, N. & RIGOULET, M. "Aging and oxidative stress: studies of some genes involved both in aging and in response to oxidative stress". Em *Respiration Physiology*, nº 128, Amsterdã, 2001.
CAO, G. et al. "Serum antioxidant capacity is increased by consumption of strawberries, spinach, red wine or vitamin C in elderly women". Em *Journal of Nutrition*, nº 128, Bethesda, 1998.
CÁRDENAS, M. L. "Metabolic cascades: an evolutionary strategy for an integrated and sensitive response to multiple signals". Em *Athel Cornish-Bowden, New Beer in an Old Bottle: Eduard Buchner and the Growth of Biochemical Knowledge*, Coleção Oberta. València: Universitat de València, 1997.

CARR, A. C. & FREI, B. "Toward a new recommended dietary allowance for vitamin C based on antioxidant and health effects in humans". Em *The American Journal of Clinical Nutrition*, nº 69, Bethesda, 1999.

CARVALHO, J. A. M. & RODRÍGUEZ-WONG, L. L. "A transição da estrutura etária da população brasileira na primeira metade do século XXI". Em *Cadernos de Saúde Pública*, 24 (3), 2008.

CATEC. *Parecer Técnico nº 5, de 28 de setembro de 2001*. Disponível em http://www.anvisa.gov.br/cosmeticos/informa/parecer_hipo.htm.

CHEN, Y. E. & TSAO, H. "The skin microbiome: current perspectives and future challenges". Em *Journal of the American Academy of Dermatology*, vol. 69, 2013.

CHEN, Z. "Heat modulation of tropoelastin, fibrillin-1, and matrix metalloproteinase-12 in human skin *in vivo*". Em *Journal of Investigative Dermatology*, nº 124, 2005.

CHEWS & MAIBACH, H. I. "Sensitive skin". Em LODÉN, M. & MAIBACH, H. I. (orgs.). *Dry skin and moisturizers: chemistry and function*. Boca Raton: CRC Press, 2000.

CHILLER, K. *et al.* "Skin microflora and bacterial infections of the skin". Em *Journal of Investigative Dermatology. Symposium Proceedings*, vol. 6, 2001.

COGEN, A. L. *et al.* "Skin microbiota: a source of disease or defence?". Em *British Journal of Dermatology*, vol. 158, 2008.

COGNIS DEUTSCHLAND GMBH & CO. KG. Skin Care Forum, 27ª ed. Disponível em http://www.skin-care-forum.basf.com/.

"Color: instrumental measurement". Em *US Pharmacopea*, nº 23, 2001.

CONNEMANN, B. J. *et al.* "Sources of unwanted variability in measurement and description of skin surface topography". Em *Skin Research and Technology*, nº 2, Oxford, 1996.

CONTET-AUDONNEAU, J. L. *et al.* "A histological study of human wrinkle structures: Comparison between sun-exposed areas of the face, with or without wrinkles, and sun-protected areas". Em *British Journal of Dermatology*, nº 140, Oxford, 1999.

CORCUFF, P. *et al.* "Ultrastructure of the human stratum corneum". Em *Skin pharmacology and applied skin physiology*, 14 (1), Basileia, 2001.

COSTELLO, E. K. *et al.* "Bacterial community variation in human body habitats across space and time". Em *Science*, vol. 326, 2009.

COSTIGAN, K. A. *et al.* "Pregnancy folklore revisited: the case of heartburn and hair". Em *Birth*, vol. 33, nº 4, 2006.

COTOVIO, J. *et al.* "Generation of oxidative stress in human cutaneous models following *in vitro* ozone exposure". Em *Toxicology* in vitro, 15 (45), 2001.

COURAGE + KHAZAKA ELECTRONIC GMBH. Disponível em http://www.courage-khazaka.de.

COVERLY, J. et al. "Susceptibility to skin stinging, non-immunologic contact urticaria and acute skin irritation; is there a relationship?". Em *Contact Dermatitis*, vol. 399, 1998.

CIR – The Cosmetic Ingredient Review. Disponível em http://www.cir-safety.org.

CUDERM CORPORATION. DSQUAME®. Disponível em http://www.cuderm.com.

CUI, L. et al. "The human mycobiome in health and disease". Em *Genome Medicine*, vol. 5, 2013.

CURTIS, G. C. "Psychosomatics and chronobiology: possible implications of neuroendocrine rhythms". Em *Psychosomatic Medicine*, 34 (3), 1972.

D'AGOSTINI, F. "Chemoprevention of smoke-induced alopecia in mice by oral administration of L-cystine and vitamin B6". Em *Journal of Dermatological Science*, 46 (3), 2007.

D'AMICO, A. et al. "Identification of melanoma with a gas sensor array". Em *Skin Research and Technology*, nº 14, 2008.

DARMSTADT, G. L. et al. "Effect of skin barrier therapy on neonatal mortality rates in preterm infants in Bangladesh: a randomized, controlled, clinical trial". Em *Pediatrics*, 121 (3), 2008.

_____. "Effect of topical treatment with skin barrier-enhancing emollients on nosocomial infections in preterm infants in Bangladesh: a randomised controlled trial". Em *Lancet*, 365 (9.464), 2005.

DAVID, R. B. et al. "Lipodistrofia ginoide: conceito, etiopatogenia e manejo nutricional". Em *Revista Brasileira de Nutrição Clínica*, vol. 26, nº 3, 2011.

DAWBER, R. P. R. & AGACHE, P. "Follicules pileux et cheveux". Em AGACHE, P. et al. *Physiologie de la peau et explorations fonctionnelles cutanées*. Coleção Explorations Fonctionnelles Humaines, vol. 6. Cachan: M. Bouchoucha/Médicales Internationales, 2000.

DECLERCQ, L. et al. "Age-dependent response of energy metabolism of human skin to UVA exposure: an *in vivo* study by 31P nuclear magnetic resonance spectroscopy". Em *Skin Research and Technology*, nº 8, 2002.

DEKIO, I. et al. "Detection of potentially novel bacterial components of the human skin microbiota using culture-independent molecular profiling". Em *Journal of Medical Microbiology*, vol. 54, 2005.

DELEIXHE-MAUHIN, F. et al. "Influence of chronic haemodialysis on the mechanical properties of skin". Em *Clinical and Experimental Dermatology*, nº 19, Oxford, 1994.

DENDA, M. et al. "Stress alters cutaneous permeability barrier homeostasis". Em *American Journal of Physiology: Regulatory, Integrative and Comparative Physiology*, 278 (2), 2000.

DETHLEFSEN, L. et al. "Incomplete recovery and individualized responses of the human distal gut microbiota to repeated antibiotic perturbation". Em *Proceedings of the National Academy of Sciences of the United States of America*, vol. 16, 2010.

DIERNAES, J. E. & BYGUM, A. "Successful treatment of recalcitrant folliculitis barbae and pseudofolliculitis barbae with photodynamic therapy". Em *Photodiagnosis and Photodynamic Therapy*, vol. 10, nº 4, 2013.

DING, T. & SCHLOSS, P. D. "Dynamics and associations of microbial community types across the human body". Em *Nature*, vol. 509, 2014.

DIRIDOLLOU, S. *et al.* "*In vivo* model of the mechanical properties of the human skin under suction". Em *Skin Research and Technology*, nº 6, 2000a.

_____. "Sex- and site-dependent variations in the thickness and mechanical properties of human skin *in vivo*". Em *International Journal of Cosmetic Science*, nº 22, Dordrecht, 2000b.

_____. "Skin ageing: changes of physical properties of human skin *in vivo*". Em *International Journal of Cosmetic Science*, nº 23, 2001.

DISTANTE, F. & BERARDESCA, E. "Transepidermal water loss". Em BERARDESCA, E. *et al.* (orgs.). *Bioengineering of the skin: methods and instrumentation*. Boca Raton: CRC Press, 1995.

DOMINGUEZ-BELLO, M. G. *et al.* "Delivery mode shapes the acquisition and structure of the initial microbiota across multiple body habitats in newborns". Em *Proceedings of the National Academy of Sciences of the United States of America*, vol. 107, 2010.

DOUTHWAITE, K. "Preservatives. Friend or foe". Em *Global Cosmetic Industry*, 166 (3). 2000.

DOWNARD, C. D. *et al.* "Topical benzoic acid induces the increased biosynthesis of prostaglandin D2 in human skin *in vivo*". Em *Clinical Pharmacology & Therapeutics*, vol. 57, 1995.

DOWNING, D. T. *et al.* "Partition of sodium dodecyl sulfate into stratum corneum lipid liposomes". Em *Archives of Dermatological*, 285 (3), Heidelberg, 1993.

DOWNING, D. T. & STEWART, M. E. "Epidermal composition". Em LODÉN, M. & MAIBACH, H. I. (orgs.). *Dry skin and moisturizers: Chemistry and function*. Boca Raton: CRC Press, 2000.

DOYLE, K. "Oral contraceptives are a good option for women's acne: study". Em *Reuters Health Information*, 6-6-2014. Disponível em http://www.medscape.com/viewarticle/826312. Acesso em 25-8-2014.

DWECK, A. C. & MEADOWS, T. "Tamanu (*Calophyllum inophyllum*): the African, Asian, Polynesian and Pacific Panacea". Em *International Journal of Cosmetic Science*, nº 24, 2002.

ECHARREM, T. R. "Heterogeneidad inmunológica, bioquímica y genética en la dermatitis atópica del adulto". Em LEJERAZU, D. M. *Sesiones Plenarias. Avances en Dermatitis Atópica: Alergología e Inmunología Clínica*, 15 (2), 2000.

ECKBURG, P. B. "Diversity of the human intestinal microbial flora". Em *Science*, vol. 308, 2005.

EICHENFIELD, L. F. "Evidence-based recommendations for the diagnosis and treatment of pediatric acne". Em *Pediatrics*, vol. 131, supl. 3, 2013.

EISENSTEIN, E. "Adolescência: definições, conceitos e critérios". Em *Adolescência & Saúde*, vol. 2, nº 2, 2005.

EISFELD, W. & BUSCH, P. "Evaluation of hair cuticle properties with piezoelectric sensors". Em Skin Care Forum, 2001. Disponível em http://www.skin-care-forum.basf.com/en/articles/hair/evaluation-of-hair-cuticle-properties-with-piezoelectric-sensors/2001/06/15?id=07228470-e404-4bef-8c66-0490fd03e2d4&mode=Detail. Acesso em 9-12-2015.

EL-DOMYATI, M. *et al.*, "Intrinsic aging vs. photoaging: a comparative histopathological, immunohistochemical, and ultrastructural study of skin". Em *Experimental Dermatology*, vol. 11, 2002.

ELIAS, P. M. & FEINGOLD, K. R. "Coordinate regulation of epidermal differentiation and barrier homeostasis". Em *Skin Pharmacology and Applied Skin Physiology*, 14 (1), Basileia, 2001.

ELSNER, P. "Skin elasticity". Em BERARDESCA, E. *et al.* (orgs.). *Bioengineering of the skin: methods and instrumentation*. Boca Raton: CRC Press, 1995.

ENOMOTO, D. N. *et al.* "Quantification of cutaneous sclerosis with a skin elasticity meter in patients with generalized scleroderma". Em *Journal of the American Academy of Dermatology*, 35 (1), 1996.

ENVIRONMENTAL PROTECTION AGENCY (EPA). "Case 2780 – Registration Eligibility Decision – Dibromodicyanobutane", 1996.

ESCODA, M. *et al.* "Dermatitis atópica". Em *Canarias Pediátrica*, vol. 24, 2000.

EUROPEAN COMISSION. "Enterprise Directorate General Pharmaceuticals and Cosmetics. Council Directive 76/768/EEC – Annex VI". Em *CosmetLex: the rules governing cosmetic products in European Union*, vol. 1, Cosmetic Legislation, 1999.

EVANS, C. A. "Persistent individual differences in the bacterial flora of the skin of the forehead: numbers of propionibacteria". Em *Journal of Investigative Dermatology*, vol. 14, 1975.

EYES & DYES. Em *The Time Magazine*, dezembro de 1933. Disponível em http://www.time.com/time/printout/0,8816,746424,00.html.

FIEDLER, M. *et al.* "Texture analysis of the surface of the human skin". Em *Skin Pharmacology and Applied Skin Physiology*, nº 8, Basileia, 1995.

FIERER, N. *et al.* "The influence of sex, handedness, and washing on the diversity of hand surface bacteria". Em *Proceedings of the National Academy of Sciences of the United States of America*, vol. 105, 2008.

FINDLEY, K. *et al.* "Topographic diversity of fungal and bacterial communities in human skin". Em *Nature*, vol. 498, 2013.

FISHER, G. J. *et al.* "Mechanisms of photoaging and chronological skin aging". Em *Archives in Dermatology*, vol. 138, 2002.

FITZPATRICK, R. E. & ROSTAN, E. F. "Double-blind, half-face study comparing topical vitamin C and vehicle for rejuvenation of photodamage". Em *Dermatologic Surgery*, nº 28, Oxford, 2002.

FONG, S. S. *et al.* "The cutometer and ultrasonography in the assessment of postburn hypertrophic scar: a preliminary study". Em *Burns*, 23 (1), Oxford, 1997.

FRANK, D. N. *et al.* "Culture-independent molecular analysis of microbial constituents of the healthy human outer ear". Em *Journal of Clinical Microbiology*, vol. 41, 2003.

FRANZ, T. J. & LEHMAN, P. A. "The skin as a barrier: Structure and function". Em KYDONIEUS, A. F. & WILLE, J. J. *Biochemical modulation of skin reactions: transdermals, topicals, cosmetics*. Boca Raton: CRC Press, 2000.

FRITSCH, M. *et al.* "Sebocytes are the key regulators of androgen homeostasis in human skin". Em *Journal of Investigative Dermatology*, vol. 116, 2001.

FROSCH, P. J. *et al.* "Chloromethylisothiazolone/methylisothiazolone (CMI/MI) use test with a shampoo on patch-test-positive subjects. Results of a multicentre double-blind crossover trial". Em *Contact Dermatitis*, vol. 32, 1995.

FULLERTON, A. *et al.* "Interlaboratory comparison and validity study of the Minolta ChromaMeters CR-200 and CR-300". Em *Skin Research and Technology*, nº 2, Oxford, 1996.

GALLAGHER, J. C. & Sai, A. J. "Vitamin D insufficiency, deficiency, and bone health". Em *The Journal of Clinical Endocrinology & Metabolism*, 95 (6), 2010.

GAO, Z. *et al.* "Molecular analysis of human forearm superficial skin bacterial biota". Em *Proceedings of the National Academy of Sciences of the United States of America*, vol. 104, 2007.

_____. "Quantitation of major human cutaneous bacterial and fungal populations". Em *Journal of Clinical Microbiology*, 48 (10), 2010.

GARG, A. *et al.* "Psychological stress perturbs epidermal permeability barrier homeostasis: implications for the pathogenesis of stress-associated skin disorders". Em *Archives in Dermatology*, 137 (1), 2001.

GIOTI, A. *et al*. "Genomic insights into the atopic eczema-associated skin commensal yeast Malassezia sympodialis". Em *Mbio*, vol. 4, 2013.

GRIFFITHS, C. E. "Drug treatment of photoaged skin". Em *Drugs & Aging*, 14 (14), 1999.

GLASER, D. A. & ROGERS, C. "Topical and systemic therapies for the aging face". Em *Facial Plastic Surgery Clinics of North America*, maio de 2001, 9 (2).

GOYNS, M. H. "Genes, telomeres and mammalian ageing". Em *Mechanisms of Ageing and Development*, nº 123, Limerick, 2002.

GRAF, P. "Adverse effects of benzalkonium chloride on the nasal mucosa: allergic rhinitis and rhinitis medicamentosa". Em *Clinical Therapeutics*, vol. 21, 1999.

GRICE, E. A. & SEGRE, J. A. "The skin microbiome". Em *Nature Reviews Microbiology*, vol. 9, 2011.

GRICE, E. A. *et al*. "A diversity profile of the human skin microbiota". Em *Genome Research*, vol. 18, 2008.

_____. "Topographical and temporal diversity of the human skin microbiome". Em *Science*, vol. 29, 2009.

GROOT, A. C. "Sensitizing substances". Em LODÉN, M. & MAIBACH, H. I. (orgs.). *Dry skin and moisturizers: chemistry and function*. Nova York: CRC Press, 2000.

_____. "The allergens in cosmetics". Em *Archives of Dermatology*, vol. 124, 1988.

_____. "Vesicular dermatitis of the hands secondary to perianal allergic contact dermatitis caused by preservatives in moistened toilet tissues". Em *Contact Dermatitis*, vol. 36, 1997.

_____ & WEYLAND, J. W. "Kathon CG: a review". Em *Journal of the American Academy of Dermatology*, vol. 18, 1988.

GROVE, G. L. "Non-invasive methods for assessing moisturizers". Em WAGGONER, W. C. (org.). *Clinical safety and efficacy testing of cosmetics*. Nova York: Marcel Dekker, 1990.

GRUVBERGER, B. "Methylisothiazolinones. Diagnosis and prevention of allergic contact dermatitis". Em *Acta Dermato-Venereologica*, supl. 200, 1997.

GU, L. H. & COULOMBE, P. "Keratin expression provides novel insight into the morphogenesis and function of the companion layer in hair follicles". Em *Journal of Investigative Dermatology*, vol. 127, 2007.

GUERRA, L. *et al*. "Contact dermatitis in hairdressers: the Italian experience". Em *Contact Dermatitis*, vol. 26, 1992.

GUMMER, C. L. "Cosmetics and hair loss". Em *Clinical and Experimental Dermatology*, vol. 27, 2002.

HALLE-HALEV, D. "Sun and the skin". Em SHAI, A. *et al*. (orgs.). *Handbook of cosmetic skin care*. Londres: Martin Dunitz, 2001.

HALLIWELL, B. & GUTTERIDGE, J. M. C. *Free radicals in biology and medicine*. 3ª ed. Oxford: Oxford University Press, 1999.

HALLMAN, J. R. et al. "Microtubule associated protein (MAP-2) expression defines the companion layer of the anagen hair follicle and an analogous zone in the nail unit". Em *Journal of Cutaneous Pathology*, 29 (9), 2002.

HAN, J. H. et al. "Effect of minoxidil on proliferation and apoptosis in dermal papilla cells of human hair follicle". Em *Journal of Dermatological Science*, 34 (2), 2004.

HARDING, C. R. et al. "Dry skin, moisturization and corneodesmolysis". Em *International Journal of Cosmetic Science*, nº 22, Oxford, 2000.

HARMAN, D. "Aging: overview". Em *Annals of the New York Academy of Sciences*, nº 928, Nova York, 2000.

_____. "Free radical theory of aging". Em *Mutation Research/DNA Repair*, nº 275, Amsterdã, 1992.

HARRIS, M. I. N. C. "Fotoproteção na medida certa". Em *A fórmula*, no 40, Campinas, 2009.

_____. "Hipoalergênicos: mito ou realidade?". Em *Revista Racine*, vol. 61, 2001.

HARTMANN, A. et al. "Hypopigmentary skin disorders: current treatment options and future directions". Em *Drugs*, 64 (1), 2004.

HASSON, A. et al. "Patch test sensitivity to the preservative Kathon CG in Spain". Em *Contact Dermatitis*, vol. 22, 1990.

HEINEMANN, C. et al. "Immunological contact urticaria and anaphylaxis to chlorhexidine: overview". Em *Exogenous Dermatology*, vol. 1, 2002.

HELD, E. et al. "Contact allergy to cosmetics: testing with patient's own products". Em *Contact Dermatitis*, vol. 40, 1999.

HOLLAND, K. T. & BOJAR, R. A. "Cosmetics: what is their influence on the skin microflora?". Em *American Journal of Clinical Dermatology*, vol. 3, 2002.

HOLICK, M. F. "Vitamin D deficiency". Em *The New England Journal of Medicine*, 357, 2007.

_____. "The vitamin D deficiency pandemic: a forgotten hormone important for health". Em *Public Health Reviews*, 32(1), 2010.

HOSPITAL A. C. CAMARGO. "Tudo sobre o câncer". Disponível em http://www.accamargo.org.br/tudo-sobre-o-cancer/. Acesso em 10-12-2015.

HOUBEN, E. et al. "A keratinocyte's course of life". Em *Skin Pharmacology & Physiology*, nº 20, 2007.

HUIE, R. E. & PADMAJA, S. "The reaction of NO with superoxide". Em *Free Radical Research Communications*, nº 18, Chur, 1993.

HUNG, W.J. & LEE, G. "Study of skin properties of the face and neck of young Taiwanese women". Em *Journal of the Society of Cosmetic Chemists*, vol. 47, 1996.

HWANG, S. & SCHWARTZ, R. A. "Keratosis pilaris: a common follicular hyperkeratosis". Em *Cutis*, vol. 82, nº 3, 2008.

IMAGEJ – IMAGE PROCESSING AND ANALYSIS IN JAVA. Disponível em http://rsb.info.nih.gov/ij/.

INFANTE, M. C. "Melanoma: critérios diagnósticos". Em *Diagnóstico*, 44 (1), Peru, 2005.

ISOHERRANEN, K. *et al.* "Ultraviolet irradiation induces cyclooxygenase-2 expression in keratinocytes". Em *British Journal of Dermatology*, 140 (6), 1999.

"ISOTHIAZOLINONES". Em SWEETMAN, S. C. *Martindale: the Complete Drug Reference*. 33ª ed. Londres: Pharmaceutical Press, 2002.

IVERSEN, L. & KRAGBALLE, K. "Eicosanoids in inflammatory and immunological skin disorders". Em BOS, J. D. (org.). *Skin immune system: Cutaneous immunology and clinical immunodermatology*. 2ª ed. Nova York: CRC Press, 1997.

JACKSON, K. D. *et al.* "Trends in allergic conditions among children: United States, 1997-2011". Em *NCHS Data Brief*, nº 121. Hyattsville, MD: National Center for Health Statistics, 2013.

JÄPELT, R. B. & JAKOBSEN, J. "Vitamin D in plants: a review of occurrence, analysis, and biosynthesis". Em *Frontiers in Plant Science*, 4 (136), 2013.

JEANMAIRE, C. *et al.* "Glycation during human dermal intrinsic and actinic ageing: an *in vivo* and *in vitro* model study". Em *British Journal of Dermatology*, 145 (1), 2001.

JEMEC, G. B. E. *et al.* "Measurement of skin mechanics: a study of inter and intraindividual variation using the Dermaflex A". Em *Skin Research and Technology*, nº 2, Oxford, 1996.

JENKINS, G. "Molecular mechanisms of skin ageing". Em *Mechanisms of Ageing and Development*, vol. 123, 2002.

JOCKENHÖVEL, F. "Testosterone therapy – what, when and to whom?". Em *Aging Male*, 7 (4), 2004.

KAJS, T. M. & GARTSEIN, V. "Review of instrumental assessment of skin: effects of cleansing products". Em *Journal of the Society of Cosmetic Chemists*, nº 42, Nova York, 1991.

KANUNGO, M. S. *Biochemistry of ageing*. Nova York: Academic Press, 1980.

KARIYA, Y. *et al.* "Sex steroid hormone receptors in human skin appendage and its neoplasms". Em *Endocrine Journal*, 52 (3), 2005.

KHAIAT, A. "Botanical extracts". Em *Journal of Toxicology – Cutaneous and Ocular Toxicology*, 21 (T&2), 2002.

KIECOLT-GLASER, J. K. *et al.* "Slowing of wound healing by psychological stress". Em *The Lancet*, vol. 346, 1995.

KIM, E. J. *et al.* "UV decreases the synthesis of free fatty acids and triglycerides in the epidermis of human skin *in vivo*, contributing to development of skin photoaging". Em *Journal of Dermatological Science*, vol. 57, 2010.

KIRBY, S. D. *et al.* "Nonlinear, three-dimensional finite-element model of skin biomechanics". Em *Journal of Otolaryngology*, 27 (3), Toronto, 1998.

KÖHRLE, J. "Environment and endocrinology: the case of thyroidology". Em *Annales d'Endocrinologie*, vol. 69, 2008.

KORSTANJE, C. *et al.* "Differential effects of dermatological cream bases with respect to skin surface moisturizing capacity: a study design in volunteers". Em *Journal of Dermatological Treatment*, nº 2, Londres, 1992.

KOSTYUK, V. *et al.* "Photo-oxidation products of skin surface squalene mediate metabolic and inflammatory responses to solar UV in human keratinocytes." *PLoS One*, 7 (8), 2012.

KOUDINE, A. A. *et al.* "Frictional properties of skin: proposal of a new approach". Em *International Journal of Cosmetic Science*, nº 22, Dordrecht, 2000.

KRÖNCKE, K. D. *et al.* "Nitric oxide: cytotoxicity versus cytoprotection – how, why, when, and where?". Em *Nitric Oxide: Biology and Chemistry*, nº 1, Amsterdã, 1997.

KULLER, J. M. "Skin breakdown: risk factors, prevention, and treatment". Em *Newborn & Infant Nursing Reviews*, vol. 1, nº 1, 2001.

LAGARDE, J. M. *et al.* "Image analysis of scaly skin using Dsquame® samplers: technical and physiological validation". Em *International Journal of Cosmetic Science*, nº 22, Dordrecht, 2000.

LANDMAN, G. *et al.* "The inflammatory response". Em JACKSON, E. M. & GOLDNER, R. (orgs.). *Irritant Contact Dermatitis*. Nova York: Marcel Dekker, 1990.

LEBRÃO, M. L. & DUARTE, Y. A. O. *SABE – Saúde, Bem-estar e Envelhecimento. O projeto SABE no município de São Paulo: uma abordagem inicial*. Brasília: Organização Pan-Americana de Saúde, 2003. Disponível em http://www.fsp.usp.br/sabe/Extras/Livro_SABE.pdf. Acesso em 7-5-2012.

LEE, H. K. *et al.* "Comparison between ultrasonography (Dermascan C version 3) and transparency profilometry (Skin Visiometer SV600)". Em *Skin Research and Technology*, nº 14, Singapura, 2008.

LEE, K. K. "Anti-elastase and anti-hyaluronidase of phenolic substance from *Areca catechu* as a new anti-ageing agent". Em *International Journal of Cosmetic Science*, nº 23, 2001.

LEFAIX, J.-L. & MIGNOT, J. "Effects of radiation on skin surface contour". Em *Skin Research and Technology*, nº 2, 1999.

LEINO, T. *Epidemiology of skin and respiratory diseases among hairdressers*. Dissertação acadêmica. Helsinki: University of Helsinki, 2001.

LENANE, P. & MURPHY, G. M. "Sunscreens and the photodermatoses". Em *Journal of Dermatological Treatment*, 12 (1), 2001.

LEVEQUE, J. L. "Editorial: Noninvasive methods... 20 years later". Em *Skin Research and Technology*, nº 2, Oxford, 1996.

LEVER, W. F. & SCHAUMBURG-LEVER, G. *Histopatologia da pele*, vol. 1. 7ª ed. São Paulo: Manole, 1991.

LEYDEN, J. J. *et al.* "The microbiology of the human axilla and its relationship to axillary odor". Em *Journal of Investigative Dermatology*, vol. 77, 1981.

LI, F *et al.* "The ability of electrical measurements to predict skin moisturization. I. Effects of NaCl and glycerin on shortterm measurements." Em *Journal of Cosmetic Science*, 52 (1), 2001.

LICHTHEIM, M. *Ancient Egyptian Literature*, vol. 2. Berkeley: University of California Press, 1976.

LIN, S.-Y. *et al.* "Microscopic FT-IR/DSC combined system used to investigate the thermotropic behavior of lipid in porcine stratum corneum after pretreatment with skin penetration enhancers". Em *Skin Research and Technology*, nº 2, Oxford, 1996.

LINDBERG, M. *et al.* "Are adverse skin reactions to cosmetics underestimated in the clinical assessment of contact dermatitis? A prospective study among 1075 patients attending Swedish patch test clinics". Em *Acta Dermato-Venereologica*, nº 84, 2004.

LITEPLO, R. G. *et al.* "Formaldehyde". Em *Concise International Chemical Assessment Document – WHO*, vol. 40, 2002.

LODÉN, M. & MAIBACH, H. I. (orgs.). *Dry skin and moisturizers: Chemistry and function*. Boca Raton: CRC Press, 2000.

LUCAS, R. *et al. Solar ultraviolet radiation: Global burden of disease from solar ultraviolet radiation*. World Health Organization – Public Health and the Environment, Genebra, 2006.

MARKOVA, M. S. *et al.* "A role for the androgen receptor in collagen content of the skin". Em *Journal of Investigative Dermatology*, 123 (6), 2004.

MARPLES, R. R. "Sex, constancy, and skin bacteria". Em *Archives of Dermatological Research*, vol. 272, 1982.

MARQUES, C. D. *et al.* "The importance of vitamin D levels in autoimmune diseases". Em *Revista Brasileira de Reumatologia* 50 (1), 2010, pp. 67-80.

MARTELLI, L. *et al.* "Topical formulation of a new plant extract complex with refirming properties. Clinical and noninvasive evaluation in a double-blind trial". Em *International Journal of Cosmetic Science*, nº 22, 2000.

MARTTIN, E. *et al.* "A critical comparison of methods to quantify stratum corneum removed by tape stripping". Em *Skin Pharmacology and Applied Skin Physiology*, nº 9, Basileia, 1996.

MARVY, D. J. M. *et al. Photochemistry and Photobiology*, 71 (4), 2000.

MAS-CHAMBERLIN, C. *et al.* "Complexo sinérgico no cuidado de pele oleosa propensa a acne". Em *Cosmetics & Toiletries*, vol. 14, São Paulo, março/abril de 2002.

MATTS, P. J. & GOODYER, E. "A new instrument to measure the mechanical properties of human stratum corneum *in vivo*". Em *Journal of Cosmetic Science*, nº 49, Nova York, 1998.

MATTS, P. J. *et al.* "The distribution of melanin in skin determined *in vivo*". Em *British Journal of Dermatology*, nº 156, 2007.

McBRIDE, M. E. *et al.* "Cutaneous microflora of patients with repeated skin infections". Em *Journal of Cutaneous Pathology*, vol. 4, 1977.

MEHLING, A. & FLUHR, J. W. "Chronobiology: biological clocks and rhythms of the skin". Em *Skin Pharmacology and Applied Skin Physiology*, vol. 19, 2006.

MENEGHINI, R. "A toxicidade do oxigênio". Em *Ciência Hoje*, 5 (28), Rio de Janeiro, 1987.

MENNÉ, T. & HJORTH, N. "Routine patch testing with paraben esters". Em *Contact Dermatitis*, vol. 19, 1988.

MEYER, J. D. *et al.* "Occupational Contact Dermatitis in the UK: a Surveillance Report from Epiderm and Opra". Em *Occupational Medicine*, vol. 50, 2000.

MIRASTSCHIJSKI, U. *et al.* "Matrix metalloproteinase inhibitor BB3103 unlike the serine proteinase inhibitor aprotinin abrogates epidermal healing of human skin wounds ex vivo". Em *The Journal of Investigative Dermatology*, vol. 118, 2002.

MIRRASHED, F. *et al.* "Pilot study of dermal and subcutaneous fat structures by MRI in individuals who differ in gender, BMI, and cellulite grading". Em *Skin Research and Technology*, nº 10, 2004.

MISERY, L. "Les nerfs à fleur de peau". Em *International Journal of Cosmetic Science*, vol. 24, 2002.

MIYAUCHI, M. *et al.* "The solar exposure time required for vitamin D3 synthesis in the human body estimated by numerical simulation and observation in Japan". Em *The Journal of Nutritional Science and Vitaminology*, 59, 2013.

MOISON, R. M. *et al.* "Increased antioxidant potential of combined topical vitamin E and C against lipid peroxidation of eicosapentaenoic acid in pig skin induced by simulated solar radiation". Em *International Journal of Radiation Biology*, 78 (12), 2002.

MOLERO, I. M. "Diagnóstico *in vivo* de la dermatitis atópica". Em LEJARAZU, D. M. *Sesiones Plenarias. Avances en Dermatitis Atópica: Alergología e Inmunología Clínica*, 15 (2), 2000.

MOORE, D. E. "Drug-induced cutaneous photosensitivity: incidence, mechanism, prevention and management". Em *Drug Safety*, vol. 25, 2002.

MOORE, D. J & REREK, M. "The molecular organization of ceramides and fatty acids in the skin barrier". Em *Journal of Cosmetic Science*, Oxford, 1999.

MOORE, D. J. *et al.* "Role of ceramides 2 and 5 in the structure of stratum corneum lipid barrier". Em *International Journal of Cosmetic Science*, nº 21, Dordrecht, 1999.

MOORE, J. O. *et al.* "Photoprotective effect of isoflavone genistein on ultraviolet B-induced pyrimidine dimer formation and PCNA expression in human reconstituted skin and its implications in dermatology and prevention of cutaneous carcinogenesis". Em *Carcinogenesis*, 27 (8), agosto de 2006.

MORROW, J. D. *et al.* "Release of markedly increased quantities of prostaglandin D2 from skin *in vivo* humans following the application of sorbic acid". Em *Archives of Dermatology*, vol. 130, 1994.

MORYS, M. & BERGER, D. "The accurate measurements of biologically effective ultraviolet radiation". Em International Symposium on High Latitude Optics, Tromsö, Noruega, julho de 1993. Disponível em http://solarlight.com/wp-content/uploads/2013/01/Norway2.pdf.

MUALLEM, M. M. & RUBEIZ, N. G. "Physiological and biological skin changes in pregnancy". Em *Clinics in Dermatology*, nº 24, 2006.

MULINARI-BRENNER, F. *et al.* "Avaliação quantitativa em cortes histológicos transversais do couro cabeludo". Em *Anais Brasileiros de Dermatologia*, 81 (3), 2006.

MURRAY, B. C. & WICKETT, R. R. "Sensitivity of cutometer data to stratum corneum hydration level: a preliminary study". Em *Skin Research and Technology*, nº 2, Oxford, 1996.

NA, C. R *et al.* "Elderly adults and skin disorders". *Southern Medical Journal*, 105 (11), 2012.

NEELY, A. N. *et al.* "Gelatinase activity in keloids and hypertrophic scars". Em *Wound Repair and Regeneration*, vol. 7, 1999.

NESTE, D. V. *et al.* "Exogen hair characterization in human scalp". Em *Skin Research and Technology*, nº 13, 2007.

NEVES, J. P. R. *et al.* "Concentrações de 25-hidroxivitamina D e níveis pressóricos em idosos hipertensos". Em *Arquivos Brasileiros de Endocrinologia & Metabologia*, 56 (7) 2012.

NG, C. K. & TAY, P. "Two case reports of delayed skin burns from methylisothiazolines used in water treatment". Em *Singapore Medical Journal*, vol. 37, 1996.

NÜRNBERGER, F. & MÜLLER, G. "So-called cellulite: an invented disease". Em *The Journal of Dermatologic Surgery and Oncology*, 4 (3), 1978.

ODLAND, G. F. "Structure of the skin". Em *Biochemistry and Physiology of the Skin*, vol. 1, Londres, 1991.

ODUM, L. *et al.* "Pituitary adenylate cyclase activating polypeptide (PACAP) is localized in human dermal neurons and causes histamine release from skin mast cells". Em *Inflammation Research*, 47 (12), 1998.

OHYA, Y. *et al.* "Psychosocial factors and adherence to treatment advice in childhood atopic dermatitis". Em *Journal of Investigative Dermatology*, vol. 117, 2001.

OKADA, S. L. *et al.* "A glycoprotein hormone expressed in corticotrophs exhibits unique binding properties on thyroid-stimulating hormone receptor". Em *Molecular Endocrinology*, 20 (2), 2006.

OLIVARES, C. *et al.* "The 5,6-dihydroxyindole-2-carboxylic acid (DHICA) oxidase activity of human tyrosinase". Em *Biochemical Journal*, vol. 354, 2001.

ORGANIZAÇÃO MUNDIAL DE SAÚDE. *UV Program*. Disponível em http://www.who.int/uv/en.

ORIÁ, R. B. *et al.* "Estudo das alterações relacionadas com a idade na pele humana, utilizando métodos de histomorfometria e autofluorescência". Em *Anais Brasileiros de Dermatologia*, 78 (4), 2003.

PALACIOS, A. S. *et al.* "Prevalencia de sensibilizaciones a cosméticos en profesionales de la estética". Em *Allergologia et immunopathologia*, vol. 23, 1995.

PALLER, A. S. *et al.* "New insights about infant and toddler skin: implications for sun protection". Em *Pediatrics*, vol. 128, 2011.

PALMER, C. *et al.* "Development of the human infant intestinal microbiota". Em *PLOS Biology*, vol. 5, 2007.

PAQUET, P. *et al.* "Skin fungal biocontamination and the skin hydrogel pad test". Em *Archives of Dermatological Research*, vol. 300, 2008.

PARDASANI, A. G. *et al.* "Treatment of psoriasis: an algorithm-based approach for primary care physicians". Em *American Academy of Family Physicians*, vol. 6, fevereiro de 2000.

PARVEY, S. & GABRIELLI, B., "Alpha-melanocyte stimulating hormone potentiates p16/CDKN2A expression in human skin after ultraviolet irradiation". Em *Cancer Research*, vol. 62, fevereiro de 2002.

PARVEZ, S. *et al.* "Naturally occurring tyrosinase inhibitors: mechanism and applications in skin health, cosmetics and agriculture industries". Em *Phytotherapy Research*, vol. 21, 2007.

_____. "Survey and mechanism of skin depigmenting and lightening agents". Em *Phytotherapy Research*, vol. 20, 2006.

PAULINO, L. C. *et al.* "Analysis of Malassezia microbiota in healthy superficial human skin and in psoriatic lesions by multiplex real-time PCR". Em *FEMS Yeast Research*, vol. 8, 2008.

_____. "Molecular analysis of fungal microbiota in samples from healthy human skin and psoriatic lesions". Em *Journal of Clinical Microbiology*, vol. 44, 2006.

PEARTON, D. J. *et al.* "Functional analysis of the profilaggrin N-terminal peptide: identification of domains that regulate nuclear and cytoplasmic distribution". Em *Journal of Investigative Dermatology*, vol. 119, 2002.

PELEG, A. Y. *et al.* "Medically important bacterial-fungal interactions". Em *Nature Reviews Microbiology*, vol. 8, 2010.

PEREIRA, J. M. "Eflúvio telógeno após dermatite de contato no couro cabeludo". Em *Anais Brasileiros de Dermatologia*, 81 (3), 2006.

PERSONAL CARE PRODUCTS COUNCIL. *A centennial history of the personal care products council*. Disponível em http://www.personalcarecouncil.org/Content/NavigationMenu/About_Us/History/History.htm.

PETERSON, J. *et al.* "The NIH Human Microbiome Project". Em *Genome Research*, vol. 19, 2009.

PIÉRARD, G. E. "EEMCO guidance for the assessment of dry skin (xerosis) and ichthyosis: evaluation by stratum corneum strippings". Em *Skin Research and Technology*, 2 (1), Oxford, 1996.

_____. "EEMCO onward and upward. Streamlining its endeavour at the European venture in cosmetic efficacy testing". Em *International Journal of Cosmetic Science*, 22 (3), 2000.

_____ *et al.* "EEMCO guidance for the *in vivo* assessment of skin greasiness". Em *Skin Pharmacology and Applied Skin Physiology*, 13 (6), 2000.

_____. *et al.* "Stéréologie de l'interface dermo-épidermique". Em *Dermatologica*, 149 (5), 1974.

PIÉRARD-FRANCHIMONT, C. *et al.* "The SACD method and the XLRS squamometry tests revisited". Em *International Journal of Cosmetic Science*, no 22, Dordrecht, 2000.

PINTO, A. C. *et al.* "Produtos naturais: atualidades, desafios e perspectivas". Em *Química Nova*, 25 (1), 2002.

PODDA, M. & GRUNDMANNKOLLMANN, M. "Low molecular weight antioxidants and their role in skin ageing". Em *Clinical and Experimental Dermatology*, 26 (7), 2001.

POLLOCK, B. *et al.* "Topical aminolaevulinic acid-photodynamic therapy for the treatment of acne vulgaris: a study of clinical efficacy and mechanism of action". *British Journal of Dermatology*, vol. 151, nº 3, 2004.

POLYUKHOV, A. M. *et al.* "The accelerated occurrence of age-related changes of organism in Chernobyl workers: a radiation-induced progeroid syndrome?". Em *Experimental Gerontology*, nº 35, Oxford, 2000.

PONEC, M. *et al.* "Barrier function in reconstructed epidermis and its resemblance to native human skin". Em *Skin Pharmacology and Applied Skin Physiology*, 14 (1), Basileia, 2001.

POTORAC, A. D. *et al.* "*In vivo* skin relief measurement using a new optical profilometer". Em *Skin Research and Technology*, nº 2, Oxford, 1996.

PRADITSUWAN, P. *et al.* "Allergy to Unna boots in four patients". Em *Journal of the American Academy of Dermatology*, vol. 33, Ohio, 1995.

PRATCHYAPRUIT, W. *et al.* "Functional analyses of the eyelid skin constituting the most soft and smooth area on the face: contribution of its remarkably large superficial corneocytes to effective water-holding capacity of the stratum corneum". Em *Skin Research and Technology*, no 13, Singapura, 2007.

QUAN, M. B. *et al.* "Non-invasive *in vivo* techniques to differentiate photodamage and ageing in human skin". Em *Acta Dermato-Venereologica*, nº 77, Estocolmo, 1997.

QUERLEUX, B. *et al.* "Anatomy and physiology of subcutaneous adipose tissue by *in vivo* magnetic resonance imaging and spectroscopy: relationship with sex and presence of cellulite". Em *Skin Research and Technology*, nº 8, 2002.

RAINEFENNING, N. J. *et al.* "Skin aging and menopause: implications and treatment". Em *American Journal of Clinical Dermatology*, 4 (5), 2003.

RAMOS, L. R. "Saúde Pública e envelhecimento: o paradigma da capacidade funcional". *BIS, Bol. Inst. Saúde (Impr.)*, vol. 47, 2009.

RAPER, H. S. "The anaerobic oxidases". Em *Physiological Reviews*, vol. 8, 1928.

RASTOGI, S. C. "Analytical control of preservative labelling on skin creams". Em *Contact Dermatitis*, vol. 43, 2000.

RAWLINGS, A. V. "Cellulite and its treatment". Em *International Journal of Cosmetic Science*, vol. 28, 2006.

RAYALAM, S. *et al.* "Phytochemicals and regulation of the adipocyte life cycle". Em *Journal of Nutritional Biochemistry*, vol. 19, 2008.

REINHARD, E. *et al.* "Preservation of products with MCI/MI in Switzerland". Em *Contact Dermatitis*, vol. 45, 2001.

REITER, R. J. & ROBINSON, J. *Melatonina*. Rio de Janeiro: Record, 1996.

REUSCH, W. *Photochemistry*. Disponível em https://www2.chemistry.msu.edu/faculty/reusch/virttxtjml/photchem.htm.

RIBERA, M. *et al*. "Pseudofolliculitis Barbae". Em *Actas Dermo-sifiliográficas*, vol. 101, no 9, 2010.

RICHARD, S. *et al*. "Echographic assessment of corticosteroid-induced skin-thinning, including echogenicity measurement". Em *Skin Research and Technology*, nº 2, Oxford, 1996.

RIEGER, M. M. "The skin irritation potential of quaternaries". Em *Journal of the Society of Cosmetic Chemists*, vol. 48, 1997.

RIJNKELS, J. M. *et al*. "Photoprotection by antioxidants against UVB-radiation-induced damage in pig skin organ culture". Em *Radiation Research*, 159 (2), 2003.

ROBBINS, C. L. *Chemical and physical behaviour of human hair*. New Jersey: Springer-Verlag, 1988.

ROBERT, L. "Extracellular matrix and aging: a review of mechanisms and interventions". Em *Cosmetics & Toiletries Magazine*, 116 (1), Carol Stream, janeiro de 2001.

RODFORD, R. "Safety evaluation of preservatives". Em *International Journal of Cosmetic Science*, vol. 19, 2001.

ROGIERS, V. *et al*. "The potential use of non-invasive methods in the safety assessment of cosmetic products". Em *Atla*, no 27, Nottingham, 1999.

ROH, M. *et al*. "Sebum output as a factor contributing to the size of facial pores". Em *British Journal of Dermatology*, vol. 155, 2006.

RONA, C. *et al*. "Testing anticellulite products". Em *International Journal of Cosmetic Science*, vol. 28, 2006.

RONTI, T. *et al*. "The endocrine function of adipose tissue: an update". Em *Clinical Endocrinology*, vol. 64, nº 4, 2006.

ROOSTERMAN, D. *et al*. "Neuronal control of skin function: the skin as a neuroimmunoendocrine organ". Em *Physiological Reviews*, vol. 86, 2006.

ROSE, M. R. "Can human aging be postponed?". Em *Scientific American*, Nova York, dezembro de 1999.

ROSENTHAL, M. *et al*. "Skin microbiota: microbial community structure and its potential association with health and disease". Em *Infection, Genetics and Evolution*, vol. 11, 2011.

ROTH, R. R. & JAMES, W. D. "Microbial ecology of the skin". Em *Annual Review of Microbiology*, vol. 42, 1988.

RUBEGNI, P. *et al*. "Melanocytic skin lesions and pregnancy: digital dermoscopy analysis". Em *Skin Research and Technology*, nº 13, 2007.

RUSHTON, D. H. "Nutritional factors and hair loss". Em *Clinical and Experimental Dermatology*, vol. 27, 2002.

RUTTER, N. "Applied physiology: the newborn skin". Em *Current Paediatrics*, no 13, 2003.

SAIJO, S. *et al.* "Functional changes of the stratum corneum associated with aging and photoaging". Em *Journal of the Society of Cosmetic Chemists*, vol. 42, novembro/dezembro de 1991.

SAINT-LÉGER, D. "Fonction sébacée normale et pathologique: des recherches au milieu du gué? Normal and Pathologic Sebaceous Function". Em *Pathologie Biologie*, vol. 51, 2003.

SAMPAIO, S. A. P. & RIVITTI, E. A. *Dermatologia*. São Paulo: Artes Médicas, 1998.

SANZ, M. L. "Inmunopatología en dermatitis atópica". Em LEJERAZU, D. M. *Sesiones plenarias*. Avances en Dermatitis Atópica: Alergología e Inmunología Clínica, 15 (2), 2000.

SATOR, P. G. *et al.* "The influence of hormone replacement therapy on skin ageing: a pilot study". Em *Maturitas*, vol. 39, 2001.

SAUERMANN, G. *et al.* "Fluorescence-free UV/VIS reflection spectra of human skin". Em *Journal of the Society Cosmetic Chemists*, nº 44, Nova York, 1993.

SAUNDERS, C. W. *et al.* "Malassezia fungi are specialized to live on skin and associated with dandruff, eczema, and other skin diseases". Em *PLoS Pathogens*, 8, 2012.

SAVAGE, L. J. & LAYTON, A. M. "Treating acne vulgaris: systemic, local and combination therapy". Em *Expert Review of Clinical Pharmacology*, vol. 13, nº 14, 2010.

SCCNFP. *The SCCP'S Notes of guidance for the testing of cosmetic ingredients and their safety evaluation*. Parecer SCCNFP/0474/01 em setembro de 2001.

SCHIEKE, S. *et al.* "Infrared-A radiation-induced matrix metalloproteinases 1 expression is mediated trough extracellular signal: regulated kinase 1/2 activation in human dermal fibroblasts". Em *Journal of Investigative Dermatology*, 119 (6), 2002.

SCHLOSS, P. D. *et al.* "The dynamics of a family's gut microbiota reveal variations on a theme". Em *Microbiome*, vol. 2, 2014.

SCHMID, D. & ZÜLLI, F. "Topically applied soy isoflavones increase skin thichness". Em *Cosmetics and Toiletries*, 117 (6), 2002.

SCHMITT, J. V. *et al.* "Keratosis pilaris and prevalence of acne vulgaris: a cross-sectional study". Em *Anais Brasileiros de Dermatologia*, vol. 89, nº 1, fevereiro de 2014. Disponível em http://dx.doi.org/10.1590/abd1806-4841.20142399.

SCHNUCH, A. *et al.* "Patch testing with preservatives, antimicrobials and industrial biocides. Results from a multicentre study". Em *British Journal of Dermatology*, vol. 138, 1998.

SCHOMMER, N. N. *et al.* "Structure and function of the human skin microbiome". Em *Trends in Microbiology*, vol. 21, 2013.

SCHUCH, N. J. "Vitamina D e doenças endocrinometabólicas". *Arquivos Brasileiros de Endocrinologia & Metabologia*, 53 (5), 2009.

SCHWARB, F. P. *et al.* "Microbiological quality of topical drug formulations: efficacy of antimicrobial preservation against Paecilomyces lilacinus". Em *Dermatology*, vol. 203, 2001.

SCOTT, G. *et al.* "Protease-activated receptor-2, a receptor involved in melanosome transfer, is upregulated in human skin by UV irradiation". Em *The Journal of Investigative Dermatology*, 117 (6), Chapel Hill, 2001.

SHEKAR, S. N. "A genome scan for epidermal skin pattern in adolescent twins reveals suggestive linkage on 12p13.31". Em *Journal of Investigative Dermatology*, nº 126, 2006.

SHI, J. *et al.* "Antioxidative properties of lycopene and other carotenoids from tomatoes: synergistic effects". Em *Biofactors*, 21 (14), 2004.

SHI, Y. & BURN, P. "Lipid metabolic enzymes: emerging drug targets for the treatment of obesity". Em *Nature Reviews Drug Discovery*, vol. 3, agosto de 2004.

SHUM, D. T. *et al.* "Computerized morphometry and three-dimensional image reconstruction in the evaluation of scalp biopsy from patients with non-cicatricial alopecias". Em *British Journal of Dermatology*, vol. 148, 2003.

SHYONG, E. Q. *et al.* "Effects of the isoflavone 4',5,7-trihydroxyisoflavone (genistein) on psoralen plus ultraviolet A radiation (PUVA)-induced photodamage". Em *Carcinogenesis*, 23 (2), Oxford, 2002.

SILVA, C. P. *Potencial enzimático da microbiota da pele humana e sua ação sobre insumos de fragrâncias*. Tese de dourado. Campinas: Unicamp, Instituto de Química, 2012.

Skin Care Forum. "Sweat glands". Em Skin Care Forum, 25a edição. http://www.skin-careforum.basf.com/en/images-/skin/sweat-glands/2001/05/18?id=9de8e601-3332-4555-_b01b-18a963c47510&mode=Detail. Acesso em 10-12-2015.

SILVESTRE, J. A. *Diagnóstico sobre o processo de envelhecimento populacional e a situação do idoso*. Ministério da Saúde, 2002.

SLOMINSKI, A. *et al.* "Cutaneous expression of corticotropin-releasing hormone (CRH), urocortin, and CRH receptors". Em *The Faseb Journal*, vol. 15, 2001.

_____. "Melanin pigmentation in mammalian skin and its hormonal regulation". Em *Physiological Reviews*, vol. 84, 2004.

_____. "The cutaneous serotoninergic/melatoninergic system: securing a place under the sun". Em *The Faseb Journal*, vol. 19, 2005.

SMITH, W. "Stratum corneum barrier integrity controls skin homeostasis". Em *International Journal of Cosmetic Science*, no 21, Oxford, abril de 1999.

SOHAL, R. S. & SOHAL, B. H. "Hydrogen peroxide production by mitochondria increases during aging". Em *Mechanisms of Ageing and Development*, nº 57, Limerick, 1991.

SOMERVILLE, D. A. "The normal flora of the skin in different age groups". Em *British Journal of Dermatology*, vol. 81, 1969.

SOMMER, M. O. & DANTAS, G. "Antibiotics and the resistant microbiome". Em *Current Opinion in Microbiology*, vol. 14, 2011.

SON, T. *et al.* "Fluorescent image analysis for evaluating the condition of facial sebaceous follicles". Em *Skin Research and Technology*, nº 14, Singapura, 2008.

SONI, M. G. *et al.* "Evaluation of the health aspects of methyl paraben: a review of the published literature". Em *Food and Chemical Toxicology*, vol. 40, 2002.

SPENCER, T. S. "Transepidermal water loss: methods and applications". Em RIETSCHEL, R. L. & SPENCER, T. S. *Methods for Cutaneous Investigation*. Nova York: Marcel Dekker, 1990.

STADTMAN, E. R. "Protein oxidation in aging and age-related diseases". Em *Annals of the New York Academy of Sciences*, nº 928, Nova York, 2001.

STAHL, W. *et al.* "Dietary tomato paste protects against ultraviolet light-induced erythema in humans". Em *Journal of Nutrition*, nº 131, Bethesda, 2001.

STAMATAS, G. N. *et al.* "Infant skin microstructure assessed *in vivo* differs from adult skin in organization and at the cellular level". Em *Pediatric Dermatology*, vol. 27, 2010.

STANZIOLA, R. *Colorimetria e cálculos de diferença de cor*. São Paulo: Datacolor Internacional/Superlab Instrumentação Analítica, 1997.

SUGATA, K. *et al.* "Confocal laser microscopic imaging of conspicuous facial pores *in vivo*: relation between the appearance and the internal structure of skin". Em *Skin Research and Technology*, nº 14, Singapura, 2008.

T'SJOEN, G. *et al.* "Perception of males' aging symptoms, health and well-being in elderly community-dwelling men is not related to circulating androgen levels". Em *Psychoneuroendocrinology*, 29 (2), 2004.

TAGAMI, H. *et al.* "Evaluation of the skin surface hydration *in vivo* by electrical measurement". Em *Journal of Investigative Dermatology*, nº 75, 1980.

TAIEB, A. *et al.* "Guidelines for the management of vitiligo: the European Dermatology Forum Consensus". Em *The British Journal of Dermatology*, vol. 168 (1), 2013.

TAKEMA, Y. *et al.* "Skin morphology at the time of UV irradiation is important for wrinkle formation". Em *Journal of the Society of Cosmetic Chemists*, nº 48, 1997.

TEPING, C. & WIEDEMANN, B. "Das COMOD®-System: Ein konservierungsmittelfreies Mehrdosenbehältnis für Augentropfen". Em *Klin Monatsbl Augenheilkd*, 205 (10), 1994.

TERRANOVA, F. *et al.* "Cellulite: nature and aetiopathogenesis". Em *International Journal of Cosmetic Science*, nº 28, 2006.

"The sensors of human skin". Em Skin Care Forum, 26a edição. Disponível em http://www.skin-care-forum.basf.com/en/author-articles/the-sensors-of-human-skin/2001/08/19?id=5dcb9ad1-b2e1-407c-9567-5b276bb0b622&mode=Detail.

THE SKIN AS A SENSE and communication organ. Em Skin Care Forum, 30a edição. Disponível em http://www.scf-online.com.

THIBOUTOT, D. "Acne: hormonal concepts and therapy". Em *Clinics in Dermatology*, 22 (5), 2004.

THIELE, J. J. "Oxidative targets in the stratum corneum: a new basis for antioxidative strategies". Em *Skin Pharmacology and Applied Skin Physiology*, 14 (1), 2001.

_____ et al. "The antioxidant network of the stratum corneum". Em *Current Problems in Dermatology*, vol. 29, 2001.

THONG, H. Y. et al. "The patterns of melanosome distribution in keratinocytes of human skin as one determining factor of skin colour". Em *British Journal of Dermatology*, 149 (3), 2003.

THORNTON, M. "Oestrogen receptor beta is the predominant oestrogen receptor in human scalp skin". Em *Experimental Dermatology*, 12 (2), abril de 2003.

THOMSON, M. L. "A comparison between the number and distribution of functioning eccrine sweat glands in Europeans and Africans". Em *Journal of Phisiology*, vol. 123, 1954.

TIRUMULAI, R. S. "Microbiologycal attributes of nonsterile pharmaceutical products". Em *Pharmacopeial Forum*: vol. 29 (5), p. 1733.

TRAUTINGER, F. "Heat shock proteins in the photobiology of human skin". Em *Journal of Photochemistry and Photobiology*, 63 (13), 2001.

TRONNIER, H. et al. "Surface evaluation of living skin". Em *Advances in Experimental Medicine and Biology*, no 455, Nova York, 1999.

TSUKAHARA, K. et al. "Determination of age-related changes in the morphological structure (sagging) of the human cheek using a photonumeric scale and three-dimensional surface parameters". Em *International Journal of Cosmetic Science*, nº 22, Dordrecht, 2000.

_____. "Effect of room humidity on the formation of fine wrinkles in the facial skin of Japanese". Em *Skin Research and Technology*, nº 13, Singapura, 2007.

TURGEON, E. W. T. "Adolescent skin: how to keep it healthy". Em *Canadian Family Physician*, vol. 32, 1986.

TURNBAUGH, P. J. et al. "The human microbiome project". Em *Nature*, vol. 449, 2007.

UNDERHILL, D. M. & ILIEV, I. D. "The mycobiota: interactions between commensal fungi and the host immune system". Em *Nature Reviews: Immunology*, vol. 14, 2014.

VAHLQUIST, A. "Ichthyosis: an inborn dryness of the skin". Em LODÉN, M. & MAIBACH, H. I. (orgs.). *Dry skin and moisturizers: Chemistry and function*. Boca Raton: CRC Press, 2005.

VIATOUR, M et al. "A computerized analysis of intrinsic forces in the skin". Em *Clinical and Experimental Dermatology*, nº 20, 1995.

VIGAN, M. *et al.* "Un nouvel allergène: le dibromodicyanobutane". Em *Annales de Dermatologie et de Vénéréologie*, vol. 123, 1996.

VILAPLANA, J. & ROMAGUERA, C. "Contact dermatitis from parabens used as preservatives in eyedrops". Em *Contact Dermatitis*, vol. 43, 2000.

VILAPLANA, J. *et al.* "Clinical and non-invasive evaluation of 12% ammonium lactate emulsion for the treatment of dry skin in atopic and non-atopic subjects". Em *Acta Dermato-Venereologica*, nº 72, Oslo.

VINK, A. A. *et al.* "DNA damage, repair, and tanning acceleration". Em *International Journal of Cosmetic Science*, vol. 50, 1999.

VISSCHER, M. O. "Update on the use of topical agents in neonates". Em *Newborn & Infant Nursing Reviews*, março de 2009.

VIVIER, A. du. *Atlas de dermatologia clínica*. 2ª ed. São Paulo: Manole, 1997.

WAKEM, P. & GASPARI, A. A. "Mechanisms of allergic and irritant contact dermatitis". Em KYDONIEUS, A. F. & WILLE, J. J. (orgs.). *Biochemical modulation of skin reactions: transdermals, topicals, cosmetics*. Boca Raton: CRC Press LLC, 2000.

WALTON, S. *et al.* "Genetic control of sebum excretion and acne: a twin study". Em *British Journal of Dermatology*, vol. 121, 1989.

WARBRICK, E. V. *et al.* "Influence of application vehicle on skin sensitization to methylchloroisothiazolinone/methylisothiazolinone: an analysis using the local lymph node assay". Em *Contact Dermatitis*, vol. 41, 1999.

WARD, J. A. "Should antioxidant vitamins be routinely recommended for older people?". Em *Drugs & Aging*, nº 12, 1998.

WEATHERHEAD, S. C. *et al.* "Spectral effects of UV on psoriasis". Em *Photochemical & Photobiological Sciences*, nº 12, 2013.

WEISBURGER, J. H. "Evaluation of the evidence on the role of tomato products in disease prevention". Em *Proceedings of the Society for Experimental Biology and Medicine*, no 218, Baltimore, 1998.

WHO. *WHO model prescribing information: drugs used in skin diseases*. Genebra: World Health Organization, 1997.

_____. *Prevention and management of osteoporosis: report of a WHO scientific group*. Technical Report Series nº 921. Genebra: World Health Organization, 2003. Disponível em https://extranet.who.int/iris/restricted/bitstream/10665/42841/1/WHO_TRS_921.pdf.

_____. *Young people's health: a challenge for society. Report of a WHO study group on young people and Health for all by the year 2000*. Technical Report Series nº 731. Genebra: World Health Organization, 1986.

WIBBERTMANN, A. *et al.* "Benzoic acid and sodium benzoate". Em *Concise International Chemical Assessment Document WHO*, vol. 26, 2000.

WILKE, K. *et al.* "A short history of sweat gland biology". Em *International Journal of Cosmetic Science*, 29 (3), 2007.

WILLIS, C. M. *et al.* "Sensitive skin: an epidemiological study". Em *British Journal of Dermatology*, vol. 145, 2001.

WILSON, M. *Bacteriology of humans: an ecological perspective*. 1a ed. Oxford: Blackwell Publishing, 2008.

_____. *Microbial inhabitants of humans: their ecology and role in health and disease*. 1a ed. Cambridge: Cambridge University Press, 2005.

WINES, N. & WILSTEED, E. "Menopause and skin". Em *Australasian Journal of Dermatology*, vol. 42, 2001.

WISUTHSAREWONG, W. & VIRAVAN, S. "Hutchinson-Gilford progeria syndrome". Em *Journal of the Medical Association of Thailand*, nº 82, Bangcoc, 1999.

WOLF, J. "Das Oberflächenrelief der menschlichen Haut". Em *Zeitschrift für Mikroskopisch Anatomische Forschung*, nº 47, Berlim, 1940.

WONDRAK, G. T. *et al.* "Photosensitized growth inhibition of cultured human skin cells: mechanism and suppression of oxidative stress from solar irradiation of glycated proteins". Em *Journal of Investigative Dermatology*, 119 (2), 2002.

WRIGHT, P. & TERRY, C. S. "Antagonism within populations of micro-organisms from normal human skin". Em *Journal of Medical Microbiology*, vol. 14, 1981.

WU, L. *et al.* "Macrophage colony-stimulating factor accelerates wound healing and upregulates TGFβ1 mRNA levels through tissue macrophages". Em *Journal of Surgical Research*, vol. 72, 1997.

YAAR, M. *et al.* "Fifty years of skin aging". Em *Journal of Investigative Dermatology Symposium Proceedings*, vol. 7, 2002.

YAMAMOTO, T. *et al.* "Derivation and clinical application of special imaging by means of digital cameras and Image J freeware for quantification of erythema and pigmentation". Em *Skin Research and Technology*, nº 14, 2008.

YAMAMOTO, Y. "Role of active oxygen species and antioxidants in photoaging". Em *Journal of Dermatological Science*, 27 (1), 2001.

YARAK, S. *et al.* "Hiperandrogenismo e pele: síndrome do ovário policístico e resistência periférica à insulina". Em *Anais Brasileiros de Dermatologia*, 80 (4), 2005.

YONEDA, P. P. *et al.* "Association between skin thickness and bone density in adult women". Em *Anais Brasileiros de Dermatologia*, 86 (5), 2011.

YOUN, S. W. *et al.* "Regional and seasonal variations in facial sebum secretions: a proposal for the definition of combination skin type". Em *Skin Research and Technology*, nº 11, 2005.

YOUNG, M. W. & KAY, S. A. "Time zones: a comparative genetics of circadian clocks". Em *Nature Reviews Genetics*, vol. 2, 2001.

YUZURIHARA, M. *et al.* "Prevention by 17beta-estradiol and progesterone of calcitonin gene-related peptide-induced elevation of skin temperature in castrated male rats". Em *Urology*, 64 (5), 2004.

ZAHN, H., "Progress report on hair keratin research". Em *International Journal of Cosmetic Science*, 24 (3) 2002.

ZALAUDEK, I. *et al.* "New classification of melanocytic nevi based on dermoscopy". Em *Expert Review of Dermatology*, 3 (4) 2008.

ZAURA, E. *et al.* "Defining the healthy 'core microbiome' of oral microbial communities". Em *BMC Microbiology*, vol. 9, 2009.

ZGLINICKI, T. von *et al.* "Accumulation of single-strand breaks is the major cause of telomere shortening in human fibroblasts". Em *Free Radical Biology & Medicine*, nº 28, Nova York, 2000.

ZHAI, H. *et al.* "Tape-stripping method in man: comparison of evaporimetric methods". Em *Skin Research and Technology*, nº 13, Singapura, 2007.

ZISSU, D. "The sensitizing potential of various biocides in the guinea pig maximization test". Em *Contact Dermatitis*, vol. 46, 2002.

ZOUBOULIS, C. C. "Human skin: an independent peripheral endocrine organ". Em *Hormone Research*, vol. 54, 2000.

_____ & DEGITZ, K. "Androgen action on human skin: from basic research to clinical significance". Em *Experimental Dermatology*, 13 (4), 2004.

ZVIAK, C. & DAWBER, R. P. R. "Hair structure, function and physicochemical properties in the science of hair care". Em *Dermatology*, vol. 7, 1986.

ÍNDICE GERAL

Abreviações 269
Acne, A 165
Adolescência, A 163
Agradecimentos 11
Anexos epidérmicos 38
Apresentação 13
Avaliação das propriedades de barreira 233
Avaliação das propriedades espectroscópicas 261
Avaliação das propriedades mecânicas e estruturais 248
Axilas, glândulas sudoríparas e transpiração 47
Bainha dermal 79
Barreira cutânea 174
Bibliografia 271
Bioquímica do estrato córneo 113
Cabelos e folículos 73
Camada basal ou estrato germinativo 21
Celulite 97
Composição do sebo 43
Controle cronobiológico da pele, O 147
Controle da barreira 115
Crescimento e queda dos cabelos 175
Dermatites de contato 218
Derme 33
Derme papilar 33
Derme reticular 34

Descamação 124
Discromias, nevos e melanomas 64
Efeitos biológicos da radiação solar 135
Eletrólitos do estrato córneo 114
Envelhecimento cutâneo, O 183
Epiderme 19
Estrato córneo 25
Estrato espinhoso 22
Estrato granuloso 23
Estrato lúcido 25
Fatores relacionados ao hospedeiro e ao meio externo 200
Fio de cabelo (haste), O 80
Folículo capilar, O 76
Fototipos 71
Gestação, A 173
Glândulas sebáceas 41
Glândulas sudoríparas apócrinas 51
Glândulas sudoríparas apoécrinas 52
Glândulas sudoríparas écrinas 50
Hipoderme 93
Homeostase do estrato córneo, A 109
Hormônios esteroides sexuais, Os 180
Índice UV e resistência à radiação solar 136
Infância, A 157
Introdução 15
Lipídios no estrato córneo 110
Luz solar e a pele, A 129
Manifestações acneiformes 170
Maturidade, A 179
Mecanismos de defesa cutânea 196
Melanina(s) 55, 173
Melanócitos e pigmentação cutânea 53

Melanossomas 53
Membrana basal 31
Microbiota bacteriana da pele humana 204
Microbiota da pele humana, A 195
Microbiota fúngica da pele humana 208
Modificações histológicas no envelhecimento cutâneo, As 188
Músculos 38
Nevos 174
Nota do editor 7
Pandemia de hipovitaminose D, A 144
Pele das axilas, A 49
Pele e o estresse, A 177
Pele e os hormônios, A 151
Percepção sensorial 103
Produção de sebo 174, 194
Produção de vitamina D 140
Propriedades biomecânicas da pele 229
Reações fotodinâmicas 129
Regulação da melanogênese 58
Renovação capilar 86
Sistema imunológico da pele 211
Substância de cimentação (matriz extracelular) 37
Suprimento sanguíneo 38
Unhas 39

Este livro foi composto com as fontes Minion e Exo 2,
impresso em papel offset 90 g/m² no miolo e cartão supremo 250 g/m² na capa.